在线健康社区用户管理及用户生成内容研究

Research on User Management and User-generated Content in Online Health Community

邵明星◎著

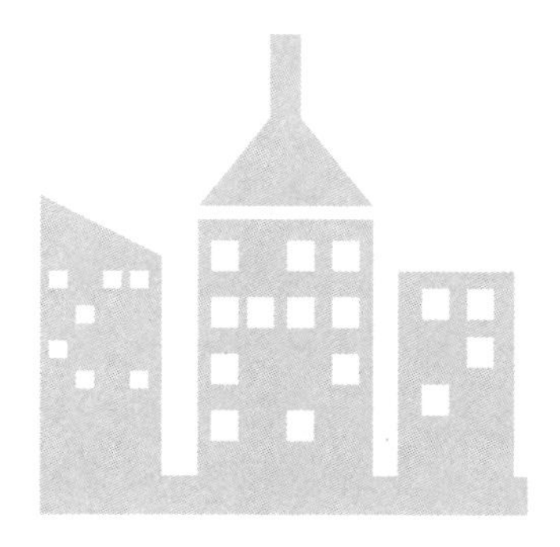

中国经济出版社
CHINA ECONOMIC PUBLISHING HOUSE
·北京·

图书在版编目（CIP）数据

在线健康社区用户管理及用户生成内容研究 /邵明星著．--北京：中国经济出版社，2023.9

ISBN 978-7-5136-7438-6

Ⅰ．①在… Ⅱ．①邵… Ⅲ．①智能技术-应用-社区卫生服务-研究 Ⅳ．①R197.1-39

中国国家版本馆 CIP 数据核字（2023）第 165333 号

责任编辑　牛慧珍
责任印制　马小宾
封面设计　任燕飞

出版发行　中国经济出版社
印 刷 者　北京艾普海德印刷有限公司
经 销 者　各地新华书店
开　　本　710mm×1000mm　1/16
印　　张　18
字　　数　300 千字
版　　次　2023 年 9 月第 1 版
印　　次　2023 年 9 月第 1 次
定　　价　88.00 元
广告经营许可证　京西工商广字第 8179 号

中国经济出版社 网址 www.economyph.com 社址 北京市东城区安定门外大街 58 号 邮编 100011
本版图书如存在印装质量问题，请与本社销售中心联系调换（联系电话：010-57512564）

PREFACE 前言

中国是世界人口大国，庞大的人口基数及快速增长的老龄人口带来了持续增长的健康医疗服务压力。在国家政策支持和市场需求激增的双重激励下，以在线健康社区为代表的互联网健康医疗服务在我国迅速发展起来。

在线健康社区的适时出现，很大程度上缓解了我国健康医疗产业需求和资源不匹配的压力，它不仅改变了病患寻找健康信息和获取医疗支持的方式，还为健康知识的产生和健康管理方法的创新提供了重要平台，最终有助于大幅提高医疗资源的配置效率，降低社会总体医疗成本，提升健康医疗服务质量。在线健康社区的快速发展，同步带来了一系列迫切需要解决的实际问题，同时也引起了学术界的广泛思考与关注。

本书结合近年来笔者对我国20多个在线健康社区的跟踪观察与内容分析，以在线健康社区中的用户和用户生成内容为研究对象，沿着“用户画像—用户信息行为—信息主题—信息价值”的研究脉络，用文献研究和实证研究相结合的方式，系统地剖析了在线健康社区中的用户特征、信息特征及信息价值。本书共包含5章内容。

第1章以“虚拟社区与在线健康社区”为主题，依次分析了以在线健康社区为代表的虚拟社区的特点、要素、生命周期和类型，并从平台、用户和信息三个维度出发，将围绕在线健康社区的学术热点和研究动态进行梳理和归纳总结。

第2章以“在线健康社区用户画像研究”为主题，从用户特征和用户信息行为两个角度梳理了在线健康社区的用户画像研究，归纳总结常用研究方法，最后辅以实证研究“在线健康社区高影响力用户人物画像研究——以Keep平台为例”。

第3章以“在线健康社区用户信息行为研究”为主题，将用户信息行为归纳为信息搜索行为、知识贡献行为、隐私披露行为和信息利用行为，分别梳理其相关研究，总结常用研究理论和常用研究方法，并辅以实证研究“在线健康社区激励机制对用户参与行为的影响研究”。

第4章以“在线健康社区信息主题与信息需求”为主题，分别从信息主题识别、基于信息主题的匹配研究、用户群体的信息需求识别等维度梳理相关研究成果和结论，归纳总结常用研究方法，最后辅以实证研究“基于文本分析的心理健康类APP用户需求及用户评论主题研究——以壹点灵平台为例”。

第5章以“在线健康社区信息价值研究”为主题，分别从用户和平台两个维度出发，探索如何识别和提升信息价值、如何提升平台服务质量，最后辅以实证研究“在线健康社区用户评论价值影响因素研究——以好大夫在线为例”和“以Keep为例的在线健康社区用户生成内容流行度研究”。

在线健康社区的用户管理、用户内容生成及价值创造，对于在线健康服务研究与实践领域都是一个富有挑战性的话题。本书紧密围绕上述问题展开论述和实证，进一步丰富和发展了在线健康社区相关研究，帮助学者和相关从业人员更好地理解在线健康社区，同时为在线健康社区的用户管理和信息机制设计提供参考，从而帮助其为病患提供更好的在线健康医疗服务。

范静教授及王美懿、田梦影、王金铭、唐俊彦、黄辰旭同学参与了本书的构思、写作和修订工作，本书实证部分由李亚芳、敖念、龚思怡、郭瑞、王伊琳同学的优秀学位论文修改而成。本书在写作过程中参考和引用了国内外许多学者的研究成果，并且受到了国家自然科学基金项目（项目批准号：71974018；项目名称：基于在线健康社区的用户内容产生及价值创造研究）和教育部人文社会科学研究规划基金项目（项目批准号：22YJA630018；项目名称：基于智能化方法的在线医疗精准服务机理与策略研究）的资助，在此一并表示感谢，同时也对参考其研究成果但因遗漏而未作标注的学者表达歉意！虽然在完成本书的过程中，我们竭尽所能力争完美，但由于水平有限，书中仍有不妥和疏漏之处，敬请广大读者批评指正。

邵明星
2022年孟秋于北京

CONTENTS 目录

第1章 虚拟社区与在线健康社区

第2章 在线健康社区用户画像研究

第3章 在线健康社区用户信息行为研究

第 4 章　在线健康社区信息主题与信息需求

第 5 章　在线健康社区信息价值研究

第 1 章

虚拟社区与在线健康社区

1.1 虚拟社区

1993年，美国学者霍华德·瑞恩高德（Howard Rheingold）首次提出虚拟社区（Virtual Community）的概念，他将虚拟社区看作在网络虚拟空间中形成的社会性群集（Social Aggregations），是足够多的人以充分的情感进行长时间的公共讨论而形成的一种人际关系网络（Rheingold，1993）。自此，学者们将虚拟社区的定义不断进行拓展，Preece（2001）将虚拟社区定义为人们聚集在一起获取和提供信息或支持、学习或寻找陪伴的任何虚拟社会空间。Lysloff（2003）指出，成员共同的兴趣、利益、目标以及相互的信任构成了集体意识，而依托于互联网技术的虚拟公共空间，允许用户进行持续性沟通与信息共享，使得集体意识的确立成为可能。Chiu等（2006）认为虚拟社区是具有共同兴趣、目标或实践的人沟通交流、共享信息和知识并参与社区活动的在线社交网络，他们认为虚拟社区的核心是内容，也可以说是知识。

虚拟社区的兴起是一个非常重要的社会现象。与现实中的社区一样，虚拟社区也有场所、组织、社区成员等基本要素，成员们有着相同的兴趣、文化和知识等特质。它为社区成员提供了丰富的信息交流手段，如讨论、通信、聊天、分享等。与现实中的社区不同，虚拟社区中的成员交互都是通过互联网技术实现的，它不再受到时空的限制，成员之间并不一定谋面甚至不知道彼此的真实身份。虚拟社区并不局限在某一个特定的网络应用，从最早的BBS、网络论坛到现如今的社交媒体，均可形成虚拟社区。当前，常见的虚拟社区有知识问答社区、在线评论社区及商业社区等。

1.1.1 虚拟社区的特点

相比现实中的社区，虚拟社区有其固有的特质与属性，可总结为虚拟性、现实性、以用户为中心以及交互性。

（1）虚拟性

虚拟性可以从两个方面解释：①社区的空间是虚拟的，不存在固定的场所，用户利用互联网技术实现了时间和空间的跨越（Sproull and Faraj，1997）。②用户的身份是虚拟的，大部分社区没有采用实名制形式，用户可以根据自身意愿以任意性别、姓名、身份、角色在社区中进行信息交换、知识传导和情感宣泄等活动（徐小龙和王方华，2007）。

（2）现实性

虚拟社区并不脱离现实，相反是现实的延续。其现实性主要表现在以下三个方面：①虚拟社区的主体是现实生活中的人。任何形式的社区都离不开人本身，因此社区内的交流活动仍是围绕人的活动（彭华民和侯莹，2001），显示着现实生活的印记。②虚拟社区的客体，如各种设施以及成员交流的各种信息也源于现实。虚拟社区也需要物质载体作为支撑，用户在社区中的互动，包括情感交流、信息交换等，处处都是现实生活的影子。虚拟社区借助个人电脑和信息技术才得以存在（Hesse，1995），Erickson（1997）认为只有依靠网络技术才能成立虚拟社区。在虚拟空间中获得的信息支撑和情感慰藉最终都会回归到现实生活本身。③虚拟社区受制于有形的法律法规。虚拟社区凭借虚拟、平等、匿名、超时空等特征吸引了大批网民的参与，但同时也滋生了很多问题。因此各国都在不断加强对网络安全的维护和监管，除了国家层面的管制，平台或者社区本身也制定了各类规定条约。这些在虚拟社区中对用户言语和信息交流所做出的限制，也是对现实中人的保护。

（3）以用户为中心

此特性体现在两个方面：①虚拟社区是用户在共同兴趣或需求的驱使下自发形成的，社区的内容主要来源于用户。Rheingold（1993）强调了是社区成员产生了话题和内容，为虚拟社区不断做出贡献。②社区内规则的制定、活动建设和管理也主要依靠社区成员的自治。社区中用户的加入、参与和退出均基于自身意愿，不受组织的约束和外部强迫。每个成员都可以自由选择自己的身份、立场和交流方式，与他人建立的关系可能会维持也可能会消失（郭莉等，2014）。

（4）交互性

虚拟社区的发展除依赖经营者的资金投入和技术支持以外，其成员之间的交流互动更为重要。社区内的数据、信息和情感产生于参与者的互动过程中（Hagel，1999），频繁的互动交流是虚拟社区生命力的体现，丰富的内容生成、开放的交流环境是虚拟社区吸引、留存用户的关键。Carver（1999）认为，虚拟社区能够使一群人聚合在一起的原因就是其提供了一个可以与他人持续互动的环境，社区成员通过交流和互动实现个人目标和群体共享目标。

1.1.2　虚拟社区的要素

Young（2013）认为成功的虚拟社区需要具备三个要素，分别是社区领域、社区意识和交互活动。

（1）社区领域

人们围绕共同的兴趣、地点、行动、环境等形成一个社区。领域（Domain）是指社区赖以建立的共同点和认同感（Young，2013）。明确定义社区的目标领域、目标人群以及带来的价值，才能够吸引人们参与社区并为社区发展做出贡献（Wenger et al.，2002）。用在线健康社区举例来说，领域可以是一种疾病，如癌症、糖尿病、血友病等，搭建在线健康社区的目的通常是提供支持和信息，帮助人们进行自我健康管理。

（2）社区意识

社区意识（Community Sense）是指人们对自己与社区之间关系的认识和感知（Koh et al.，2003）。McMillan 和 Chavis（1986）认为成功的线下社区意识由四个部分组成：①成员对社区产生了归属感和认同感（Membership）；②成员间需求的整合和满足（Integration and Fulfillment of Needs），整合是指成员个人的目标和全体成员的目标相匹配，当成员个人的需求被满足时，也能在一定程度上满足社区的需求；③影响力，成员能够意识到自己对于社区的重要性，既受到社区的影响又可以影响社区；④情感连接（Shared Emotional Connection），成员之间产生了情感联系，他们会分享或将要分享自己的经历。虚拟社区和线下社区存在一定的差别，因此 Koh 等（2003）在上文基础上定义了虚拟社区中的社区意识，包括三个方面：①成员感（Membership），虚拟社区的成员可以明确和清晰地感受到自己是某一虚拟社区的成员；②影响性（Influence），成员可以通过自己的行为来影响虚拟社区中其他成员的行为；③沉浸感（Immersion），成员注意力高度集中于社区，体验到乐趣，从而丧失自我意识和时间概念的感觉。

（3）交互活动

虚拟社区的交互活动（Activity），本质是个人与个人、个人与群体、群体与群体之间的信息交流过程，是虚拟社区发展运营的驱动力（贾二鹏和申菊花，2013）。任何组织形式的发展都与组织成员之间的互动紧密联系，没有互动就不能形成组织。从微观角度来看，交互活动是社区成员之间信息交流传递、分享利用的过程；从宏观角度来看，虚拟社区中的交互活动是成员和社区之间的交互过程，成员将自己的知识、观点、经验披露在社区内，多个成员信息的聚合形成了社区的信息资源库（孔德超，2009）。Surratt（1998）认为社区的交互活动需要满足两个条件：①能够帮助成员形成自我以及获得和展示个体身份；②能够保证社区的存在和正常运行。

1.1.3 虚拟社区的生命周期

同任何组织一样，虚拟社区也有生命周期，Wenger 等（2002）认为虚拟社区会经历潜在期、联合期、成熟期、管理期和转型期五个阶段。Andrews（2002）认为虚拟社区的成长会经历三个阶段：建立桥梁的初创期、平台激励早期互动的成长期和用户自我维持互动的成熟期。Iriberri 和 Leroy（2009）将虚拟社区的生命周期划分为启动期、创建期、成长期、成熟期和消亡期。Millington（2012）将在线社区的生命周期划分为四个阶段：创立期、成长期、成熟期和消亡期。

（1）创立期

当人们拥有共同的信息需求和兴趣时，虚拟社区便具备了被创立的可能性和必要性。社区创立之初，管理者的主要核心任务是：①发展潜在成员；②邀请这些成员加入并鼓励其保持活跃；③确定社区的基调和风格；④招募并培养一个活跃的核心群体，代表社区的形象。

一个社区开始创立时，社区的管理者大部分时间都用来建立一个由活跃成员组成的核心小组，社区管理者利用他们的个人关系、专业机构或组织的网络积极寻找潜在的成员，这项寻找活跃成员的工作可能开始于平台投入使用之前。可以说，在线社区的建设始于众多一对一的互动，在此阶段，相比累积大量注册者，稳步增加活跃的核心成员是更好的目标。“万事开头难”，社区成立之初的活动开展至关重要。管理者可以通过志愿者来提供关于社区平台使用的培训，使得成员可以得到及时理想的回复，培养成员之间的社区意识，在活动间确定社区的风格。此外，社区在观察成员行为的同时，还需要提供反馈的渠道，广泛听取成员的建议，帮助社区不断改进。

（2）成长期

当有足够多的成员加入虚拟社区后，社区进入了成长期。社区内的交互活动不再仅仅依托于管理者的推动，而是由成员自主产生。当然在此阶段，如何有效开展交互活动依然是管理者的工作重心。社区管理者需要对第一阶段的任务进行调整，并开展以下活动：①增加、培养和支持核心成员；②增加活动，加深社区意识；③继续实施增长战略并扩大推广范围；④增加社区工具。随着成员互动的增加和互动经验的积累，信任和持久的关系开始出现，核心成员的优势也显现出来。在社区的维护上，管理者们可以赋予核心成员一定的权力，并对积极参与互动的成员进行奖励，如身份奖励（发放徽章或职位称号等）。这种对核心成员的认可，一方面，能够激励其对社区的持续贡献，另一方面，口口相传的口碑也能吸引越来越多的人加入社区，从而促进社区的成员增长和建设。在社区的内容建设上，需要注重对社区内帖子的维护，新成员和新活动带来了新的话题讨论，可以邀请核心成员撰写文章，或者制作以社区成员为特色的视频，以培养社区意识。

（3）成熟期

进入成熟阶段，社区达到临界规模，活动持续进展，社区意识得到良好确立。很多人认为成熟的社区是自我维持的，但其实进入成熟阶段的社区更需要社区管理战略和管理活动。由于部分成员可能会在需求得到满足后离开社区，从而使得社区退回到创立和成长阶段，因此，吸引新成员加入始终是运营虚拟社区的重点。在这个阶段，管理者的任务转向以下三个方面：①加强对核心成员的培养；②推广社区，并持续吸收新成员；③评估和优化流程。当一个社区能够在维持稳定的同时，不断自我革新，并始终保持健康的成员规模，它就能尽可能地延长成熟期。

（4）消亡期

当一个社区发展规模太大，成员太多时，有的成员会认为自己对社区不再产生影响，而最终脱离社区。如果社区管理者没有观察到这种情况并进行调整，一个社区将会走向消亡。或者当一个社区失去前进的动力，管理者不再花心思经营和管理社区，社区中的内容质量下降，成员的互动和行为就会慢慢失去组织性。长此以往，成员的热情也会逐渐消退，使得社区走向消亡。避免社区走向消亡需要良好的社区管理实践，在一个很短的窗口时间扭转趋势（Miller et al.，2001）。

1.1.4　虚拟社区的类型

众多因素导致了虚拟社区的多样性（Preece et al.，2003）。从社区创立的目的来看，社区可以分为健康支持、教育、商业、邻里活动等几类。从社区形式来看，虚拟社区存在于留言板、网络论坛、通信软件或社交媒体中。从社区规模来看，50人的小社区与5000人、50000人的社区有着很大的不同。导致社区之间差异性的还有社区的生命周期、社区的文化、社区组织形式以及该社区是否和现实生活联系等。Hagel（1999）认为虚拟社区中的交互作用基于人们追求自身四种需求的满足，分别是兴趣（Interest）、关系（Relationship）、交易（Transaction）和幻想（Fantasy），基于此，虚拟社区可以分类为四类社区。

（1）兴趣型社区

兴趣型社区使得具有共同兴趣爱好或专业技能的人聚集在一起分享兴趣（Hagel，1999）。兴趣型社区分布广泛、形式多样，人们在其中自由地分享和自己兴趣相关的各种内容。以豆瓣网上的“手账”小组为例，它成立于2009年12月27日，截至目前共有41万多名成员。它是一个聚集了热爱手账人士的平台，社区内的一切讨论都以手账为中心展开，社区内分为“时间管理”“晒手账”“文具测评”“资源分享”等多个板块。成员会分享自己做的手账成果以获取他人的欣赏和评价，对手账制作常用的工具和道具进行推荐和测评，同时也会积极回答他人关于手账制作的相关问题。

（2）关系型社区

关系型社区为具有共同经历和观点的人提供聚集在一起分享经历并建立新的个人社会关系的机会（Hagel，1999）。这些过往经历往往对当事人较为重要，给他们带来困惑和悲痛，当事人向他人倾诉自己的不幸和苦闷，期望得到他人的理解和支持。如豆瓣网的“上班这件事”小组，用户会在社区内吐槽在工作中遇到的挫折和问题，分享自己离职的经历，人们会给予安慰、诉说相同的经历或提供合理的解决办法。关系型社区能够很好地满足许多社区用户在情感上的需求。

（3）交易型社区

交易型社区能够通过网络信息的交流促进参与者的经济行为的实现（Hagel，1999）。如在微博“约稿超话”中，画师可以通过展示自己的作品吸引消费者进行稿件预约，约稿人则可以通过发布自己的要求和价钱寻找到符合条件的画师。除去信息发布和交流功能，有的社区还背靠交易平台，支持在线交易，如二手交易平台闲鱼上存在服装、摄影器材、护肤、户外捕鱼、玉翠奇石等依据商品品类分类的圈子。用户通过朋友圈的形式进行商品展示，并和其他用户交流，最终在平台上达成交易。

（4）幻想型社区

幻想型社区为人们提供了梦想以及娱乐的空间（柴晋颖和王飞绒，2007），使人们有机会在一个虚幻的世界进行互动。例如社区游戏第九城市，用户可以在社区中与朋友进行信息传递和情感交流，拥有自己个性化的家，从事有趣生动而富有意义的职业，装扮自己的网络人生，根据自己的意愿体验生活，体会网络新生活带来的潮流感。

1.2　在线健康社区

在线健康社区（Online Health Community，OHC），又称在线医疗社区，是以健康为主题的网络互动社区，是用户利用互联网就健康或疾病治疗相关问题进行知识共享、专家咨询和成员交流等活动的网络虚拟社区（Demiris，2006）。Johnson 和 Ambrose（2006）认为在线健康社区是一种特殊的虚拟社区，通常由病患、信息服务机构或医疗服务机构发起，能够为病患提供在传统医疗服务系统中不能实现的沟通机会。Van der Eijk 等（2013）认为在线健康社区是指打破了时间和地域的限制，将患者和医生聚集在一起的互联网平台，参与者可以利用论坛、博客等方式实现便捷的信息交流。

和其他虚拟社区不同的是，在线健康社区包含了更多的情感内容，需要成员间形成更大的信任，因为它讨论的是威胁生命的疾病或与健康有关的信息，话题更严肃，也更需要其他成员的善意和能力（Ebner et al.，2004）。从知识创造的角度，在线健康社区是一个基于知识的合作价值创造系统，依赖于社区的各个组成部分来协调参与者的互动，利用社会技术和工具在用户中实现知识共享，提供情感价值和认知价值（Van Oerle et al.，2016）。

在线健康社区和搜索引擎作为目前互联网上两种主要的健康信息来源，有着各自的优势。用户的提问一般可以归纳为追寻客观真实的事实性问题、针对特定情形的对策性问题和对于想法和事件进行评价的价值观问题。在线健康社区更擅长解答对策性问题和价值观问题，而搜索引擎则能更加迅速地定位到事实性问题的回答。由于在线健康社区的成员拥有相似的经历，在回答社区中的对策性问题时往往会根据自己的经验，而非专业知识，因此，在线健康社区中信息的准确性需要得到进一步核实（Kanthawala et al.，2016）。

1.2.1 发展现状

随着生活水平的提高，人们对于医疗健康的需求也随之增长。目前，我国医疗健康资源供给的增长速度远远滞后于需求的增长速度，庞大的健康需求刺激市场找到更有效的方式为人们提供服务。与此同时，技术的进步、居民素养水平的提高、伴随人口老龄化而来的网民老龄化、投资人的资金支持以及互联网医疗被纳入国家战略层面带来的政策支持，都为在线医疗行业的发展提供了肥沃的土壤，推动了在线健康社区的发展。《中国互联网发展报告（2021）》数据显示，2020 年我国互联网医疗健康市场规模快速扩大，达到 1961 亿元，同比增长 47%，我国医疗信息化市场规模突破 650 亿元，同比增长 18.6%。在线医疗用户规模在 2020 年 6 月达到 29788 万人，使用率为 28.9%[①]。

我国在线医疗社区也面临着一些问题：①多关注大类疾病信息，而忽视其子类疾病及并发症，按照用户群体特征的疾病划分较少；②对于特定疾病领域，用户群体的真实需求未能很好体现；③交流平台内存在大量低质信息，同时优质经验帖未得到有效利用（熊回香等，2020）；④同类型健康社区同质化严重，竞争激烈（唐晓琳等，2016）。总而言之，我国在线健康社区处于成长期，投资规模增长迅速，用户增长快，但是商业模式还处于探索阶段，用户的数据价值尚未得到充分挖掘。[②]

当前在线健康社区的主要盈利模式可以分为三类：①服务类盈利模式，即利用互联网或移动互联网为用户提供便捷的医疗服务，向用户收取增值费用；②交易类盈利模式，即利用互联网或移动互联网向用户或企业提供在线药品、医疗用户交易平台或线上药店，获取佣金收入和销售收入；③信息类盈利模式，即在健康咨询网站设置广告位收取广告费，或是向用户提供健康信息咨询而收取增值服务费。

在线健康社区有多种形式，按照前端展现方法可以分为 PC 端和 APP 端；按照专项服务类别可以分为心理健康类、癌症类、母婴健康类等；按照平台功能可以分为健康保健类、挂号问诊类、网上药店类等（唐晓琳等，2016）。按照社区性质可以分为综合型专业医疗互动平台（好大夫在线）、综合型社交平台的健康板块（百度贴吧）以及专业型健康社交平台（妈妈网）（周涛等，

---

① 中国互联网络信息中心（CNNIC）. 中国互联网发展报告（2021）。

② 艾瑞咨询. 中国在线医疗行业研究报告（2015）。

2019）。国内外常见的在线健康社区，由于其拥有广泛的用户基础和大量的平台数据，常被作为学术研究的研究对象。

（1）好大夫在线（www. haodf. com）

好大夫在线成立于2006年，是中国领先的互联网医疗平台之一。截至2022年6月，好大夫在线已经收录了国内10147家医院的89万余名正规医生的职业信息。其中，有24万名医生在平台上完成了实名注册，向患者提供线上医疗服务，其中，三甲医院的医生比例达到了73%。用户可以在平台上进行图文咨询、电话咨询、专家门诊、预约转诊等。除此之外，好大夫在线还是我国第一个中立客观的就医经验发布平台。患者可以对自己曾就诊过的医生进行投票、撰写感谢信、发表评价和就医经验，为其他患者提供参考。同时，好评医生的推荐权重还会考虑到医生的专业能力、所在医院科室的医疗水平。此外，好大夫在线还设立了专业的疾病知识科普板块，全国正规医院的医生可以向患者提供图文、语音、视频等形式的科普内容。

（2）百度贴吧

百度贴吧是全球领先的中文社区，其创立初衷是聚集有相同兴趣的人，方便人们展开交流和互相帮助。百度医疗健康类贴吧分类科学，全面覆盖了常见疾病，具有规模庞大、成熟度高、用户交流敏捷、信息呈结构化展示等特点。尽管快速发展起来的各类社交媒体对百度贴吧产生了巨大的冲击，但百度贴吧仍保有较大规模的用户，积累了丰富的患者生成内容和交互数据。因此，很多学者倾向于选用百度医疗健康类贴吧作为研究对象，如糖尿病吧（滕春娥和何春雨，2021）、HPV吧（尚丽维等，2020）、自闭症吧（Ni et al.，2023）等。

（3）春雨医生（www. chunyuyisheng. com）

春雨医生成立于2011年7月，截至目前已经拥有1.4亿注册用户和66万名注册医生，建立了3亿条健康方案数据，每天有超过36万个问题在平台上得到解答。春雨医生的定位是轻问诊服务，按照医患关系由短期陌生到长期熟悉，其问诊服务依次可分为：免费问诊、定向有偿问诊和私人医生服务。用户在春雨医生平台上提出问题后，后台会将问题分到相应科室，由相应科室医生抢答。在医生完成回答后，用户对医生的服务进行评价，春雨医生根据用户评价给予医生各类不等的奖励。春雨医生的评价机制包括用户评价和同业评价，评价机制的存在确保了服务质量。春雨医生还设有健康中心模块和自我诊断模块。其中，健康中心模块主要提供运动、饮食、体重等健康指标的数据记录服务，自我诊断模块提供了症状自诊、疾病知识库、药品信息库以及附近药店等信息。

（4）寻医问药网（www. xywy. com）

寻医问药网成立于2004年，是一个以患者为中心，集合医院、医生、医药企业打造的一站式健康服务闭环。它提供了PC端和APP端两种产品，业务可以分为B端和C端。C端服务又可以分为面向大众用户的医疗服务和面向医生的专业知识服务。面向大众用户的医疗服务包括从院外的健康管理、线上自诊、线上问诊、电话咨询、药品查询购买、预约专家号到院内导诊、院后随诊的完整就医环节；而面向医生的专业知识服务包括医学咨询、医学社交、网络招聘以及专业知识（临床指南、药典等）。

（5）39健康网（www. 39. net）

39健康网于2000年3月9日开通，是中国发展历史较长、规模庞大、拥有丰富内容与庞大用户的健康网站之一，旗下既有39问医生、药品通等子网站，也有39就医助手、39健康咨询等移动端产品和服务。39健康网的盈利模式以广告收入为主，以优质医疗资源整合后产生的服务性收付费/会员收入为辅。经过20多年的发展，39健康网在内容、资源、品牌、运营经验上都有很多积累。

1.2.2 价值体现

我国健康医疗服务行业存在诸多痛点。首先就医院而言，三甲医院病患集中，常年超负荷运行，而偏远地区或非三甲医院既缺少优秀的医生又缺少病患，医疗资源紧缺的同时又存在很大的浪费，运行效率不高。其次就医生而言，低薪酬的医生工作量巨大且收入低，高薪酬的医生又缺少匹配的疑难杂症。最后对于患者而言，看病难、排队时间长、就医体验差和异地就医耗费资金多是长年不变的痛点。众多痛点为在线健康社区的发展提供了机会，也成为在线健康社区存在的价值。可从个体、行业和社会三个层面，总结在线健康社区的价值体现。

（1）提供社会支持

从用户角度来说，在线健康社区为用户提供了一个围绕健康医疗问题进行信息交流、经验分享和问答咨询的开放式网络平台。它能够给用户提供有效的社会支持，包括信息支持、情感支持以及陪伴支持三类（吴江等，2017）。Rodgers和Chen（2005）对某个乳腺癌医疗社区的文本信息进行内容分析后，发现该社区的患者在得到了所需信息的同时，能与其他患者进行情感交流。这明显缓解了患者自身的负面情绪，使其对接下来的治疗更有信心。与传统信息获取渠道相比，在线健康社区不仅可以满足常规信息咨询需要，还能满足具有敏感性或隐秘性的信息需求。用户可以在参与社区互动时抒发和宣泄情绪，并从他人的回复中获得情感共鸣和情绪慰藉（刘冰等，2019）。刘咏梅等（2020）通过深度访谈的调查方式，发现老年用户参与在线医疗社区不仅是为了进行自我健康管理，提高生活质量，更是因为受到自我实现、安全感和归属感等价值的影响。

（2）提高健康水平

从医疗行业角度来说，用户信息和数据的大量积累可以帮助企业更好地挖掘用户的信息需求，了解患者的行为模式和医疗需求。潘建鹏等（2019）利用虚拟健康社区的疾病百科、科普文章和专家问答的信息搭建了高血压疾病本体知识库，为医疗健康服务提供参考。从患者角度来说，大量医疗信息的普及也有利于提高用户的健康管理水平（Li and Yan，2020；杨化龙和鞠晓峰，2017）。

（3）推动健康公平

从社会角度来说，互联网提供的医疗信息资源已被学者证明能够有效改善健康（Muñoz，2010），利用互联网进行疾病干预与信息交流也已被证实能够有效改善人们的健康状况（Goh et al.，2016）。目前，我国依然存在医疗资源分配不均的情况。在线医疗的社区特质使得它能够打破地域限制，为跨地区的医患沟通和优质医疗资源服务流动提供便利。同时，在线平台低成本的特性有利于促进优质医疗资源的扩散，从而起到优化医疗资源配置的作用。吴江等（2017）通过聚类和社会网络分析，也证实了好大夫在线平台上医疗条件欠发达的地区会通过互联网平台寻求其他地区医生的帮助，因此，可以说在线健康平台搭建起了异地医患沟通的桥梁。

1.3　在线健康社区相关研究

在线健康社区可以看作一个复杂的系统。它包含了平台、用户和信息三个要素，三者相互作用、相互依存。本文参考赵栋祥（2018）对三要素关系的归纳，构建在线健康社区的框架体系，如图 1-1 所示。

平台为用户提供了线上活动的场所和信息交流的空间，为用户行为活动、信息产生和交流传播搭建了基础设施、文化环境和制度机制。

用户是在线健康社区的参与者、贡献者和管理者，包括公众、患者及其家属、医生、护理人员和医疗健康服务机构等各类健康消费者。

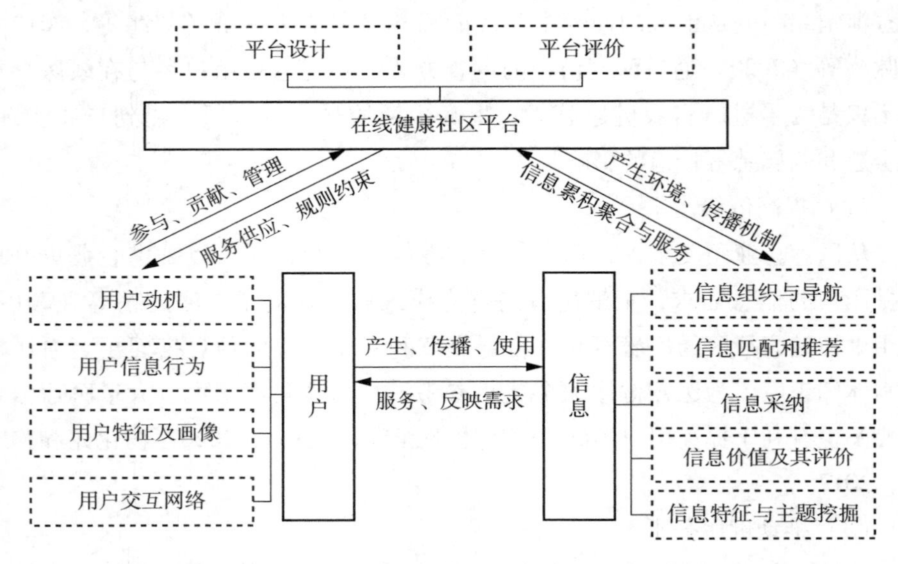

图 1-1　在线健康社区平台、用户、信息三要素关系

信息是用户参与交互行为和社区活动的记录，反映了用户的需求、认知、情感、态度以及用户间的社会支持。各类健康信息的积累和聚合，支持着平台的信息服务和知识发现，对社区的持续性发展发挥着重要作用（赵栋祥，2018）。

围绕平台、用户和信息这三个维度，许多学者已经展开了广泛而深入的研究。下文将从上述三个维度，对现有研究的热点和发展动态进行梳理和归纳总结。

1.3.1　平台

在围绕在线健康社区的研究中，针对平台的研究至关重要。平台为用户提供了线上活动的场所和信息交流的空间，是一切基础设施、文化环境和制度机制的缔造者。有关在线健康社区平台的研究，可以分为平台设计和平台评价两个方面。

1.3.1.1　平台设计

平台设计能够极大地影响在线健康社区中用户的参与度、活跃度以及平台是否能实现可持续发展，对平台的生死存亡起着决定性的作用。除了最初的平台生态，平台设计的变更不仅能使平台起死回生，也可能使平台流失大量原有用户。Introne 等（2020）曾探究了在线健康社区 WebMD 的一次设计变更对平台所带来的持续性影响。在设计变更之前，WedMD 共拥有 138 个不同的特定条件论坛，经过汇总和合并，论坛数目变为 93 个。除此之外，界面布局和功能也出现了较大的变动。结果显示，新的平台设计显著降低了流量。由于对界面的不习惯和人际关系的打碎重组，原有的社区核心成员减少了对社区活动的支持，核心成员的数量和对话频率也相应降低，给社区造成了短暂的冲击。这说明，对于在线健康社区而言，平台设计非常重要。它不仅需要关注个人需求，还需要考虑到复杂的社会性因素。

（1）平台模式和运行机制设计

平台模式和运行机制的设计直接影响用户的满意度和平台的可持续发展能力，因此有很多学者探索是否存在其他更好的平台模式和运行机制，以帮助平台不断优化。Ho 等（2014）通过分析汇总，识别出在线健康社区应该提供的五种功能：①社交功能。在线健康社区应为用户提供一对一或一对多的交互功能。一对一的互动形式可以是即时通信，对他人在线活动进行评价、点赞，将用户个人的状态更新到个人资料、博客等界面，显示用户最近社区活动内容等。②信息功能。平台应提供各种类型的健康信息，例如与疾病相关的新闻、定期的时事通讯、和疾病相关的教学视频，或者用户撰写的在线评论等。③指导功能。它包括一对一或一对多的形式，如用户“向专家询问”的私人问询形式或发送公开信息收集建议。④参与功能。平台应设计多种机制鼓励用户参与，如用户可以参与讨论、回顾治疗过程、发送评论或虚拟“拥抱”向其他用户提供支持，活跃的用户可以获得积分或头衔，或者某些“徽章”。⑤个人健康数据分享功能。在线健康社区可以提供一些帮助用户检测自身健康状况的工具，例如 BMI 测算，药物、营养或者运动的信息，以供用户实现自我健康管理。

除了基本功能的设计，学者们还提出了其他关于如何促进在线健康平台更好发展的建议。如 Weiss 等（2013）使用生态系统理论（Ecological Systems Theory，EST）和基于社区的参与性研究（Community-Based Participatory Research Program，CBPR）提出了关于在线健康社区更好发展的六项建议，涉及规范信息隐私、增强社交网络、迭代优化和提供社会支持等多个方面。Kwon等（2016）为在线健康社区虚假信息的识别、控制不实信息的传播和自杀信息的监测设计了可视化方案。Chen 等（2018）提出了一个领域知识支持框架，旨在改善在线健康社区中的知识支持，从而提高在线患者自我管理病情的能力。

激励机制设计也是在线健康社区运行机制设计的一项重要内容。有效的用户激励可以提升用户的参与度、满意度以及忠诚度，最终促进平台持续发展。在用户信息激励方面，Kraut 和 Resnick（2012）倡导用社会心理学来指导在线社区吸引用户，激励用户贡献。Matzat 和 Rooks（2014）探讨了对用户贡献激励作用最大的控制机制，发现排名系统（Members' Ranking System）和货币激励（Monetary Incentive）这两种直接控制的激励形式是无效的，而依赖关系利益（Relational Interests）和规范性义务（Normative Obligations）的间接控制形式更有效。例如，在一些成员扰乱讨论并表现出不可接受的行为之后，主持人公开讨论其行为的负面影响并邀请其他成员对其行为进行评判，这种间接的控制形式会比直接惩罚更有效。

（2）定价设计

在线健康社区内通常有两种健康信息服务：一种是免费的公共健康信息，包括日常的科普常识；另一种是付费的定制化信息服务，包括根据个人健康状况制定的每日菜谱、训练计划或慢性病管理，或者是调节人们情绪健康的教育课程、医院的专家医生对用户进行在线诊断等，如心理在线健康社区壹点灵（www. ydl. com）提供的“牛津正念认知培训师：20 天练习课，干掉抑郁焦虑”在线课程，好大夫在线（www. haodf. com）提供的在线问诊功能。平台通过提供免费的公共健康信息提高自身关注度，培养新用户忠诚度。在积累了一定的用户后，平台开始主要通过付费信息服务提升平台的创利能力。

在线健康社区的产品属于信息产品，而在信息产品与服务的定价方面，通常有不限流量固定价格收费和基于信息流量的非线性收费两种策略（Sundararajan，2004）。研究发现，在零交易成本条件下，基于信息流量的非线性收费策略总是优于固定价格收费策略（Sundararajan，2004）。还有学者在单一版本信息产品的基础上，考虑多版本信息产品的定价策略，发现当市场存在网络外部效应时，多版本信息产品能够给平台带来更大的利润（刘志勇等，2015）。学者们还将物理产品的各种销售定价策略运用到信息产品的研究中。如在不完全信息条件下，学者发现定制化的混合捆绑销售定价策略优于单独销售和纯捆绑销售策略（Wu et al.，2008）。

以上的研究主要是从长期均衡角度考虑信息产品与服务的静态定价与推广策略。但是互联网平台用户数量大、变化快，信息服务价值明显会随着时间而波动（林徐勋和王海燕，2020）。动态调整策略由于其良好的灵活性和适应性，可以随时调整服务价格和推广投入，显著提升服务利润（He and Chen，2018）。就目前而言，围绕健康信息服务的动态定价的研究为数尚少。林徐勋和王海燕（2020）构建了在线健康信息服务的动态定价最优控制模型。研究发现，对于服务时间较长的在线健康信息服务，在实行收费服务前给予用户一定时长的免费体验可以促进用户的消费；而对于服务时长较短的信息服务，则没有必要设置免费体验期。此外，针对高收入消费群体适当地延长免费体验时间可以使平台获得更高的利润。

1.3.1.2　平台评价

当前在线健康社区种类繁多、形式多样，海量的信息充斥着人们的眼球。从用户角度来说，完善的在线健康社区评价体系可以帮助用户迅速评估社区的质量（邓君和胡明乐，2019），从众多社区中寻找和定位优质并适合自己的社区。从平台角度来说，评价体系的构建可以帮助其发现问题、了解短板，从而不断地优化升级，更好地满足用户需求，明确未来发展方向。学者们也在努力构建完善的评价体系，以指导在线健康社区的发展。对在线健康社区的评价可以从社区的可持续性发展（Kim and Mrotek，2016）、信息服务质量（邓君和胡明乐，2019）、知识交流效率（杨瑞仙等，2020）、用户体验（徐中阳和尚珊，2021）等多个角度进行。本文以社区的可持续性发展为例，介绍其评价体系。

在线健康社区需要根据用户的共同兴趣和需求不断地聚集用户，不断地鼓励成员分享知识和经验。想要维持并不断优化在线健康社区的长期运营，需要一个可持续的环境来不断生成资源和扩大规模，否则人们在得到必要的信息和支持后便不会再有访问的意图，大量的用户流失会使社区迅速进入灭亡期。以百度贴吧为例，2015 年是百度贴吧的辉煌时期，其月活用户超过 3 亿。但由于在商业化的道路上完全抛弃了用户体验，过于追求流量变现，在魏则西事件、大规模删帖、过度植入广告后，用户纷纷流失，优质内容逐渐缺乏支撑。到2021年，月活用户就只剩下3743万。因此，如何保证发展的可持续性是在线健康社区需要关注的重点。Kim和Mrotek（2016）试图从六个方面评价一个在线健康社区的可持续性，下文进行详细介绍。

（1）社区是否提供关于结构和资源的介绍

成员往往需要付出大量的时间才能充分了解一个在线健康社区的信息、文化以及资源的丰富程度。但多数情况下，人们都希望通过快速扫描来评估社区的结构和资源，了解社区的资源丰富程度、健康主题、信息广度和深度。如果社区界面提供了社区规模、信息主题和社区成员等线索，新来者就可以迅速形成对社区整体功能和价值的看法，从而做出去或留的决策（Chu，2009）。此外，Ren和Kraut（2014）发现，当社区网站提供允许用户控制内容调节的功能时，用户贡献会有所增加。也就是说，当用户可以通过平台中的功能（例如主题选择下拉菜单）自行过滤或筛选自己需要的信息时，他们会更倾向于在社区中做出贡献。

（2）社区是否具备恰当的社会支持

用户对在线健康社区的满意度与社区的成功之间存在显著的正向关系（Stoerger，2007）。根据最优匹配理论（Optimal Matching Theory），网站用户的满意度取决于用户发现其需求是否得到充分满足。该理论将社会支持分为五种类型：情感支持、社会网络支持、尊重支持、有形支持和信息支持。有研究表明，五种社会支持的结合更有利于社区成员解决健康问题（Chen，2012），社区中的人们既需要他人的关怀和尊重，也需要有益的建议或指导，更需要现实的线下服务或资源渠道。因此，在线健康社区是否提供丰富的社会支持是其能否成功和可持续发展的必要条件。

（3）社区是否有交互充分性的必要提示

交互性包括三个维度：以平台为中心的媒介交互（Medium Interactivity），以用户为中心的源交互（Source Interactivity）和用户与平台/或其他用户之间的消息交互（Message Interactivity）（Sundar，2008）。网站中以用户为中心的交互功能和用户与用户之间的交互功能可以显著提升用户贡献。交互功能的实现不仅使得用户提升了自己的满意度和自我效能，而且也提升了用户之间的互惠关系。平台通过提供互动充分性的界面线索，以表明社交互动的轻松程度，可以树立平台的正面形象和获得更高的用户贡献。

（4）社区是否具备易用性

社区要求具备美观大方的界面、轻松的网站导航和易于访问的信息

（Preece，2001）。界面的审美设计和能够帮助用户轻松获取所需的信息对于吸引并留住用户至关重要。另外，简单的系统也有助于持续的用户贡献（Phang et al.，2009）。

（5）社区是否提供隐私保护及相关提示

健康信息通常与个人隐私相关，因此平台如果能够注重用户对于隐私保护的需求并在界面中展示出其为保护用户隐私所做出的努力，会极大地提高用户对该网站的印象分（Agaku et al.，2014）。一旦用户与平台建立起信任，用户就会呈现出强烈的贡献意愿。

（6）社区是否有外部广告

当平台寻求商业化变现道路时，外部资本通常会以广告和赞助的形式出现在在线健康社区，使得用户对平台内的信息可信性产生担忧。研究发现，当健康网站的内容出现资本赞助时，互动的数量和信息可信度水平呈负相关（Stoerger，2007）。外部广告信息与企业的网络推手，是低质量信息的主要来源。由于广告信息带有强烈的经济目的，当它们与普通用户的信息混合在一起时，会严重降低社区的信息质量，最终导致用户对社区失去信任进而放弃对健康社区的使用（袁毅和蔚海燕，2011）。

1.3.2　用户

用户是在线健康社区的主要服务对象，也是在线健康社区相关研究的研究重点。围绕在线健康的用户研究，主要包括用户动机、用户信息行为、用户特征及画像、用户交互网络四个方面。在线健康社区的用户有患者、患者家属、医生等多种角色，每类用户参与的需求各不相同，有些用户想要得到问题的解决方案，有些用户想要得到他人的陪伴，有些用户在参与时获得了帮助他人的快乐。针对不同类型的用户，学者们致力于挖掘各类用户的动机、行为和特征，从而更好地理解用户，满足其需求。

1.3.2.1　用户动机

了解用户的使用动机，才能更好地理解用户后续使用行为，更好地理解在线健康社区。在线健康社区中的不同用户会有不同的动机。例如，Litchman等（2018）通过访谈方式询问了老年人参与糖尿病健康社区的原因。研究结果显示，用户参与的动机包括：获得自我护理的信息、谋求情感支持、获取社区归属感、核实信息、寻求关注以及与医疗保健提供者互动。基于前人研究，在线健康社区用户动机归纳如下：

（1）患者动机

围绕患者动机的研究往往将患者动机分为初始参与动机和持续参与动机。初始参与动机主要受外部环境的刺激，包括感知社区质量、感知社区同伴支持和感知收益等（张薇薇和蒋雪，2020）。基于在线健康社区的特质，一部分用户在获得需要的健康或者医疗信息后便不再使用社区。因此，相较于用户参与，用户持续参与的动机更加复杂，也更加值得研究（Zhang，2016）。随着参与的深入，用户不断地在社区中获得认同感、归属感和满意感等正面情绪。这时外部环境对用户行为的刺激逐渐减弱，患者内心的需求逐渐增强。根据自我决定理论（Self-determination Theory），内部因素是行为持续的主要驱动力（Deci and Ryan，2008）。因此，自我决定感成为用户持续参与的主要动机，主要包括三个部分：①健康能力感知，用户感知自己能够在社区中展现能力，获得成就感；②关联性感知，用户感知自己与社区中的其他成员建立了联系，获得了归属感；③自主性感知，用户感知自己在参与健康社区的过程中拥有自由意志（张薇薇和蒋雪，2020）。

（2）患者家属动机

由于慢性病、癌症、老年疾病等疾病具有治疗周期长的特点，这使得患者疾病管理的职责不仅落在医院和医疗专业人员的身上，患者自身及其家属也担负着重要的责任（McCarthy，2011）。家庭成员对于患者的疾病管理有着重要的作用，家属们既需要在患者身体需要时提供护理、药物等，同时，面对患者焦虑、抑郁、压力和痛苦等多重负面情绪时，家属们也需要对其进行正面的调节。这对于患者家属来说，也是一次身体和心理健康的考验。此外，由于需要照顾患者，患者家属的生活也会相应变化，例如转向要求较低的工作，减少社交，甚至需要处理由患病带来的家庭成员之间的矛盾等（Leonidou and Giannousi，2018）。以往的研究均表明，患者家属的信息需求和情感需求往往没有被满足（Sklenarova et al.，2015；Van Eenbergen et al.，2019），因此患者的家庭成员也是在线健康社区使用人群中的重要组成部分。患者家属的使用动机可以分为以下两类（Ma et al.，2021）：

①与患者健康相关，主要是为了寻求信息支持。当家庭成员观察或者检查发现患者症状朝着不好的方向发展时，他们会上线寻求可用的治疗方案及治疗方案的种种细节，例如医疗用品、医疗设备的购买渠道及副作用等信息。当患者出现新的不良症状或表现时，家庭成员也希望获得关于诊断或者检查结果的相关医学解释。此外家属们会在社区内讨论和确认政策和治疗方案的

可靠性，例如申请捐赠药物、寻求可靠医生和医院、关注新药物研究的进展等。

②与自身状态相关，主要是为了寻求情感支持。由于家属的选择会直接影响到患者的健康、寿命甚至存活率，因此患者家属对于患者出现症状时的不安、对于新诊断和治疗方案的焦虑，都给其本身带来极大的压力。此外，当某些重大疾病需要巨大的治疗费用时，关于治疗费用、保险范围等问题也会给家属带来焦虑。因此，当面对这些不安和焦虑的情绪时，患者家属都渴望通过在线健康社区的使用来获得安慰、鼓励和支持。

（3）医生动机

医生在健康社区内的行为可以分为私人分享行为和公共分享行为。私人分享行为是指医生通过回答患者的询问来解决患者的问题，通过私人互动向患者提供知识（Liu and Jansen，2018；Zhang et al.，2019）。公共分享行为是指医生在可供广大公众查看的平台上提供免费的健康和医疗信息（Yan et al.，2016）。基于前人的研究，医生的行为动机主要归纳为四个方面：

①金钱激励（Zhang et al.，2019；王盼盼等，2022；Wang et al.，2017）。金钱激励的效果通过内在动机和外在动机的相互影响而实现。根据动机挤出理论（Motivation Crowding Theory），一方面，金钱激励起到告知作用，这使得用户感受到的自我能力增强，内在控制感增强，从而增强了内在动机（Sun et al.，2017）；另一方面，当金钱激励可见时，金钱激励将亲社会行为转变为利益交换行为。这损害了医生的亲社会形象，挤出了知识贡献的内在动机（Kuang et al.，2019）。从长期看，金钱激励会逐渐形成补偿医生在线努力的社会规范，因此金钱激励不仅激励了医生的有偿服务，而且会使医生在原来免费文本咨询服务上花费更多精力，并且提供更多及时和翔实的医疗建议（王盼盼等，2022；Jing et al，2019）。

②声誉提升（Yan et al.，2016）。声誉是指对一个人的一般判断或意见（Safa and Von Solms，2016），能够帮助个人实现并维持其在社区中的地位。前人的研究表明，个人声誉的建立和提高是人们分享知识的强烈动机所在（Park et al.，2014；Wasko and Faraj，2005）。目前，在线健康社区中的医生大多就职于现实生活中的医院。声誉是医疗中至关重要的质量决定因素，因此，患者们在选择医生时往往依赖于医生的声誉，医生们也热衷于通过知识贡献来提高其专业声誉和权威。

③互惠原则。互惠原则是指知识拥有者只有在预估能够从知识接收者那

里得到直接或间接的等价回报或互惠收益时，才愿意共享知识的一种动机（Kankanhalli et al.，2005）。它是促进分享行为的另一个重要动机（Feng and Ye，2016；Moghavvemi et al.，2017；Zhang et al.，2017），可以有效推动长期的知识共享和合作行为。医生们通过向患者提供信息，不仅能够改善和患者的关系，获得患者的回报，还可以积累经验，增加患者报告的数据和来自患者的病例。

④利他主义。利他主义体现了个人的社会责任和社会使命（Chang and Chuang，2011）。经过医疗伦理指导的医护人员会更加本能地拥有利他主义，以患者的最佳利益作为出发点（Godager and Wiesen，2013）。Zhang 等（2017）也证明了利他主义显著增加了医生的知识贡献行为。

1.3.2.2 用户信息行为

用户信息行为是指用户为了满足某一特定的信息需求，表现出的信息获取、查询、交流、传播、吸收、加工和利用的一系列过程（胡昌平，2004）。吴江等（2019）将用户的健康信息行为划分为信息获取、信息搜索、信息质量评估、信息素养与信息利用等行为。在前人的文献中，基于互联网的健康信息搜索行为的研究最为广泛。基于文献阅读和综述，用户信息行为可分为信息获取与搜寻行为、知识贡献行为、隐私披露行为和信息利用行为。

（1）信息获取与搜寻行为

信息获取与搜寻行为是指用户为应对健康相关问题，利用互联网而积极主动进行的一种信息获取活动，包括利用互联网检索、获取、甄别、应用、反馈评价与健康相关的信息的整个过程（施亦龙和许鑫，2013）。国内外学者对在线健康信息搜寻行为的研究主要集中在信息获取与搜寻的内容（Klein and Wilson，2002）、行为的影响因素（Cotten and Gupta，2004；宋小康等，2022）、行为模式（吴丹和李一喆，2015；赵栋祥等，2019）以及问题障碍（Manafo and Wong，2012）等方面。

对于信息获取与搜寻的内容来说，不同年龄段的人群呈现出不同的特点。如老年人更多关注疾病、膳食、医药等信息；成年人除医药疾病信息之外还关注节食、减肥、营养、运动等多方面的健康信息；青少年对健康信息的关注主要集中在运动、减肥和酒精等方面（李月琳和蔡文娟，2012；Gray et al.，2005）。研究发现在线健康信息搜索行为与人口特征有关，如性别、学历、经济收入等（李月琳和蔡文娟，2012）。赵栋祥等（2019）将信息搜寻的行为模式分为积极主动型和前瞻能动型，前者是指当健康问题出现时，人们积极采取应对行动以主动解决问题，避免健康状况的进一步恶化，后者是指在健康问题出现之前，人们就有意识地采取预防措施，了解养生知识，防患于未然。这两种信息搜寻行为模式都是主动且带有目的性的行为，与之相对的是没有预期和规划的信息偶遇。当然，由于健康信息的繁杂和多样以及平台可用性的影响，信息获取与搜寻对于老年人、教育水平偏低或其他互联网技能有限的人来说具有一定的困难。Manafo 和 Wong（2012）发现信息过载等问题可能降低老年人进行信息搜寻的成功率，使他们产生更多的焦虑感。这种现状则导致了另一种信息搜索行为的产生——替代搜索行为。替代搜索行为是指信息需求方通过一个中间人连接信息源并获取信息的行为（McKenzie，2003）。在这里，信息需求方是被动的信息接收者。万文智等（2020）通过半结构化访谈发现，医疗困难、病情担忧、对亲友的信任和知识技能有限导致了人们对替代搜索行为的需求。

此外，除了以上对信息获取与搜寻行为的讨论，还有学者从线上和线下两个维度探讨了线上信息搜寻行为对线下就医行为的影响，发现信息搜寻带来的信息负荷、信息冲突和信息窄化等问题增强了人们的健康焦虑，从而正向影响了线下就医行为（王文韬等，2021）。

（2）知识贡献行为

虚拟社区的一个典型特征便是以用户为中心，因此在在线健康社区中，用户不仅是服务的被动接受者，还是积极的价值共创者。价值共创的行为之一便是知识贡献行为。知识是指被人们理解和认识并经头脑重新组织和系列化的那部分信息，是经验和技能的总结（李旭光等，2021）。知识包括显性知识和隐性知识、公共知识和个人知识等。在线健康社区中的知识贡献行为可以通过发布文章、私信或者讨论区等互动模块实现，参与者既包括患者、家属，也包括医生和护理者（吴江和周露莎，2017）。

知识贡献行为也可看作知识共享行为，围绕知识共享行为的研究主要包括对于知识共享模式和知识共享要素的研究。知识共享模式可以分为知识共享组织模式、服务模式、成员模式和价值模式（郭宇等，2018）。知识共享的关键在于知识共享资源、知识共享主题、知识共享技术、知识共享文化和知识共享制度五个要素的整合（黄家良和谷斌，2016）。

当前关于在线健康社区用户知识贡献行为的研究主要包括：知识贡献用户的特征研究、知识贡献的影响因素研究以及知识贡献与信息质量的研究。

知识贡献行为可以进一步分为单次的知识贡献行为和持续的知识贡献行为，持续的知识贡献行为则更加具有复杂性。

就知识贡献用户的特征研究而言，司莉和舒婵（2019）分析了在线健康社区中活跃医生的特征，发现活跃的医生大部分来自三级医院，科室分布较为分散，且少部分医院的医生解答了大部分患者的咨询。吴江和周露莎（2017）发现知识贡献者在社区参与互动的时间跨度很长，对社区的依赖性较高，能够为社区的持续发展做出贡献。除了对知识贡献行为个体特征进行研究外，吴江和周露莎（2017）还对社区整体结构特性进行研究，发现在线健康社区的社区知识共享网络具有无标度（Scale-free）和小世界效应（Small World Phenomenon）的特性，这说明社区中存在核心知识贡献成员，而且知识能够通过丰富的短路径有效地传播。王文韬等（2020）探索了在线健康社区中的知识转移粘滞现象，知识转移粘滞是指在线健康社区中用户所拥有的知识粘滞于自身，而难以转移或流动的现象，研究认为感知风险、社会收益、情感收益和主观规范造成了知识转移粘滞。

知识贡献的影响因素也被学者们细致地探讨，既包括用户的个体因素，如自我效能、利他主义等，也包括社会关系因素，如社会认同、社会信任（张克永和李贺，2017）、隐私保护设置（Dang et al.，2020）等。

（3）隐私披露行为

隐私披露行为是一种特殊的知识贡献行为，有的学者也将其称为自我表露行为或自我披露行为。知识贡献强调的是知识，而隐私披露的内容常与用户的个人健康信息有着直接联系。对于隐私披露行为的研究主要集中在影响因素方面（王瑜超和孙永强，2018；Zhang et al.，2018），包括感知收益、感知风险、信任等，本书将安排专门章节进行阐述。围绕用户的隐私披露行为，一些学者做了衍生研究。例如许云红等（2020）通过分析发现，用户的隐私披露和发帖数的增长存在一定的关联，隐私披露数/好友数的数值越高，用户发帖的增长模型越倾向于表现为正态模型。

（4）信息利用行为

信息利用行为是指用户综合在线健康社区中的信息，提炼自身所需信息，提升自身健康素养的行为。该领域的研究可以分为信息对用户行为决策的影响、信息对用户健康素养的影响以及信息利用效果的研究。

就信息对用户行为决策的影响方面，可以将用户的信息利用行为分为线上择医行为和线下就医行为。在线上择医行为方面，患者通过在线健康社区寻求在线问诊服务时，通常会通过浏览医生主页来获取相关信息，比如医生的个人简介、照片、职称、所属医院等级、网上问诊评价等。患者可以基于这些信息判断该医生是否可靠或专业，从而综合决策是否要问诊该位医生。学者们探讨了哪些信息会影响用户的线上择医行为，此类研究大多关注医生职称、医院等级、服务价格、疾病类型等文本信息（陆泉等，2019；Qiu et al.，2022）。随着面部识别技术的进步，医生照片所产生的影响也被学者们考虑在内（易梦馨等，2021）。在线下就医行为方面，徐孝婷等（2020）探讨了在线健康社区中信息框架对大学生线下 HPV 疫苗接种的影响。研究发现，相比描述好处的收益框架，描述风险的损失框架对大学生疫苗接种态度和意愿的作用效果更明显。王文韬等（2021）构建了在线健康信息搜寻与线下就医行为关联模型。

就信息对用户健康素养的影响方面，在线健康社区可以使用户健康素养提高。Li 和 Yan（2020）发现在线健康社区中较强的社会关系通过友谊的路径影响了成员的健康行为，使得成员会更严格地监控自己的饮食和锻炼，其中情感支持带来的影响甚至大于信息支持。Min 等（2021）以糖尿病社区为研究对象，发现信息交换行为增强了糖尿病患者的自我管理行为，对他们的健康状况产生了正向影响，由此呼吁患者们展开积极的信息交流。

在线健康社区在给人们带来便利的同时，信息是否得到了有效利用？如何提高信息利用的效果？此类问题吸引了广大学者的注意。范晓妞和艾时钟（2016）从知识交换的角度探讨了医生和患者双方交互行为对知识效果的影响。结果表明双方的知识交换量越高，患者对医生的了解和认可程度就越高，越能够提高知识交换的效果。然而，医患之间交流次数的增多也会增加医生付出的成本，从而降低知识的交换效果。曹博林和王一帆（2020）将患者依从性（Patient Compliance），即患者行为与医生所提供的医疗和健康建议相一致的程度作为医患交流效果的代理变量，构建了线上医患交流对依从性的直接影响机制和间接影响机制，揭示了医患交流的重要意义。

1.3.2.3　用户特征及画像

交互设计之父 Alan Cooper 最早（2004 年）提出用户画像（User Persona，UP）的概念，旨在把用户群特征抽象成差异性标签进行描述，进而实现特征区分。用户画像的应用最早是出于商业目的，用于实现精准化推荐。余传明等（2018）将用户画像定义为对用户的人口统计学特征、好友社交动态特征和历史行为特征等信息进行总结、抽象和挖掘，最终形成标签化用户模型。

在线健康社区的用户画像研究的目的是满足用户的信息需求，提供更好的用户体验。提升用户体验的重要一步便是对需求不同的用户提供差异化的服务。因此，运用用户在平台上的信息，识别用户的特征，构建用户画像成为备受瞩目的一个重要课题。基于文献分析，用户特征指标的构建可以从四个维度进行：①自然属性，包括用户年龄、性别、职位、疾病类型等基础指标；②行为属性，包括用户转发、评论、发帖、收藏、活跃时长等信息行为；③角色属性，包括信息提供者、信息搜索者、信息浏览者等角色信息；④信息需求属性，通过文本分析、情感分析等挖掘得出的用户信息需求和特征（张海涛等，2018；盛姝等，2021）。王帅（2022）从基本信息和用户生成内容（User Generated Content，UGC）两个维度刻画用户特征。当前，创建用户画像的流程主要包括用户数据获取、用户画像建模、用户画像生成和用户画像更新（刘海鸥等，2018）。构建用户画像的方法在近几年有着较快的发展，如基于概念格（张海涛等，2018）、融合知识图谱（翟姗姗等，2021）、融合社交网络（盛姝等，2021）、LDA 主题挖掘（王若佳等，2022）。就此主题，本书后续将进行更加详细的探讨。

1.3.2.4 用户交互网络

在线健康社区的成员通过信息交互行为构成了信息交互网络，实现了知识的转移。了解交互网络的特点，对于用户的活跃、知识的传播和扩散具有重要意义（郭宇等，2020）。在线健康社区的用户建立信息交互网络的形式包括关注、点赞、评论和转发等，所建立的交互关系有强弱之分，分别被称为“强链接”和“弱链接”。交互网络中信息的流动和影响力的扩散由网格结构决定，各网络节点的信息交互能力也受到信息交互关系强度的限制。

尚丽维等（2020）按照信息交互过程中的接触机制进行划分，将节点信息交互能力分为直接性信息交互能力、间接性信息交互能力和桥梁性信息交互能力。吴江和施立（2017）通过对百度贴吧的肿瘤吧进行社会网络分析发现，群体内的节点关系十分松散，资源分配相对分散。这说明大多数用户只关注与自身相匹配的帖子，只与少量的用户产生交互关系。同时，社区内存在明显的小世界效应，说明疾病信息能够较快地在用户间传播。吴江和周露莎（2017）则发现，在线健康社区还呈现出典型的无标度特征，说明存在核心知识贡献者。此外，用户的个体属性会对社会网络结构属性产生影响。研究表明，性别、年龄和疾病类型相同的用户会更容易成为朋友，用户也倾向于与朋友的朋友建立关系（吴江等，2017）。有学者运用社交网络分析（Social Network Analysis）进行了中美两国的跨文化比较，发现中国的在线健康社区更容易出现部分用户影响力极大的现象，而美国的在线健康社区中则没有出现此现象（王熙等，2020）。

1.3.3　信息

根据信息的来源不同，在线健康社区的信息可以分为两大类。一类信息来源于平台的健康信息服务，主要是专业医生提供的在线咨询和在线问诊。学者们致力于研究平台如何将健康信息更好地进行组织、导航、匹配和推荐，以及影响用户信息采纳的因素。另一类信息来源于社区的讨论模块，多为普通用户的发帖和讨论，也就是用户生成内容（UGC）。学者们对此类信息的研究主要是对用户生成内容（UGC）的主题和情感表达进行分析。此外，信息带来的价值以及对信息的评价也是学者们较为热衷的研究主题。围绕在线健康的信息研究，主要包括信息组织与导航研究、信息匹配与推荐研究、信息采纳研究以及信息价值及其评价研究等几个方面。

1.3.3.1　信息组织与导航

由于医学健康信息资源的庞大和医学知识的复杂，对于非医学专业人员来说，很难在在线健康社区中进行高效快速的检索。而且，由于医学专业词汇和普通人用词之间的差异，用户根据自身知识和经验进行检索时，容易产生对专业词语的曲解，导致其难以有效检索、获取和正确理解健康信息所包含的内容。当前网络社区中的资源导航体系较为简单，普遍存在维度少、层级浅、静态化和资源覆盖率低的问题。以有问必答网为例，网站以科室分类，科室分类下以全部问题、悬赏问题、已解决问题、待解决问题、零回答问题进行分区。这种导航方式，并不能满足用户渐进式、个性化和针对性的信息搜寻需求（翟姗姗等，2020）。因此，如何将平台中的健康信息组织起来，提升用户对于在线健康信息的利用效率，改善社区内的导航方式，是该领域内较为热门和亟待解决的问题。信息组织（Information Organizations）是将信息从无序变为有序、系统的过程（娄策群等，2009），在线健康社区中，建立分面式导航体系是信息组织的一个热点。

分面式导航体系（Faceted Navigation System）又叫分面查询或分面检索，按照“分面—亚面—类目”的规则排列，方便用户缩小、扩大查询范围或改变查询方向，满足用户交互式和探索式的检索行为（邱明辉，2018）。其核心是对用户当前情景下的需求进行细化，从多个维度选定若干导航主题以引导用户进一步筛选资源。分面式导航体系有两大特点：一是导航结构具有多维语义分类；二是导航结果动态变化，只保留最近查询结果的维度（何超等，2011）。由于分面式导航体系具有动态性和交互性的特点，能够引导用户渐进地对社区资源进行探索（Dellit and Boston，2007），并且在电子商务网站中广泛应用，因此很多学者尝试将分面检索应用到在线健康社区的导航体系建设中。陈果等（2017）根据在线健康社区用户和用户生成内容（UGC）资源的特点，实现概念关联，融合知识库，并针对丁香园心血管论坛构建了分面式导航体系，实现了相应的原型系统。张鑫和王丹（2017）从在线健康信息搜寻任务的角度出发，认为用户在线健康信息查询可从通用切面和属性特征两个维度进行分类，并构建了一个分面分类理论模型。翟姗姗等（2020）从UGC的角度，通过用户对健康信息的关注主题与网络健康信息质量评价提取分面基本框架，结合“CMesh主题词表+知识库+电子病历”确定各分面焦点词，提出了一种分面体系构建方案。此后翟姗姗等（2021）又将知识图谱和分面检索结合，以百度贴吧的自闭症吧为研究对象，构建基于医学知识图谱的慢性病在线医疗社区分面检索模型。

除了分面检索以外，标签的简单性和便于理解的特点使其成为最具实用性的资源描述和检索工具之一，在各种检索系统中发挥着重要的作用。在线健康社区中，标签可以简洁地描述医生特征，帮助患者在短时间内了解医生的特征和其他患者对医生的评价。国外学者就标签和医疗的研究证明，标签可以帮助患者快速了解医疗资源（Chawda and Mahalle，2017），迅速理解医疗诊断信息（Qassimi et al.，2018）。在标签的应用中，标签稀疏是制约相关应用深入的一个关键因素，平台中的医生尤其是新注册的医生常存在标签稀疏的问题。因此，平台需要寻找出一个更合适的医生标注方法。医生标注可以理解为患者在接收到与医生有关的相关信息后，通过对信息的理解与加工处理，输出相应的标签来描述医生特征的一种行为（叶佳鑫等，2020）。叶佳鑫等（2020）利用Word2vec词向量模型以医生的特征为基础对医生进行标注，并对比了医生咨询文本、文章标题、医生咨询范围三种文本的准确性。他们发现，基于咨询范围和混合不同文本得到的标签具有更高的准确性，基于咨询文本产生的标签与患者的即时需求联系紧密，基于文章标题产生的标签与医生兴趣有较强联系。

1.3.3.2　信息匹配与推荐

如何将已有的信息或信息资源推送给用户，实现资源利用最大化，也是在线健康社区中的一大课题。具体而言，可以分为信息推荐、好友推荐以及专家推荐。

（1）信息推荐

在不同的场景下，用户有着不同的信息需求。用户典型的信息需求场景可以分为社区首页、用户个人主页和信息详情页三种（翟姗姗等，2021）。在社区首页场景下，用户有较强的探索新主题信息的欲望；个人主页场景下的用户会更加关注与自身兴趣、偏好相关的信息；信息详情页场景下的用户更需要与当前信息主题相关的内容。每一个场景下都可以从多个角度进行信息推荐（翟姗姗等，2021）。Kim 等（2014）认为现有信息推荐系统仅利用了用户直接输入的信息和平台的使用记录，缺少对用户偏好和背景信息的利用，并提出了基于上下文感知的协同过滤方法对用户进行信息推荐的方式。Naderi 等（2020）则是基于概念的相似度进行计算分析，通过比较问题和答案之间的话题内和话题间的相似度，实现信息的自动推荐功能。当前，对于信息精准推荐，最常见的方法是用户画像。平台依托聚集的海量数据，提炼用户属性和构建用户画像，是精准化推荐和服务的前提（马费成和周利琴，2018）。滕春娥和何春雨（2021）提出了完整的用户画像标签体系，可以满足信息精准推荐的需求。

（2）好友推荐

通过在留言板发布和回复消息，用户之间形成了广泛的社交网络。这不仅为用户提供了信息支持，更成为用户进行情感宣泄和情感交流的重要渠道，满足了用户的情感需求。以往的信息挖掘发现，人们通常倾向于与有相似经历的人群沟通，并接受他们的建议（刘冰等，2019）。也有证据表明，用户可以从与同伴的互动中受益，包括医疗决策、症状诊断和副作用管理等（Wicks et al.，2010）。社区中同龄人所产生的社会影响，比用户亲密社交群体中熟悉的其他人产生的影响更强（Yan et al.，2019）。因此，根据用户的相似性进行好友推荐，有利于新关系的建立，从而促进社区活跃度提升。总的来看，当前流行的用户推荐方法主要包括相似度计算、机器学习法、社交网络或几种方法的混合（Yang and Gao，2021）。Wang 等（2015）提出了一种基于语义的朋友推荐系统，该系统基于用户的生活方式向用户推荐朋友。但由于在线健康社区中的社交属性低于其他一般社交媒体，随着用户健康状况的改善或者需求的解决，用户会渐渐淡出对健康社区的使用，因此围绕在线健康社区的用户推荐的研究数量较少。Yang 和 Gao（2021）利用 OHCs 中发现的各种社会信息，包括用户生成内容（UGC）、用户配置文件和用户交互记录，构建了隐式用户行为网络和用户影响关系网络，提出了一种利用引入 UIR 网络的自适应矩阵分解（MF）模型的用户推荐方法。

（3）专家推荐

许多在线健康社区，如好大夫在线平台，提供了专家在线解答和远程问诊的功能。在这种模式下，患者在线上实现医生的选择和问题的咨询，节省了线下就诊的时间。但巨大的信息负载极大地提高了患者的决策成本，患者需要根据医生能力、专业背景、好评率等各类信息进行严格的筛选。这就造成了用户需要逐层逐个地浏览医生主页，既耗时又烦琐，如遇到医院科室划分不一致的情形时，还会造成选择偏差和选择疏漏。根据这样的现状，学者们试图运用不同的方法基于患者的医疗需求和医生的背景信息进行匹配，从而提高患者就医决策的效率。Huang 等（2012）利用 AHP 层次分析法对构建的多层次医生能力结构进行评价，形成医生推荐列表。刘通（2018）利用医生的在线咨询业务记录和患者的问询文本，通过 LDA 主题模型和聚类进行相似度计算，为患者推荐专业匹配度较高的医生。高山等（2016）提出一种融合多种用户行为的协同过滤推荐算法，将基于项目的协同过滤推荐和基于用户的协同过滤推荐融合，表达用户的就医偏好，提高医生推荐质量。Naderi 等（2020）通过专家画像、问题分析和信息匹配三个步骤，自动将健康问题分配给相关领域专家。熊回香等（2020）的思路是首先根据患者咨询文本，通过 Word2vec 模型和余弦相似度计算患者与患者之间的相似度，再根据相似患者的就医记录形成基于相似患者的推荐集。同时，运用同样的方法对医生被咨询文本进行处理，计算出医生与医生之间的相似度。融合基于相似患者的推荐集和基于相似医生的推荐集，综合实现医生推荐，从医生和患者两个角度实现更好的推荐效果。孟秋晴和熊回香（2021）则延续了之前的研究，运用 LDA 主题模型从医生回答文本集中挖掘出隐含的疾病主题，按主题查找具有相似疾病诊治经验的医生作为推荐集合。

1.3.3.3 信息采纳

在线健康社区中包含了大量的信息，包括平台推荐信息和用户产生信息，例如医生对于用户的回答以及众多匿名用户产生的信息。用户是否愿意采纳在线健康社区中的信息，以及更倾向于采纳什么样的信息，一直是众多学者关注的重点。Davis（1985）运用理性行为理论（Theory of Reasoned Action，TRA）提出了技术接受模型（Technology Acceptance Model，TAM），用来解释人们对计算机广泛接受的影响因素。他提出了两个主要的决定因素：感知有用性（Perceived Usefulness）和感知易用性（Perceived Ease of Use）。在此基础上，Sussman 和 Siegal（2003）提出了信息采纳模型（Information Acceptance Model，IAM）来解释人们如何处理接收到的信息。信息采纳模型认为信息本身的质量和信息来源的可信性影响了信息的感知有用性，从而影响了人们的信息采纳行为。此后学者们在该模型的基础上进行了进一步的完善。Liu 和 Kong（2021）利用信息采纳模型探讨了什么样的信息更容易被用户喜欢和采纳。他们发现，在线心理健康社区的用户更关注社会经验和情感表达的话题。同时，他们也关注到了非语言信息。精细加工可能性模型（Elaboration Likelihood Model，ELM）逐渐被应用到信息采纳意愿的研究中，张星等（2015）基于精细加工可能性模型，建立了研究在线信息可信性的影响因素模型，中心路径包括论据质量和信息完整性，外围路径包括来源可信性、表达质量和信息一致性，此外，用户自我效能即用户处理健康信息的能力也会影响对信息的评价。Zhou（2022）也基于 ELM 展开研究，认为中心路径包括论点质量和共享语言，外围路径包括来源可信性和情感支持。Liu 等（2019）则从文本分析的角度出发，将从答案和问题中提取的特征表示为文本特征，将患者年龄、医生回答长度、回答顺序等表示为数字特征，结合文本特征和数字特征搭建了接受度预测模型。金恒江和聂静虹（2021）的研究则表明，除了由外部因素引起的影响，用户自身的社会临场感和对健康隐私的关注也影响了用户的满意度，从而影响用户信息采纳的意愿。

用户对于信息采纳呈现出怎样的路径呢？Ni 等（2023）以百度贴吧的自闭症吧中较为热点的话题“饮食干预”为例，总结出在线健康社区中信息采纳的过程可以分为五个阶段。第一阶段为关注，用户第一次接触该信息；第二阶段为说服，用户对该信息产生兴趣，并开始主动收集相关信息进行了解；第三阶段为决策，用户决定是否采纳该信息；第四阶段是执行，用户实施信息内容；第五阶段是反馈，用户对信息实施后的效果进行反馈，如果有效会向其他人推荐。文章还发现，用户与知识领袖的互动显著影响了用户的信息采纳水平，甚至会跨越信息采纳的阶段。当然，并不是在线健康社区中的所有优秀的答案都会被采纳，Lin 等（2021）用机器学习的方法试图在没有标记接受的答案中选择高质量的答案。

1.3.3.4 信息价值及其评价

健康信息对用户身心健康的影响有着远超一般性信息的重要性。在线健康社区是健康信息的主要载体之一，是用户获取健康信息的主要来源之一，其质量和内容直接影响用户的信息搜寻体验和健康素养水平（邓胜利和赵海平，2017）。因此，了解信息的价值，从用户角度对信息服务质量进行评价，一方面便于用户甄别健康医疗信息，另一方面也为在线健康社区提升信息服务能力提供了一定的借鉴。

信息服务质量是指用户在接受信息服务过程中的感受，对信息服务结果效用的综合认识，以及与其对服务的期望相比较的结果（Chen，2001）。20 世纪 80 年代末，Parasuraman 等（1988）提出服务质量的评价方法，即服务质量差距理论（SERVQUAL）。他们认为服务质量等于用户感受到的服务水平和用户所期望的服务水平之差，并从有形性、可靠性、响应效率、保证性和移情性这五个层面来衡量用户的感受。在此基础上，他们又提出了 e-SERVQUAL 量表，用来衡量用户对于网络信息服务质量的关注，其核心指标由效率、可靠性、完成性和隐私性组成。Barry（1994）提出准确性、及时性、特异性、地理接近性、可信度、可获得性、可证实性、表达清晰、动态性、外观质量这 10 个网络信息质量的评价指标，构建了用户自生成的网络信息质量评价指标体系。Eysenbach 等（2002）把信息服务质量标准分为 5 类，分别为技术、设计、可读性、准确性和全面性。张珍连（2005）对 SERVQUAL 模型进行了改善，从可获得性、服务的影响和信息环境三个层面搭建网络信息服务质量评价指标体系。

随着在线健康社区的兴起，学者将信息质量评价和在线健康社区的特点相结合，提出了更加完善的指标，并对现有在线健康网站的信息价值进行评价。如邓胜利和赵海平（2017）分别从内容和设计两个角度确定了内容的准确性、权威性、有用性、及时性、界面设计、易用性和交互性等评价指标。Shahar 等（2013）对 400 个与癌症预防相关的健康营养信息网站的信息质量和准确性进行评估，发现超过一半的网站具有较低的信息质量。就此信息价值主题，本书后续将进行更加详细的探讨。

1.3.3.5 信息特征与主题挖掘

在线健康社区的用户为社区贡献了很大一部分信息。对这些信息进行提取和主题挖掘能够帮助平台了解用户的信息需求、诊断需求和情感需求。不同的在线健康社区往往呈现不同的信息特征。金碧漪和许鑫（2015）发现论坛类社区和社会化问答社区虽然在主题上大致相同，但论坛类社区偏重于“诊断和检查”，而社会化问答社区更偏重于“社会生活”。Sanders 等（2020）比较了专家平台（Expert-generated）和同伴平台（Peer-generated）在信息主题上的区别，发现专家平台通常包括以认知需求为重点的信息支持和相关社会支持主题，而同伴平台通常包括以情感需求为重点的情感支持和相关社会支持主题。

就研究方法而言，在对在线社区的文本进行主题挖掘时，初期的研究主要以词频统计（Park et al.，2014）为主。近年来，LDA（Latent Dirichlet Allocation）主题模型应用得较为广泛（Saha et al.，2016；李重阳等，2016；Zhao et al.，2019；于本海和卢畅，2022）。也有学者在 LDA 方法上进一步发展，以提高主题挖掘的精确性。Liu 等（2018）考虑医学词汇的分布特征和非标准在线短文本的语境，提出 MS-LDA 模型；Wang 等（2021）结合词汇意义共线分析提出 CL-LDA 模型。聚类算法（Lu et al.，2013；Park et al.，2018）和机器学习（Zhang et al.，2017；廖开际等，2021）是另外两种较为主流的文本挖掘方法。就研究对象而言，学者们视角广阔，关注各类在线健康社区。过去的研究大多围绕特殊的弱势群体社区展开，如母婴社区（Wexler et al.，2020；Xie et al.，2021）、抑郁症社区（Feldhege et al.，2020）、老年人社区等（Qian and Gui，2021）。就此类主题，本书后续会进行更加详细的探讨。

参考文献

[1] Agaku, I. T., Adisa, A. O., Ayo-Yusuf, O. A. and Connolly, G. N. (2014). Concern about security and privacy, and perceived control over collection and use of health information are related to withholding of health information from healthcare providers. Journal of the American Medical Informatics Association, 21, 374-378.

[2] Andrews, D. C. (2002). Audience-specific online community design. Communications of the ACM, 45 (4), 64-68.

[3] Barry, C. L. (1994). User-defined relevance criteria: An exploratory study. Journal of the American Society for Information Science, 45 (3), 149-159.

[4] Carver, C. (1999). Building a virtual community for a tele-learning environment. IEEE Communications Magazine, 37 (3), 114-118.

[5] Chang, H. H. and Chuang, S. S. (2011). Social capital and individual motivations on knowledge sharing: Participant involvement as a moderator. Information and Management, 48 (1), 9-18.

[6] Chawda, V. L. and Mahalle, V. S. (2017, January). Learning to recommend descriptive tags for health seekers using deep learning. In 2017 international conference on inventive systems and control (ICISC) (pp. 1-7). IEEE.

[7] Chen, A. T. (2012). Exploring online support spaces: Using cluster analysis to examine breast cancer, diabetes, and fibromyalgia support groups. Parent Education and Counseling, 87, 250-257.

[8] Chen, C. C. (Ed.). (2001). Global Digital Library Development in the New Millennium: Fertile Ground for Distributed Cross-Disciplinary Collaboration. Tsinghua University Press.

[9] Chen, D., Zhang, R., Liu, K. and Hou, L. (2018). Knowledge discovery from posts in online health communities using unified medical language system. International Journal of Environmental Research and Public Health, 15 (6), 1291.

[10] Chiu, C. M., Hsu, M. H. and Wang, E. T. (2006). Understanding knowledge sharing in virtual communities: An integration of social capital and social cognitive theories. Decision Support Systems, 42 (3), 1872-1888.

[11] Chu, K. M. (2009). A study of members' helping behaviors in online community. Internet Research, 19, 270-292.

[12] Cooper, A. (2004). The inmates are running the asylum: Why high-tech products drive us crazy and how to restore the sanity (2nd Edition). Pearson Higher Education.

[13] Cotten, S. R. and Gupta, S. S. (2004). Characteristics of online and offline health information seekers and factors that discriminate between them. Social

Science & Medicine, 59 (9), 1795-1806.

[14] Dang, Y., Guo, S., Guo, X. and Vogel, D. (2020). Privacy protection in online health communities: Natural experimental empirical study. Journal of Medical Internet Research, 22 (5), e16246.

[15] Davis, F. D. (1985). A technology acceptance model for empirically testing new end-user information systems: Theory and results (Doctoral dissertation, Massachusetts Institute of Technology).

[16] Deci, E. L. and Ryan, R. M. (2008). Self-determination theory: A macrotheory of human motivation, development, and health. Canadian Psychology/Psychologie Canadienne, 49 (3), 182.

[17] Dellit, A. and Boston, T. (2007). Relevance ranking of results from MARC-based catalogues: From guidelines to implementation exploiting structured metadata. Information Online.

[18] Demiris, G. (2006). The diffusion of virtual communities in health care: Concepts and challenges. Patient Education and Counseling, 62 (2), 178-188.

[19] Ebner, W., Leimeister, J. M. and Krcmar, H. (2004). Trust in virtual healthcare communities: Design and implementation of trust-enabling functionalities. In 37th Annual Hawaii International Conference on System Sciences.

[20] Erickson, T. (1997). Social interaction on the net: Virtual community or participatory genre?. ACM SIGGROUP Bulletin, 18 (2), 26-31.

[21] Eysenbach, G., Powell, J., Kuss, O. and Sa, E. R. (2002). Empirical studies assessing the quality of health information for consumers on the world wide web: A systematic review. Jama, 287 (20), 2691-2700.

[22] Feldhege, J., Moessner, M. and Bauer, S. (2020). Who says what? Content and participation characteristics in an online depression community. Journal of Affective Disorders, 263, 521-527.

[23] Feng, Y. and Ye, H. J. (2016). Why do you return the favor in online knowledge communities? A study of the motivations of reciprocity. Computers in Human Behavior, 63, 342-349.

[24] Godager, G. and Wiesen, D. (2013). Profit or patients' health benefit? Exploring the heterogeneity in physician altruism. Journal of Health Economics, 32

(6) 1105-1116.

[25] Goh, J. M., Gao, G. and Agarwal, R. (2016). The creation of social value. MIS Quarterly, 40 (1), 247-264.

[26] Gray, N. J., Klein, J. D., Noyce, P. R., Sesselberg, T. S. and Cantrill, J. A. (2005). Health information-seeking behaviour in adolescence: The place of the internet. Social Science & Medicine, 60 (7), 1467-1478.

[27] Hagel, J. (1999). Net gain: Expanding markets through virtual communities. Journal of Interactive Marketing, 13 (1), 55-65.

[28] He, Q. C. and Chen, Y. J. (2018). Dynamic pricing of electronic products with consumer reviews. Omega, 80, 123-134.

[29] Hesse, B. W. (1995). Curb cuts in the virtual community: Telework and persons with disabilities. In Proceedings of the Twenty-Eighth Annual Hawaii International Conference on System Sciences (Vol. 4, pp. 418-425). IEEE.

[30] Ho, Y.-X., O'Connor, B. H. and Mulvaney, S. A. (2014). Features of online health communities for adolescents with type 1 diabetes. Western Journal of Nursing Research, 36 (9), 1183-1198.

[31] Huang, Y. F., Liu, P., Pan, Q. and Lin, J. S. (2012, December). A doctor recommendation algorithm based on doctor performances and patient preferences. In 2012 International Conference on Wavelet Active Media Technology and Information Processing (ICWAMTIP) (pp. 92-95). IEEE.

[32] Introne, J., Erickson, I., Semaan, B. and Goggins, S. (2020). Designing sustainable online support: Examining the effects of design change in 49 online health support communities. Journal of the Association for Information Science and Technology, 71 (4), 379-394.

[33] Iriberri, A. and Leroy, G. (2009). A life-cycle perspective on online community success. ACM Computing Surveys (CSUR), 41 (2), 1-29.

[34] Jing, D., Jin, Y. and Liu, J. (2019). The impact of monetary incentives on physician prosocial behavior in online medical consulting platforms: Evidence from china. Journal of Medical Internet Research, 21 (7), e14685.

[35] Johnson, G. J. and Ambrose, P. J. (2006). Neo-tribes: The power and potential of online communities in health care. Communications of the ACM, 49 (1), 107-113.

[36] Kankanhalli, A., Tan, B. C. and Wei, K. K. (2005). Contributing knowledge to electronic knowledge repositories: An empirical investigation. MIS Quarterly, 113-143.

[37] Kanthawala, S., Vermeesch, A., Given, B. and Huh, J. (2016). Answers to health questions: Internet search results versus online health community responses. Journal of Medical Internet Research, 18 (4), e95.

[38] Kim, H. S. and Mrotek, A. (2016). A functional and structural diagnosis of online health communities sustainability: A focus on resource richness and site design features. Computers in Human Behavior, 63, 362-372.

[39] Kim, J., Lee, D. and Chung, K. Y. (2014). Item recommendation based on context-aware model for personalized u-healthcare service. Multimedia Tools and Applications, 71 (2), 855-872.

[40] Klein, J. D. and Wilson, K. M. (2002). Delivering quality care: Adolescents' discussion of health risks with their providers. Journal of Adolescent Health, 30 (3), 190-195.

[41] Koh, J., Kim, Y. G. and Kim, Y. G. (2003). Sense of virtual community: A conceptual framework and empirical validation. International Journal of Electronic Commerce, 8 (2), 75-94.

[42] Kraut, R. E. and Resnick, P. (2012). Building successful online communities: Evidence-based social design. Mit Press.

[43] Kuang, L., Huang, N., Hong, Y. and Yan, Z. (2019). Spillover effects of financial incentives on non-incentivized user engagement: Evidence from an online knowledge exchange platform. Journal of Management Information Systems, 36 (1), 289-320.

[44] Kwon, B. C., Kim, S.-H., Lee, S., Choo, J., Huh, J. and Yi, J. S. (2016). VisOHC: Designing visual analytics for online health communities. IEEE Transactions on Visualization and Computer Graphics, 22 (1), 71-80.

[45] Leonidou, C. and Giannousi, Z. (2018). Experiences of caregivers of patients with metastatic cancer: What can we learn from them to better support them? European Journal of Oncology Nursing, 32, 25-32.

[46] Li, Y. and Yan, X. (2020). How could peers in online health community help improve health behavior. International Journal of Environmental Research

and Public Health, 17 (9), 2995.

[47] Lin, C. Y., Wu, Y. -H. and Chen, A. L. P. (2021). Selecting the most helpful answers in online health question answering communities. Journal of Intelligent Information Systems, 57 (2), 271-293.

[48] Litchman, M. L., Rothwell, E. and Edelman, L. S. (2018). The diabetes online community: Older adults supporting self-care through peer health. Patient Education and Counseling, 101 (3), 518-523.

[49] Liu, J. and Kong, J. (2021). Why do users of online mental health communities get likes and reposts: A combination of text mining and empirical analysis. Healthcare, 9, 1133.

[50] Liu, Q., Liao, K., Tsoi, K. K. and Wei, Z. (2019). Acceptance prediction for answers on online health - care community. BMC Bioinformatics, 20 (S18).

[51] Liu, X., Wu, D., Peng, H. and Wang, R. (2018). Health topics mining in online medical community. 2018 IEEE Global Communications Conference (GLOBECOM).

[52] Liu, Z. and Jansen, B. J. (2018). Questioner or question: Predicting the response rate in social question and answering on Sina Weibo. Information Processing &Management, 54 (2), 159-174.

[53] Lu, Y., Zhang, P., Liu, J., Li, J. and Deng, S. (2013). Health-related hot topic detection in online communities using text clustering. PLoS ONE, 8 (2), e56221.

[54] Lysloff, R. T. (2003). Musical community on the Internet : An on-line ethnography. Cultural Anthropology, 23-263.

[55] Ma, D., Zuo, M. and Liu, L. (2021). The information needs of chinese family members of cancer patients in the online health community: What and why? . Information Processing & Management, 58 (3), 102517.

[56] Manafo, E. and Wong, S. (2012). Exploring older adults' health information seeking behaviors. Journal of Nutrition Education and Behavior, 44 (1), 85-89.

[57] Matzat, U., Rooks, G. (2014). Styles of moderation in online health and support communities: An experimental comparison of their acceptance and effec-

tiveness. Computers in Human Behavior, 36, 65-75.

[58] McCarthy, B. (2011). Family members of patients with cancer: What they know, how they know and what they want to know. European Journal of Oncology Nursing, 15 (5), 428-441.

[59] McKenzie, P. J. (2003). A model of information practices in accounts of everyday-life information seeking. Journal of Documentation, 59 (1), 19-40.

[60] McMillan, D. W. and Chavis, D. M. (1986). Sense of community: A definition and theory. Journal of Community Psychology, 14 (1), 6-23.

[61] Miller, M. R., Elixhauser, A., Zhan, C. and Meyer, G. S. (2001). Patient safety indicators: Using administrative data to identify potential patient safety concerns. Health Services Research, 36 (6 Pt 2), 110-132.

[62] Millington R. Pillar Summit. (2012). The Online Community Development Process.

[63] Min, J., Chen, Y., Wang, L., He, T. and Tang, S. (2021). Diabetes self-management in online health communities: An information exchange perspective. BMC Medical Informatics and Decision Making, 21 (1), 1-12.

[64] Moghavvemi, S., Sharabati, M., Paramanathan, T. and Rahin, N. M. (2017). The impact of perceived enjoyment, perceived reciprocal benefits and knowledge power on students' knowledge sharing through Facebook. The International Journal of Management Education, 15 (1), 1-12.

[65] Muñoz, R. F. (2010). Using evidence-based internet interventions to reduce health disparities worldwide. Journal of Medical Internet Research, 12 (5), e1463.

[66] Naderi, H., Kiani, B., Madani, S. and Etminani, K. (2020). Concept based auto-assignment of healthcare questions to domain experts in online q&a communities. International Journal of Medical Informatics, 137, 104108.

[67] Naderi, H., Madani, S., Kiani, B. and Etminani, K. (2020). Similarity of medical concepts in question and answering of health communities. Health Informatics Journal, 26 (2), 1443-1454.

[68] Ni, Z., Qian, Y., Yao, Z. and Zhang, S. (2023). Understanding the adoption of dietary interventions within a Chinese autism online community: A diffusion of innovations perspective. Health Communication, 38 (6), 1266-1277.

[69] Parasuraman, A., Zeithaml, V. A. and Berry, L. (1988). SERVQUAL: A multiple-item scale for measuring consumer perceptions of service quality, 64 (1), 12-40.

[70] Park, A., Conway, M. and Chen, A. T. (2018). Examining thematic similarity, difference, and membership in three online mental health communities from reddit: A text mining and visualization approach. Computers in Human Behavior, 78, 98-112.

[71] Park, J. H., Gu, B., Leung, A. C. M. and Konana, P. (2014). An investigation of information sharing and seeking behaviors in online investment communities. Computers in Human Behavior, 31 (1), 1-12.

[72] Phang, C. W., Kankanhalli, A. and Sabherwal, R. (2009). Usability and sociability in online communities: A comparative study of knowledge seeking and contribution. Journal of the Association for Information Systems, 10, 721-747.

[73] Preece, J. (2001). Sociability and usability in online communities: Determining and measuring success. Behaviourand Information Technology, 20 (5), 347-356.

[74] Preece, J., Maloney Krichmar, D. and Abras, C. (2003). History of online communities. Encyclopedia of Community, 3 (1023-1027), 86.

[75] Qassimi, S., Abdelwahed, E. H., Hafidi, M. and Lamrani, R. (2018, October). A graph-based model for tag recommendations in clinical decision support system. In International Conference on Model and Data Engineering (pp. 292-300). Springer, Cham.

[76] Qian, Y. and Gui, W. (2021). Identifying health information needs of senior online communities users: A text mining approach. Aslib Journal of Information Management, 73 (1), 5-24.

[77] Qiu, C., Zhang, Y., Wang, X. and Gu, D. (2022). Trust-Based Research: Influencing Factors of Patients' Medical Choice Behavior in the Online Medical Community, Healthcare, 10 (5), 938.

[78] Ren, Y. and Kraut, R. E. (2014). Agent-based modeling to inform online community design: Impact of topical breadth, message volume, and discussion moderation on member commitment and contribution. Human-Computer Interaction, 29 (4), 351-389.

[79] Rheingold, H. (1993). The virtual community: Home steading on the electronic frontier. MIT Press.

[80] Rodgers, S. and Chen, Q. (2005). Internet community group participation: Psychosocial benefits for women with breast cancer. Journal of Computer-Mediated Communication, 10 (4), JCMC1047.

[81] Sanders, R., Linn, A. J., Araujo, T. B., Vliegenthart, R., Van Eenbergen, M. C. and Van Weert, J. C. (2020). Different platforms for different patients' needs: Automatic content analysis of different online health information platforms. International Journal of Human-Computer Studies, 137, 102386.

[82] Safa, N. S. and Von Solms, R. (2016). An information security knowledge sharing model in organizations. Computers in Human Behavior, 57, 442-451.

[83] Saha, B., Nguyen, T., Phung, D. and Venkatesh, S. (2016). A framework for classifying online mental health-related communities with an interest in depression. IEEE Journal of Biomedical and Health Informatics, 20 (4), 1008-1015.

[84] Shahar, S., Shirley, N. and Noah, S. A. (2013). Quality and accuracy assessment of nutrition information on the Web for cancer prevention. Informatics for Health and Social Care, 38 (1), 15-26.

[85] Sklenarova, H., Krümpelmann, A., Haun, M. W., Friederich, H. C., Huber, J., Thomas, M. and Hartmann, M. (2015). When do we need to care about the caregiver? Supportive care needs, anxiety and depression among informal caregivers of patients with cancer and cancer survivors. Cancer, 121 (9), 1513-1519.

[86] Sproull, L. and Faraj, S. (1997). Atheism, sex, and databases: The net as a social technology. Culture of the Internet, 16 (3), 35-51.

[87] Stoerger, S. (2007). I'm not a doctor, but I play one on the web: Credibility, funding and interactivity features on health organization websites. Proceedings of the American Society for Information Science and Technology, 44 (1), 1-5.

[88] Sun, Y., Dong, X. and McIntyre, S. (2017). Motivation of user-generated content: Social connectedness moderates the effects of monetary rewards.

Marketing Science, 36 (3), 329-337.

[89] Sundar, S. S. (2008). The MAIN model: A heuristic approach to understanding technology effects on credibility (pp. 73-100). Cambridge, MA: MacArthur Foundation Digital Media and Learning Initiative.

[90] Sundararajan, A. (2004). Nonlinear pricing of information goods. Management Science, 50 (12), 1660-1673.

[91] Surratt, C. G. (1998). Netlife: Internet citizens and their communities. Nova Science Publishers, Inc.

[92] Sussman, S. W. and Siegal, W. S. (2003). Informational influence in organizations: An integrated approach to knowledge adoption. Information Systems Research, 14 (1), 47-65.

[93] Van der Eijk, M., Faber, M. J., Aarts, J. W., Kremer, J. A., Munneke, M. and Bloem, B. R. (2013). Using online health communities to deliver patient-centered care to people with chronic conditions. Journal of Medical Internet Research, 15 (6), e2476.

[94] Van Eenbergen, M. C., Van Engelen, H., Ezendam, N. P., Van de Poll-Franse, L. V., Tates, K. and Krahmer, E. J. (2019). Paying attention to relatives of cancer patients: What can we learn from their online writings? Patient Education and Counseling, 102 (3), 404-410.

[95] Van Oerle, S., Mahr, D. and Lievens, A. (2016). Coordinating online health communities for cognitive and affective value creation. Journal of Service Management, 27 (4), 481-506.

[96] Wang, J. N., Chiu, Y. L., Yu, H. and Hsu, Y. T. (2017). Understanding a nonlinear causal relationship between rewards and physicians' contributions in online health care communities: Longitudinal study. Journal of Medical Internet Research, 19 (12), e427.

[97] Wang, J., Wang, L., Xu, J. and Peng, Y. (2021). Information needs mining of COVID-19 in Chinese online health communities. Big Data Research, 24, 100193.

[98] Wang, Z., Liao, J., Cao, Q., Qi, H. and Wang, Z. (2015). "Friendbook: A semantic-based friend recommendation system for social networks". IEEE Transactions on Mobile Computing, Vol. 14 No. 3, pp. 538-551.

[99] Wasko, M. M. and Faraj, S. (2005). Why should I share? Examining social capital and knowledge contribution in electronic networks of practice. MIS Quarterly, 29 (1), 35-57.

[100] Weiss, J. B., Berner, E. S., Johnson, K. B., Giuse, D. A., Murphy, B. A. and Lorenzi, N. M. (2013). Recommendations for the design, implementation and evaluation of social support in online communities, networks, and groups. Journal of Biomedical Informatics, 46 (6), 970-976.

[101] Wenger, E., McDermott, R. A. and Snyder, W. (2002). Cultivating communities of practice: A guide to managing knowledge. Harvard Business Press.

[102] Wexler, A., Davoudi, A., Weissenbacher, D., Choi, R. and Gonzalez-Hernandez, G. (2020). Pregnancy and health in the age of the internet: A content analysis of online "birth club" forums. PLoS ONE, 15 (4), e0230947.

[103] Wicks, P., Massagli, M., Frost, J., Brownstein, C., Okun, S., Vaughan, T., Bradley, R. and Heywood, J. (2010), "Sharing health data for better outcomes on patients like me". Journal of Medical Internet Research, 12 (2), e1549.

[104] Wu, S. Y., Hitt, L. M., Chen, P. Y. and Anandalingam, G. (2008). Customized bundle pricing for information goods: A nonlinear mixed-integer programming approach. Management Science, 54 (3), 608-622.

[105] Xie, J., He, Z., Burnett, G. and Cheng, Y. (2021). How do mothers exchange parenting-related information in online communities? A meta-synthesis. Computers in Human Behavior, 115, 106631.

[106] Yan, L., Yan, X. B., Tan, Y. and Sun, S. X. (2019), "Shared minds: How patients use collaborative information sharing via social media platforms". Production and Operations Management, Vol. 28 No. 1, pp. 9-26.

[107] Yan, Z., Wang, T., Chen, Y. and Zhang, H. (2016). Knowledge sharing in online health communities: A social exchange theory perspective. Information & Management, 53 (5), 643-653.

[108] Yang, H. and Gao, H. (2021). User recommendation in online health communities using adapted matrix factorization. Internet Research, 31 (6), 2190-2218.

[109] Young, C. (2013). Community management that works: How to build

and sustain a thriving online health community. Journal of medical Internet research, 15 (6), e2501.

[110] Zhang, S., Grave, E., Sklar, E. and Elhadad, N. (2017). Longitudinal analysis of discussion topics in an online breast cancer community using convolutional neural networks. Journal of Biomedical Informatics, 69, 1-9.

[111] Zhang, X., Guo, X., Lai, K. H. and Wu, Y. (2019). How does online interactional unfairness matter for patient-doctor relationship quality in online health consultation? The contingencies of professional seniority and disease severity. European Journal of Information Systems, 28 (3), 336-354.

[112] Zhang, X., Liu, S., Chen, X., Wang, L., Gao, B. and Zhu, Q. (2018). Health information privacy concerns, antecedents and information disclosure intention in online health communities. Information & Management, 55 (4), 482-493.

[113] Zhang, X., Liu, S., Deng, Z. and Chen, X. (2017). Knowledge sharing motivations in online health communities: A comparative study of health professionals and normal users. Computers in Human Behavior, 75, 797-810.

[114] Zhang, Y. (2016). Understanding the sustained use of online health communities from a self-determination perspective. Journal of the Association for Information Science and Technology, 67 (12), 2842-2857.

[115] Zhao, Y., Zhang, J. and Wu, M. (2019). Finding users' voice on social media: An investigation of online support groups for autism-affected users on Facebook. International Journal of Environmental Research and Public Health, 16 (23), 4804.

[116] Zhou, T. (2022). Understanding online health community users' information adoption intention: An elaboration likelihood model perspective. Online Information Review, 46 (1), 134-136.

[117] 曹博林，王一帆．沟通弥合与患者感知：基于链式中介模型的线上医患交流效果研究［J］．现代传播（中国传媒大学学报），2020（8）：54-63.

[118] 柴晋颖，王飞绒．虚拟社区研究现状及展望［J］．情报，2007（5）：101-103.

[119] 陈果，肖璐，孙建军．面向网络社区的分面式导航体系构建——

以丁香园心血管论坛为例［J］. 情报理论与实践，2017（10）：112-116.

［120］邓君，胡明乐. 用户感知视角下在线医疗社区信息服务质量评价体系研究［J］. 情报理论与实践，2019（10）：91-96，108.

［121］邓胜利，赵海平. 用户视角下网络健康信息质量评价标准框架构建研究［J］. 图书情报工作，2017（21）：30-39.

［122］范晓妞，艾时钟. 在线医疗社区参与双方行为对知识交换效果影响的实证研究［J］. 情报，2016（7）：173-178.

［123］高山，刘炜，崔勇，张茜，王宗敏. 一种融合多种用户行为的协同过滤推荐算法［J］. 计算机科学，2016（9）：227-231.

［124］郭莉，张悦，周冬梅等. 虚拟社区中的社群交互：研究综述［J］. 技术经济，2014，33（12）：30-38，64.

［125］郭宇，郭勇，赵宇翔. 内容还是情境：在线用户知识付费行为机理研究——一项基于 CCC-B 框架的组态分析［J］. 图书情报工作，2020（1）：120-130.

［126］郭宇，王晰巍，杨梦晴，李师萌. 基于扎根理论的网络社群知识共享模式研究［J］. 情报资料工作，2018（4）：49-55.

［127］何超，程学旗，郭嘉丰. 面向分面导航的层次概念格模型及挖掘算法［J］. 计算机学报，2011（9）：1589-1602.

［128］胡昌平. 现代信息管理机制研究［M］. 武汉：武汉大学出版社，2004.

［129］黄家良，谷斌. 基于大数据的虚拟社区知识共享模式及体系架构研究［J］. 情报理论与实践，2016（2）：93-96，107.

［130］贾二鹏，申菊花. 虚拟社区的活动模式［J］. 图书馆学研究，2013（1）：60-63，95.

［131］金碧漪，许鑫. 网络健康社区中的主题特征研究［J］. 图书情报工作，2015（12）：100-105.

［132］金恒江，聂静虹. 在线健康社区用户满意度研究：社会临场感理论视角［J］. 国际新闻界，2021（10）：120-138.

［133］孔德超. 虚拟社区的知识共享模式研究［J］. 图书馆学研究，2009，225（10）：95-97.

［134］李旭光，李珊珊，刘一凡，肖思琪. 综合型社交平台上的在线医疗健康社区中知识互动和情感交互的关系研究［J］. 情报理论与实践，2021

(8)：103-111.

［135］李月琳，蔡文娟．国外健康信息搜寻行为研究综述［J］．图书情报工作，2012（19）：128-132.

［136］李重阳，翟姗姗，郑路．网络健康社区信息需求特征测度——基于时间和主题视角的实证分析［J］．数字图书馆论坛，2016（9）：34-42.

［137］廖开际，邹珂欣，席运江．一种在线医疗社区问答文本实体识别方法——基于卷积神经网络和双向长短期记忆神经网络［J］．科技管理研究，2021（8）：173-179.

［138］林徐勋，王海燕．在线健康信息服务动态定价与推广策略［J］．管理科学学报，2020，23（11）：24.

［139］刘冰，历鑫，张赫钊，翟羽佳．网络健康社区中身份转换期女性信息需求主题特征及情感因素研究——以"妈妈网"中"备孕版块"为例［J］．情报理论与实践，2019（5）：87-92.

［140］刘海鸥，孙晶晶，苏妍媛，张亚明．基于用户画像的旅游情境化推荐服务研究［J］．情报理论与实践，2018（10）：87-92.

［141］刘通．基于在线咨询记录的医生自动匹配算法应用研究［J］．情报理论与实践，2018（6）：143-148，123.

［142］刘咏梅，李梦宇，谢阳群．MEC 理论视角下老年用户在线医疗健康信息服务使用价值研究［J］．图书情报工作，2020（19）：71-79.

［143］刘志勇，李敏强，寇纪淞．网络外部性因素影响下信息产品版本化策略研究［J］．管理科学学报，2015（7）：13-26.

［144］娄策群，段尧清，张凯．信息管理学基础（Vol. 2）［M］．北京：科学出版社，2009.

［145］陆泉，李易时，陈静，李保萍．在线医疗社区患者择医行为影响因素研究［J］．图书情报工作，2019（8）：87-95.

［146］马费成，周利琴．面向智慧健康的知识管理与服务［J］．中国图书馆学报，2018（5）：4-19.

［147］孟秋晴，熊回香．基于在线问诊文本信息的医生推荐研究［J］．情报科学，2021（6）：152-160.

［148］潘建鹏，李颖庭，周利琴等．虚拟健康社区中的专家知识融合研究——以高血压为例［J］．情报理论与实践，2019，42（6）：117-123.

［149］彭华民，侯莹．论虚拟社区与人际互动［J］．重庆邮电学院学报

（社会科学版），2001（1）：11-15.

［150］邱明辉．信息查询系统的分面导航设计研究［J］．现代情报，2018（10）：78-84，120.

［151］尚丽维，郭勇，张向先．在线医疗社区信息交互关系网络关键节点影响力机理研究［J］．情报理论与实践，2020（8）：140-145.

［152］盛姝，黄奇，郑姝雅，杨洋，解绮雯，张戈，秦新国．在线健康社区中用户画像及主题特征分布下信息需求研究——以医享网结直肠癌圈数据为例［J］．情报学报，2021（3）：308-320.

［153］施亦龙，许鑫．在线健康信息搜寻研究进展及其启示［J］．图书情报工作，2013（24）：123-131.

［154］司莉，舒婵．在线医疗社区医患群体及问答记录特征研究——以“好大夫在线”糖尿病主题分析为例［J］．图书馆论坛，2019（7）：99-105.

［155］宋小康，赵宇翔，朱庆华．在线健康信息替代搜寻影响因素研究：基于健康信念模型和社会支持理论［J］．图书情报工作，2022，66（2）：12.

［156］唐晓琳，余世英，吴江．基于URL共现分析的医疗健康类网站竞争态势研究［J］．情报，2016（4）：98-104，20.

［157］滕春娥，何春雨．在线医疗社区用户画像构建与应用［J］．图书情报工作，2021（12）：147-154.

［158］万文智，宋小康，赵宇翔，朱庆华．在线健康信息替代搜索行为的影响因素探究：基于扎根理论的实证［J］．情报资料工作，2020，41（6）：7.

［159］王盼盼，吴志艳，罗继锋．有偿奖励对医生在线健康社区中贡献行为的影响［J］．系统管理学报，2022（2）：343-352.

［160］王若佳，严承希，郭凤英，王继民．基于用户画像的在线健康社区用户流失预测研究［J］．数据分析与知识发现，2022（Z1）：80-92.

［161］王帅．突发公共卫生事件情境下在线健康社区用户画像与分群研究［J］．情报科学，2022，40（6）：98-107.

［162］王文韬，张行萍，罗琴凤，张震，张晨．“数字土著”在线健康信息搜寻与线下就医行为关联的量化实证［J］．情报理论与实践，2021，44（7）：86-93.

［163］王文韬，温佳怡，张震，杨敏，刘咏梅，谢阳群．在线健康社区知识转移粘滞：从隐私计算视角分析［J］．情报理论与实践，2020（2）：

121-128.

[164] 王熙，佟星，郑博雯，朱渝珊，谭天一，曾钰琪，李惠．在线健康社区中用户社会支持交换行为的跨文化比较研究［J］．管理科学，2020（1）：16-29.

[165] 王瑜超，孙永强．服务和互惠规范对于在线医疗社区用户自我表露意愿的影响研究［J］．情报科学，2018（5）：149-157.

[166] 吴丹，李一喆．不同情境下老年人网络健康信息检索行为与认知研究［J］．图书馆论坛，2015（2）：38-43.

[167] 吴江，施立．基于社会网络分析的在线医疗社区用户交互行为研究［J］．情报科学，2017（7）：120-125.

[168] 吴江，周露莎．在线医疗社区中知识共享网络及知识互动行为研究［J］．情报科学，2017（3）：144-151.

[169] 吴江，侯绍新，靳萌萌，胡忠义．基于 LDA 模型特征选择的在线医疗社区文本分类及用户聚类研究［J］．情报学报，2017（11）：1183-1191.

[170] 吴江，李姗姗，周露莎，施立，陈君．基于随机行动者模型的在线医疗社区用户关系网络动态演化研究［J］．情报学报，2017（2）：213-220.

[171] 吴江，刘冠君，胡仙．在线医疗健康研究的系统综述：研究热点、主题演化和研究方法［J］．数据分析与知识发现，2019（4）：2-12.

[172] 熊回香，代沁泉，梅潇．面向在线医疗社区的慢病知识服务模型构建［J］．情报理论与实践，2020（6）：123-130.

[173] 熊回香，李晓敏，李建玲．基于医患交互数据的在线医生推荐研究［J］．情报理论与实践，2020（8）：159-166.

[174] 徐小龙，王方华．虚拟社区研究前沿探析［J］．外国经济与管理，2007，343（9）：10-16.

[175] 徐孝婷，张亭亭，朱庆华．在线健康社区中信息框架对 HPV 疫苗接种的影响研究——以信息可信度为中介变量［J］．图书与情报，2020（5）：39-47.

[176] 徐中阳，尚珊．基于模糊层次分析法的在线健康社区用户体验评价研究［J］．医学信息学，2021（6）：24-31.

[177] 许云红，李仕林，许云丽．在线健康社区不同级别用户的参与行为研究：基于增长模型视角［J］．情报，2020，39（8）：137-144.

[178] 杨化龙，鞠晓峰．社会支持与个人目标对健康状况的影响［J］．管理科学，2017，30（1）：53-61.

[179] 杨瑞仙，黄书瑞，王元锋．基于三阶段DEA模型的在线健康社区知识交流效率评价研究［J］．情报理论与实践，2020（10）：122-129.

[180] 叶佳鑫，熊回香，童兆莉，孟秋晴．在线医疗社区中面向医生的协同标注研究［J］．数据分析与知识发现，2020（6）：118-128.

[181] 易梦馨，吴江，蔡婧璇，高嘉慧．信任视角下基于文本图片多源信息的在线择医行为研究［J］．情报科学，2021（9）：84-93.

[182] 于本海，卢畅．在线健康社区信息主题特征及其潜在价值研究——基于LDA模型对“百度痛风病吧”案例的分析［J］．价格理论与实践，2022（3）：195-198，206.

[183] 余传明，田鑫，郭亚静，安璐．基于行为—内容融合模型的用户画像研究［J］．图书情报工作，2018（13）：54-63.

[184] 袁毅，蔚海燕．问答社区低可信度信息的传播与控制研究［J］．图书馆论坛，2011（6）：171-177.

[185] 翟姗姗，胡畔，潘英增，郑路．融合知识图谱与用户病情画像的在线医疗社区场景化信息推荐研究［J］．情报科学，2021（5）：97-105.

[186] 翟姗姗，潘英增，胡畔，许鑫．UGC挖掘中的在线医疗社区分面体系构建与实现［J］．图书情报工作，2020（9）：114-121.

[187] 翟姗姗，潘英增，胡畔，郑路．基于医学知识图谱的慢性病在线医疗社区分面检索研究［J］．情报理论与实践，2021（1）：195-203.

[188] 张海涛，崔阳，王丹，宋拓．基于概念格的在线健康社区用户画像研究［J］．情报学报，2018（9）：912-922.

[189] 张克永，李贺．网络健康社区知识共享的影响因素研究［J］．图书情报工作，2017（5）：109-116.

[190] 张薇薇，蒋雪．在线健康社区用户持续参与动机的演变机理研究［J］．管理学报，2020（8）：1245-1253.

[191] 张鑫，王丹．用户在线健康信息搜寻任务研究［J］．情报资料工作，2017（6）：74-83.

[192] 张星，夏火松，陈星，侯德林．在线健康社区中信息可信性的影响因素研究［J］．图书情报工作，2015（22）：88-96，104.

[193] 张珍连．网络信息服务质量评价指标研究［J］．情报，2005（2）：

82-83，86.

[194] 赵栋祥，马费成，张奇萍．老年人健康信息搜寻行为的现象学研究 [J]. 情报学报，2019 (12)：1320-1328.

[195] 赵栋祥．国内在线健康社区研究现状综述 [J]. 图书情报工作，2018 (9)：134-142.

[196] 周涛，王盈颖，邓胜利．在线健康社区用户知识分享行为研究 [J]. 情报科学，2019 (4)：72-78.

第 2 章

在线健康社区用户画像研究

2004年，交互设计之父 Alan Cooper 在其著作 *The Inmates Are Running the Asylum: Why High Tech Products Drive Us Crazy and How to Restore the Sanity* 中提出了用户画像（User Persona）这一概念（Cooper，2004；阳广元和白美程，2021）。他在书中指出，用户画像是"基于真实数据的虚拟代表"。用户画像又被称作用户原型（User Archetypes）或用户模型（User Models）（高广尚，2019），其核心思想是对不同群体用户的信息进行高度提炼，在真实的数据集之上挖掘出用户的基本人口统计学特征、生活习惯、信息行为以及社会网络关系等信息，通过形成标签集的方式建立目标用户模型，从而多维度、细粒度地对用户进行刻画。

近年来，随着信息技术的发展，互联网用户数量激增，但大数据带来的"数据冗余""信息杂乱"等问题也给许多用户带来了信息决策的困扰。作为一种能够更好地理解用户需求、实现精准化信息服务的技术，构建用户画像模型逐渐成为学术界的热门研究主题，已经引起电子商务（Wu et al.，2019）、在线社区（吴江等，2022）、数字图书馆（明海和杨晓农，2022）以及智能推荐（徐立萍等，2022）等领域的广泛关注。

2.1　用户画像研究

在线健康领域用户画像的研究内容主要聚焦于高效率、高效益地处理海量用户医疗数据，通过对患者构建用户画像模型，为每一位患者进行精准医疗健康信息服务（徐芳和应洁茹，2020）。已有的研究表明，在面向智慧健康领域的知识管理和服务体系中，用户需求画像是知识推荐的重要环节（马费成和周利琴，2018），一方面可以通过对用户健康大数据平台上的各项用户基本信息和健康指标（如身高、体重、体脂率等）进行挖掘与分析，在此基础上创建不同用户群体的健康画像，探究出不同群体的用户特征，从而对其提出更加合理的健康行为策略；另一方面可以分析用户在在线健康社区中产生的信息交互行为（如发帖行为、浏览行为、评论行为等），提炼用户的各类属性，赋予相应的标签，再进一步构建用户画像，从而为其提供更个性化、精准化的信息推荐服务。目前为止，在线健康社区用户画像的研究数量尚不太多（滕春娥和何春雨，2021）。

2.1.1 基于用户特征的用户画像

近年来，一些学者成功地将用户画像引入健康医疗领域，通过构建用户画像模型探究不同用户群体特征上的差异。目标画像群体既包括老年人、大学生等重点健康关注群体，也包括糖尿病、抑郁症、AIDS 等慢性疾病患者（王若佳等，2022）。

2.1.1.1 不同用户群体的用户特征研究

根据中国发展基金会发布的《中国发展报告 2020：中国人口老龄化的发展趋势和政策》，我国在 2022 年正式进入老龄社会，人口老龄化所带来的问题在社会上引起了广泛的讨论。老年群体作为易识别的数字贫困群体，是数字化转型治理的重点对象（匡亚林，2022）。LeRouge 等（2013）基于以患者为中心（Patient-Centered）的模式，构建了糖尿病老年患者群体的用户画像，探究城乡老年群体的特征差异，在此基础上改进了智能手机应用程序的设计和开发。研究表明，城市的老年群体会定期进行糖尿病护理，他们更有可能在家中使用血糖仪测试血糖水平，农村的老年群体只有在并发症变得严重时才去看医生，他们更倾向于依靠个人感觉和症状评估其血糖水平。总的来说，城市的老年用户比农村的老年用户更愿意使用智能手机获取健康信息。同时，二者也具有一些共有的特征，例如大都为空巢老人、乐意学习如何使用记忆辅助工具、了解调整生活方式以控制糖尿病的必要性、认为糖尿病管理很麻烦、患有并发症等，他们都希望社区医院有更好的医疗质量，有更多的健康特定的社区资源可以利用。Li 和 Tang（2020）基于老年护理专业知识，提出了智能老年护理框架（Framework of Smart Geriatric Nursing），其中包括基于用户画像对老年用户进行心理健康智能护理，最终得出了老年群体的用户特征，包括性格特征、退休前后的爱好、教育水平以及职业状况等。

随着经济的迅速发展，生活和工作压力也在不断攀升，年轻一代也常常出现健康问题，健康信息不再只是老年人日常关注的事情，青年人也开始关注养生保健、疾病预防及身体不适时的线上线下就医信息等（李颖等，2016）。高校大学生群体作为当代社会青年的重要组成部分，具有高学历的背景，他们往往会通过网络去搜寻和获取知识。构建在线健康社区大学生用户群体的画像模型，能够协助平台管理者了解大学生群体的特征，为其提供更加精准化、个性化的健康服务。郭顺利和张宇（2021）结合 VALS2 市场细分与用户生命周期理论（Theory of Customer Life Cycle），构建了在线健康社区大学生群体的用户画像模型，通过调查问卷实证研究后得出结论：大学生用户可分为他人引导型、广告导入型、社交活跃型、资源获取型、服务感知型和成熟参与型六类差异化画像群体。他人引导型用户是经过线上和线下同学、朋友、家人或师长等交流、推荐和宣传而发展成的在线健康社区用户；广告导入型用户是指被营销广告、热点主题推荐、软文推广等方式吸引而发展成的在线健康社区用户；社交活跃型用户是指运用在线健康社区社交互动功能获取知识资源或共享知识资源的用户群体；资源获取型用户是指借助在线健康社区获取专业性知识资源和服务的大学生用户群体；服务感知型用户较资源获取型用户更加注重对平台服务性能的感知与评价；成熟参与型用户是在线健康社区最为忠实的粉丝群体，也是所有用户中最为成熟和活跃的种子用户群体。

2.1.1.2　不同疾病类型的用户特征研究

糖尿病是一种典型的慢性非传染性疾病，具有发病时间长、病因复杂、治愈难度高等特点，可能会引发 100 多种并发症（司莉和舒婵，2019）。因此，糖尿病患者需要持续关注自己的健康，他们常常在医疗社区浏览和发布信息（Wang et al.，2020）。司莉和舒婵（2019）针对糖尿病患者在在线健康社区上的问答互动行为进行了医患群体的特征研究。通过收集“好大夫在线”平台近 10 年与糖尿病相关的问答数据，从糖尿病患者、医生以及医患问答三个维度进行特征分析。研究发现，“好大夫在线”上的糖尿病患者人群覆盖所有常见的糖尿病类型，并且出现了多种并发症，患病时间较长的用户更愿意在网上咨询，少部分患者有过敏现象，大多数属于食入式或注射式过敏。医生的临床职称与教学科研职称呈现一定的正相关关系，教学科研职称越高，临床职称也越高；医生所属的医院具有明显的集中与分散的特点，多数患者集中于少部分医院进行咨询，医生所属的科室较为分散，活跃的医生主要来自三级医院，且大多数属于内分泌科。糖尿病患者用户提问数量有时间周期性波动的特点，大致每 5 年达到一个高峰值，提问主题可以分为 7 类，围绕糖尿病及其并发症的治疗方法展开。大部分患者的提问意图是希望得到关于治疗过程、手段和程度等方面的帮助。

抑郁症是一种常见的心理疾病，发作的主要表现为心情低落、思维迟缓、意志活动减少等（刘忠宝和赵文娟，2021），在线健康社区提供的多种社会支持能够帮助抑郁症患者缓解烦躁、焦虑等负面情绪，因此患者经常会萌生到在线健康社区进行自我管理的意愿（潘涛涛和吕英杰，2022）。Nimrod（2013）探讨了在线抑郁症社区的成员对社区讨论的问题是否有不同的关注点。该文献基于对16个在线抑郁症社区793名成员的在线调查，将用户分成4个抑郁症患者群体：关注日常生活组（占27.6%）、信息寻求组（占21.1%）、对所有主题感兴趣组（占40.1%）和相对较少参与组（占11.2%）。在基础背景特征方面，信息寻求组中男性相对较多，关注日常生活组的成员比信息寻求组和对所有主题感兴趣组的成员年轻。在参与模式特征方面，信息寻求组往往是轻度抑郁用户，而对所有主题感兴趣的用户往往是重度抑郁用户，此外，关心日常生活组的成员明显比其他组更抑郁。在感知利益方面，各群体之间存在显著差异，对所有主题感兴趣组的成员比信息寻求组更能感受到社区提供的社会支持，相对较少参与组的成员比关注日常生活组的成员更能将参与在线社区的好处反映在线下的个人生活中。

根据社会支持理论（Social Support Theory），在线健康社区中最重要的两种社会支持类型是信息支持和情感支持（Zhou and Wang，2020）。其中，情感支持的作用是当用户处于不好的情绪状态时，平台会关心、鼓励用户，减少其对病情的焦虑，增强自信心（Liu et al.，2020）。王帅和纪雪梅（2022）从用户基本信息、情感、主题和信息行为4个特征维度构建用户画像，基于用户画像模型对用户的情感特征进行分析，利用DBSCAN聚类算法，根据情感特点挖掘出5类情感角色：焦虑型、愤怒型、祈祷型、乐观型和悲哀型。焦虑型的情感极性是负向，情感类别是“惊”“惧”，情感特征词是“心慌”“害怕”；愤怒型的情感极性是负向，情感类别是“怒”“恶”，情感特征词是“烦躁”“恼火”；祈祷型的情感极性是正向，情感类别是“乐”“好”，情感特征词是“希望”“期待”；乐观型的情感极性是正向，情感类别是“乐”“好”，情感特征词是“踏实”“宽心”；悲哀型的情感极性是负向，情感类别是“哀”“惧”，情感特征词是“绝望”“无语”。在线健康社区平台可据此用户特征，针对不同用户角色制定不同的情感支持和引导策略。

Liu和Lu（2018）基于自然语言处理和社会网络结构分析的技术，对HIV人群的心理、行为以及需求特征进行分析，通过挖掘百度贴吧的艾滋病吧产生的海量数据，提取 HIV 患者群体各个方面的特征，包括在线活动的时间模式、社交网络结构、社区结构及其情感倾向等，以了解 HIV 人群的网络生活现状和情感状态。研究表明，负面情绪在 HIV 社区中占主导地位，而这些情绪大多与最初感染患者的焦虑有关，他们倾向于第一时间在社交网络平台上寻求帮助和建议。为了更好地进行社会管理，相关机构应该更多地关注消极社区，对这些潜在的 HIV 感染人群进行持续监测，了解他们的需求，及时提供相关的指导和干预措施。

2.1.2 基于用户信息行为的用户画像

近年来，该领域的相关研究主要通过对在线健康社区的用户进行用户画像建模，揭示不同用户群体下用户行为的差异，并且在此基础上充分了解在线健康社区用户的信息需求以及信息行为。

2.1.2.1 基于用户信息行为特征的用户画像

盛姝等（2021）结合在线健康社区典型用户识别指标和主题分类体系，构建了用户画像概念模型，并将用户群体划分为四类角色：信息提供者、信息寻求者、信息接收者、信息分享者。信息提供者与在线健康社区交互频繁，他们会自主产生内容，且能够根据其他用户角色行为做出有效回应，如发帖、回复、主动评论以及收藏等，他们是社区内有较高威望的群体。信息寻求者在追求信息时动机较为强烈，具有鲜明的目的性，需求认知程度较高，该类用户的主要信息行为是发帖提问。信息接收者的信息需求相较于信息提供者与寻求者较为模糊，在信息需求认知较弱的情境下，偶遇并浏览信息，一般在看到能引起共鸣的信息情况下，会对信息内容进行收藏。信息分享者与信息接收者行为类似，区别在于信息分享者具有一定的目的性与动机去主动分享知识，用户参与感相较于信息接收者更强。实证结果表明，在医享网结直肠癌圈中，信息寻求者占比高达 46%，信息分享者占比 27%，信息接收者占比 23%，信息提供者占比 4%。用户数量分布结果表明，信息搜索及浏览行为占比较高，社区运营人员应关注网站服务质量、增强信息服务效率，使得用户能够快速找到自身所需的信息，从而提升用户网络留存黏性。吴江和周露莎（2017）对在线健康社区中的用户知识互动行为进行了类似研究，通过挖掘用户特征和主题特征来分析不同用户群体的活跃时长差异和不同主题的关注度差异，为社区知识分享的可持续发展提供建议。

吴江等（2017）设计了一个中文用户文本挖掘流程，实现了在线健康社区的用户文本分类及用户聚类。首先采集了甜蜜家园论坛上用户发帖或回帖的内容，完成数据预处理工作后，用 LDA 等文本分析技术进行特征提取，结合基本特征向量和人工标注结果形成分类模型，最后采用 K-means 聚类算法，得到甜蜜家园的 4 类用户：第一类是信息需求者，该类用户发表的内容主要是寻求信息支持；第二类是信息分享者，他们在在线健康社区上的行为主要是分享信息、提供信息帮助；第三类是社区陪伴者，他们经常在社区中活动，以分享生活、娱乐聊天以及交友陪伴为主；第四类是社区散步者，他们在在线健康社区中没有明确目的，以“散步”的心态参与社区交流。

2.1.2.2 基于用户信息行为规律的用户画像

张海涛等（2018）从用户行为、用户角色、用户需求三个维度出发，构建用户细分标签概念格，然后进行群体用户聚类并对各个群体的用户画像进行描述，进一步分析不同群体用户在不同情境下的用户行为规律。爬取医享网糖尿病圈所有用户的信息以及用户发帖主题及其评论数，基于概念格将用户分为三类群体：关注疾病预防信息的群体、用户圈职位为圈友的群体和关注疾病管理信息的群体。关注疾病预防信息的群体的标签包括治疗、疾病预防、病因及病理知识、信息浏览者等，其标签数量是三个类别中最少的，说明用户参与行为较少；用户圈职位为圈友的群体的标签包括治疗、圈友、老年、信息搜索者、男、病因及病理知识、并发症、信息浏览者等，用户以老年男性居多，用户认知水平较高，多数为信息搜索者，该用户群体分享经验和提供问题答案的行为较少，更倾向于通过追踪、搜索等方式获得相关信息；关注疾病管理信息的群体的标签包括疾病管理、社会生活、信息搜索者、男、信息提供者、并发症、管理者、中年等，群体中的用户以中年男性居多，且部分用户身份为管理者，用户的认知水平普遍较高，多数为信息提供者，善于通过搜索、追踪获取所需信息，乐于参与社区交互，经常通过发帖、评论的方式分享知识经验，并且帖子具有较高的人气，在社区中处于核心领导地位。

许云红等（2020）从增长模型（Growth Model）的视角探究不同级别用户的发帖行为规律。选取甜蜜家园为研究平台，依据用户在甜蜜家园的社区等级，将用户划分为三类：初级组、中级组和高级组。在采集到 5981 名用户的数据后，为每一名用户设定相应的级别，然后研究不同级别用户的参与行为模式。研究结果表明，不同组别的用户其参与行为模型分布存在差异，初级组和高级组的用户群体的发帖数增长模型的分布规律基本相同，发帖数增长模型属于波动模型的用户占大多数，其次为属于正态模型的用户，属于阻尼指数模型的用户占比最少；在中级组的用户群体中，发帖数增长模型属于波动模型的用户也占了大多数，但属于阻尼指数模型的用户占比却高于属于正态模型的用户。此外，用户积分、活跃度、好友平均隐私数、好友平均发帖数、空间访问量、好友数这些变量均有可能对用户发帖数增长模型的类别产生影响，而且对于初级组、中级组和高级组用户，这些变量的显著性和影响程度均有差异。

目前，多数在线健康社区仍存在用户黏性不高、用户容易流失的情况（王若佳等，2022）。预测用户流失可以帮助管理者及时制定合理的措施，以提高用户留存率，当前主要应用于电信服务（Droftina et al.，2015）、社交网站（徐孝娟等，2017）、游戏行业（Mustač et al.，2022）等。针对在线健康领域，王若佳等（2022）提出了一种基于用户画像的用户流失实时预测方法，在构建在线健康社区用户的多维度画像标签体系的基础上，通过聚类分析、文本挖掘等方法确定每个标签指标的计算公式，并基于可视化技术展现用户画像结果，然后采取滑动窗口方法，标注用户在不同时段上的流失情况，将多维用户画像标签作为模型输入，建立并比较多种机器学习模型的预测效果。采集华夏中医论坛上的用户数据后，将用户分为5种类型，分别是沉没用户、边缘用户、权威用户、活跃回帖用户和活跃发帖用户。在线健康社区的管理者基于用户流失预测模型可在早期阶段识别出即将流失的用户，以便于及时采取措施留住用户。

2.1.2.3　新冠肺炎疫情下的用户信息行为画像

从2019年年底开始，新冠肺炎疫情大范围暴发，各个国家突发公共卫生事件管控能力都面临着巨大的考验，越来越多的人开始从在线健康社区中获取相关健康知识。在大规模公共卫生事件爆发的环境下，构建用户画像能够更有效地识别用户需求和用户行为，一定程度上帮助识别疫情风险。

王帅（2022）以COVID-19为例，结合多个在线健康社区（如丁香园、好大夫在线等传染病板块）的数据特点，从用户基本特征、用户兴趣主题、情感倾向、用户问诊需求和用户交互网络角色5个角度出发构建画像标签，并利用DBSCAN聚类实现用户画像，根据画像结果呈现用户概貌，利用AP算法在画像基础上实现用户分群，得到5种用户类群：患者、疑似患者、医师、奉献者以及社区管理员，最后通过社会网络分析找到最具疫情风险发现价值的用户类群。研究结果表明，对奉献者进行观测有利于感知和提前捕获疫情风险，而对疑似患者进行监测则有助于确定疫情风险事件。

钱旦敏等（2022）基于 TOPSIS 熵权法构建了帖子热度评价模型，并运用用户画像定义用户角色，以充分了解公共卫生事件下的用户需求。以丁香园论坛中与新冠肺炎疫情相关的最新数据为研究对象，从用户行为属性、自然属性、角色属性三个维度，利用用户画像将用户分为高影响力用户、专业型用户、长期用户、高产量用户、高潜力用户、机构类用户、强互动型用户 7 大类。高影响力用户主要是丁香园的官方号，用户角色为信息浏览者和信息提供者，该类用户专栏/专题数、粉丝数、帖子被浏览量、被收藏数高；专业型用户的社会身份以医学生、医师、医疗行业从业者为主，聚集了 90%左右的信息浏览者和信息分享者，用户行为处于低水平，且用户黏性低；长期用户的用户等级均高于普通用户，聚集了大量的版主/荣誉版主等级的用户，50%用户为医师、医疗行业从业者，60%为信息提供者，其用户行为数据均处于中上水平，即为长期使用丁香园的用户；高产量用户的用户等级、认证信息和论坛信息分布较为均匀，用户角色主要为信息分享者和信息提供者，其发帖量、被浏览量居 7 类之首，说明这类用户以发布信息和信息交流为主；高潜力用户的用户等级为空值，论坛信息以版主为主，角色信息以不典型用户为主，其专栏数、粉丝数较高；机构类用户以机构为主，其用户行为处于低水平，用户黏性低；强互动型用户的身份等级主要为空值，无机构号和官方号，其回帖数、关注数、获赞数居 7 类之首，其他行为数据也在较高水平。

2.1.3 基于用户画像的精准服务研究

在线健康平台逐渐成为人们常用的寻医途径，平台为在线健康社区用户提供电话咨询、在线问诊等医疗服务。患者通过浏览掌握相关信息，主动在平台上找到满足自身就医需求的医生，从而进行在线问诊服务。在此过程中，描述医生特征的标签是最有价值的信息之一，叶佳鑫等（2020）以在线健康社区的重要组成人员——医生为研究对象，利用文本挖掘技术对和某位特定医生相关的文本信息进行特征向量表示，在此基础上找到与其相似的其他医生，通过分析相似医生的信息进一步对特定医生进行协同标注，最后得到能完整全面刻画医生特征的标签。实证结果表明，基于咨询文本产生的标签与患者即时需求较为紧密，基于文章标题产生的标签与医生兴趣具有较强联系，基于咨询范围与混合不同文本所得标签具有较高的准确率，从文本挖掘出发进行医生的协同标注能在一定程度上推荐合适的标签，能够使患者更好地了解医生特征，并进行最有效的线上就诊。

唐晓波和高和璇（2020）针对在线健康社区的医生群体进行画像建模，将医生的人口统计数据、简介特长数据、科研成果数据、科研合作数据、患者在线评价数据作为画像构建的数据来源，提出基于特征分析和标签提取的医生画像构建模型。研究通过在多个在线健康社区（医院官网、百度百科、好大夫在线等）采集与医生相关的多源数据，根据数据类型和内容选择适当的数据分析方法对医生特征进行分析，并在此基础上进行实证研究，以可视化的方式展示医生画像，基于特征分析和标签提取丰富医生画像，从海量的数据中将医生更为精准地推荐给患者，帮助患者“智慧就医”。

翟姗姗等（2021）试图构建不同场景下的信息推荐模型，辅助迫切需要获取更精准信息的患者进行决策。研究借助用户画像和知识图谱的技术手段实现在线健康社区的精准信息推荐，有以下四个主要步骤：场景划分、用户画像建模、知识图谱构建和场景化信息推荐。首先根据用户登录状态以及所在界面划分三种推荐场景：社区首页、用户个人页面及提问发布页面，再根据不同场景下用户的需求建立信息推荐服务体系，更好地满足用户个性化需求。用户病情画像的建立主要是搭建用户病情画像标签体系，包含三个层面：用户基本特征（性别、年龄、职业等标签）、面向用户需求的医疗领域知识特征（疾病、症状、药物等标签）以及用户交互特征（社区登记、评论、关注等标签），用一个三元组表征用户病情画像模型。研究在用户病情信息标签体系的基础上，构建在线健康社区知识图谱，将已有的结构化语料文本医学知识图谱和在线健康社区中非结构化和半结构化的语料文本进行结合补充，核心环节是知识抽取、知识融合部分，最后实现了场景化信息推荐，搭建了基于语义的同主题推荐模型、基于病情画像和用户兴趣的个性化推荐模型以及基于情感感知的信息推荐模型。

阅读疗法（Reading Therapy）是指向患者推荐一些有益的相关书籍，使患者独立阅读或在治疗者指导下阅读，以缓解或消除心理疾病，促进身心健康（王波，2005）。阅读疗法已被证明是一种缓解抑郁症患者抑郁情况的有效方法。刘忠宝和赵文娟（2021）基于阅读疗法，引入用户画像和智能推荐技术，从微博“树洞”获取抑郁症患者数据，通过建立患者画像和阅读材料画像，利用聚类算法将 114 名患者划分为 3 类，在此基础上突出患者抑郁倾向和偏好分析，智能地为患者推荐适合的阅读资料，为患者提供更为精准的阅读疗法服务。

2.2 常用研究方法

目前针对在线健康社区中的用户画像主要有三种数据分析方法：主题模型、基于文本的聚类分析和深度学习。

主题模型又称概率主题模型（Probabilistic Topic Model），其特点是将主题看成是词项的概率分布，文本又由主题随机混合而成，通过词分布将文本信息转化为更加容易建模的数字信息，直观地表现主题（Blei et al.，2003）。主题模型在识别大规模文本信息中的潜在信息主题方面具有突出优势，因此也成为近几年自然语言处理与数据挖掘领域中最被广泛应用于文档建模的一类机器学习方法。其中，LDA 模型是 Blei 等人在 PLSA 基础上改进的完全主题生成模型，是一种由三层贝叶斯（Bayesian）构成的具有文本主题表示能力的非监督产生式概率模型（杨星等，2012），其中三层贝叶斯分别是文本、主题和词汇。LDA 模型由于具有参数简单、数量不变且不容易产生过度拟合的优势，而成为主题模型中的应用热点。

基于文本的聚类分析也是用户画像中常用的方法，其中最常用的算法有基于数据划分的 K-means 算法以及基于密度的 DBSCAN 算法。K-means 的本质是一种基于欧氏距离的数据划分算法，通过将数据分为 K 组，并随机选取 K 个对象作为初始的聚类中心，计算每个对象与各个种子聚类中心之间的距离，把每个对象分配到离它最近的聚类中心形成聚类簇，不断迭代此过程，直至没有对象被重新分配到不同的簇中，即形成了稳定的聚类结构（Macqueen，1967）。K-means 算法虽然复杂程度低，但在处理较大数据集时，可以保证较好的伸缩性和可解释性。但该算法也存在对异常值敏感、K 值需要人为设置且会影响最终结果等缺点。DBSCAN 算法又称基于密度的噪声应用空间聚类（Density-based Spatial Clustering of Applications with Noise），该算法通过给定邻域半径来遍历所有点的邻居点，并通过设置阈值以控制邻域点个数来完成聚集区域内的所有标记（Ester et al.，1996）。与基于划分的聚类算法相比，DBSCAN 算法最大的优点在于不需要预先制定聚类簇个数便能识别并标记出所有任意形状的数据簇，且对于噪声点的处理也相当优异（Pandey and Dubey，2014）。

深度学习也逐渐成为近几年研究在线健康社区的热点分析技术。深度学习是一种特殊的机器学习方法，它通过学习将世界表示为嵌套的概念层次结构来实现强大的功能和灵活性，利用深度的神经网络，将模型处理得更为复杂，从而使模型对数据的理解更加深入。从神经网络的层数和结构维度的角度，深度学习被分为无人监督的预训练网络、卷积神经网络、循环神经网络和递归神经网络等。其中，长短期记忆算法（Long-short Term Memory）是一种特殊且应用广泛的循环神经网络，LSTM 也具有神经网络的重复模块链形式，但在此基础上，每个重复模块增加了三个神经网络层——遗忘门、记忆门、输出门，这三个门控制对前一段信息、输入信息以及输出信息的记忆状态，从而可以解决长序列训练过程中梯度消失和梯度爆炸的问题（Hochreiter and Schmidhuber，1997），相比普通循环神经网络（Recurrent Neural Network，RNN），LSTM 能够在长序列训练中有更好的表现，因此被广泛应用在用户画像的识别与提取方面。

在线健康社区用户画像常用研究方法总结见表 2-1。

表 2-1　在线健康社区用户画像常用研究方法

作者	研究对象	研究方法	研究内容
司莉和舒婵（2019）	好大夫在线的糖尿病患者和医生	LDA 主题模型	揭示在线医疗社区的患者、医生及问答记录的特征
Liu and Lu（2018）	百度贴吧——HIV 吧的 HIV 患者群体	LDA 主题模型；聚类分析：K-means	提取 HIV 群体中在线用户的特征，包括在线活动的时间模式、社交网络结构、社区结构及其情感倾向等
王帅和纪雪梅（2022）	寻医问药网糖尿病圈的普通用户	LDA 主题模型；聚类分析：DBSCAN；深度学习：LSTM	构建在线健康社区用户画像，解释不同用户群体的情感差异和特征
王帅（2022）	丁香园、好大夫在线、微医生和春雨医生的普通用户	聚类分析：DBSCAN	在突发公共卫生事件情境下研究在线健康社区用户画像与分群
钱旦敏等（2022）	丁香园论坛的普通用户	聚类分析：K-means	将丁香园论坛中与新冠肺炎疫情相关的最新数据作为研究对象，分析帖子热度并综合评价用户价值，研究不同角色用户信息行为

续表

作者	研究对象	研究方法	研究内容
王若佳等（2022）	华夏中医论坛的普通用户	LDA 主题模型	对在线健康社区用户进行精准画像并准确预测其在社区中的参与情况
郭顺利和张宇（2021）	在线健康社区的大学生用户群体（无特定社区）	聚类分析：K-means	构建在线健康社区大学生群体用户画像，准确描述大学生用户群体的差异化特征，协助平台运营商多方位获悉大学生用户群体需求，更好地为高校大学生提供精准化服务

2.3 实证研究：在线健康社区高影响力用户人物画像研究——以 Keep 平台为例

随着在线社交网络的普及和人们健康意识的提高，在线健康社区得以兴起和繁荣。在线健康社区不仅是为用户提供有效健康信息的媒介渠道，更是用户交流分享、互助学习的社交平台。近年来，在全民运动的倡导下，以运动健身为主题的在线健康社区呈现蓬勃发展的态势。

在在线健康社区的各类用户中，核心用户，特别是高影响力用户，是社区需要重点维系和留存的群体。是否能够充分发掘并利用此类用户的商业价值，成为影响在线健康社区发展的重要因素之一。而围绕高影响力用户的属性和行为的研究是发现用户价值的前提和基础。

本文以运动健身社区 Keep 中高影响力用户为研究对象，基于平台特点，依据超级 IP 理论，围绕用户的基本属性、行为属性、价值属性提取标签体系构建人物画像模型，最后以 Keep 社区中"领域达人"用户数据为样本，运用 SPSS 中的 K-means 聚类算法实现样本数据的群体划分。研究结果表明，Keep 中的"领域达人"可分为三类典型的用户群体，即专家达人、励志达人、明星达人。通过对比各聚类中心点，识别并归纳出三类群体的突出特征，以此提出针对性平台用户管理和运营策略。

研究结果在理论意义上进一步丰富了在线健康社区用户特征的研究方法，拓宽了用户画像研究模型的应用范围；在实践意义上为社区制定精准化运营策略提供参考，帮助社区制定和优化利于长期发展的管理机制。

2.3.1 绪论

2.3.1.1 研究背景

随着信息技术的发展和人们健康意识的提高，更多人开始借助互联网来满足自己的健康需求，由此在线健康社区逐步兴起。在线健康社区是在线社区中的一种，它是指用户利用互联网对健康等问题进行知识共享、专家咨询和成员交流等活动的在线社区。社区汇集着不同知识背景、技能专长、性格爱好的人群，由此也形成了不同类型的社区圈，例如疾病问诊、运动健身、母婴育儿等。在线健康社区不仅是为用户提供有效健康信息的媒介渠道，更是用户交流分享、互助学习的社交平台。通过提供网络互动和社交支持，在线健康社区促进了健康形象的有力传播和影响，提升了用户的行动能力和认知水平，由此极大地促进了大众身体素质的增强。

用户画像是互联网大数据下产生的一种新式研究方法。它基于用户的海量真实数据，提炼出核心标签，并将具有相同或相似属性的用户进行聚类，最终呈现共同的特征集合。随着大数据时代的发展，用户画像已成为企业和社会组织实现精准服务的工具之一。其应用价值不仅体现在微观层面的价值发现、中观层面的运营优化上，还体现在宏观层面的战略制定上。基于此，用户画像在许多领域都得到广泛的应用，尤其是计算机领域、电子商务领域以及社交媒体领域（刘海鸥等，2018；王凌霄等，2018；黄文彬等，2016）。

针对在线健康社区中的用户进行准确画像，也将进一步提炼用户的共同特征，为在线健康社区的用户管理和有效运营提供有益借鉴。本文将立足于以运动健身为主题的在线健康社区中的高影响力用户，构建用户画像概念模型，收集平台上的用户数据进行聚类分析，识别出各类高影响力用户的典型特征。

2.3.1.2 研究意义

理论层面上，在线健康社区是一个信息、用户、社区三要素综合的复杂系统。其中用户作为在线健康的参与者和贡献者，通过产生、传播、获取、评价和使用信息来维持社区的正常运行。就用户层面而言，目前的研究主要集中于用户关系网络、用户健康信息行为、用户互动或群体研究。而对于用户属性与其行为和价值关系的研究甚少，因此研究在线健康社区用户的属性特征，探究其与用户行为和用户价值的关联可为在线健康社区的研究开拓一个新的细分方向。在理论基础上，在线健康社区用户健康信息行为的研究通常基于社会认知理论、社会资本理论、计划行为理论等，为进一步分析用户社交行为，加入了“流量”等新元素的超级 IP 理论为在线健康社区用户研究提供了一个新的理论参考。在模型方法上，作为日益成熟的数据分析工具，用户画像能全面细致地抽象出用户的信息全貌，因此常成为用户分析的手段方法，通常有基于用户行为的画像方法、基于用户兴趣偏好的画像方法、基于主题的画像方法、基于人格特性与用户情绪的画像方法等，但鲜有基于用户行为和用户特性等相结合的画像方法，因此多维度、综合性用户画像的建立能为用户画像研究模型与方法的创新提供更多的可能性。

实践层面上，目前将用户画像应用于在线健康社区领域用户分析上的研究尚少，但随着在线健康社区的兴起，用户数量与类型不断增多，社区管理者需要不断地优化运营管理，具体表现为功能优化、精准营销、个性化推荐等。而在社区进行优化之前须对用户，特别是核心用户有深入的了解。因此将用户画像应用于社区核心用户特征的聚类分析上，不仅有利于管理者做更精准、全面的用户群分析与定位，还能提高社区整体运营优化的效率。

2.3.1.3 技术路线

本文根据超级 IP 理论设计人物画像概念模型，再通过 K-means 算法实现人物画像模型，最后采用雷达图做人物画像的可视化分析。具体构建流程见图 2-1。

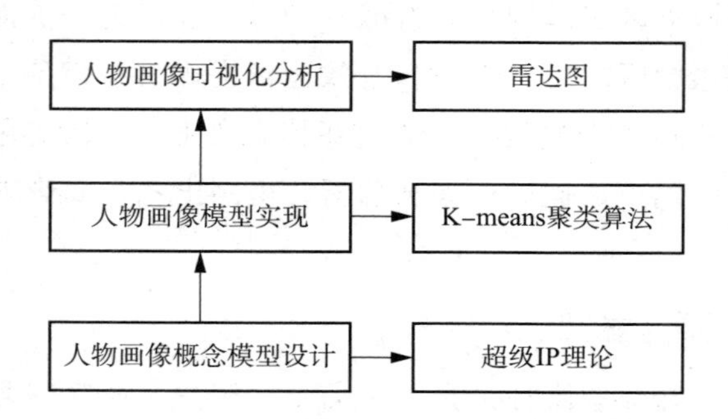

图 2-1 基于超级 IP 理论的在线健康社区用户画像构建流程

2.3.1.4 创新点

本文将以运动健身为主题的在线健康社区作为研究对象，将用户画像应用于在线运动健身平台的核心用户——达人用户，构建用户画像概念模型，收集平台上的用户数据进行聚类分析，识别出各类达人用户的典型特征。本文的创新之处有三：其一，将用户画像的研究方法应用于在线健康社区的核心用户，即高影响力用户的分析上，扩宽了用户画像的应用领域；其二，不同于大多数研究采用的社会学理论，本文将超级 IP 理论作为用户属性标签分类和提取的理论基础，以更新颖、独特的角度构建用户属性标签提取模型；其三，将 K-means 聚类算法运用于用户属性聚类分析中，利用其快速、简易的特点，可大大提升用户细分的效率，便于实现精准化运营。

2.3.2　文献综述

2.3.2.1　在线健康社区

在线健康社区是一个以健康医疗为主题进行信息交流、经验分享、问答咨询和社会支持的开放式网络平台。目前，在线健康社区研究文献颇多，主要集中于分析社区主题内容、用户行为上，例如白冠男和钮文异（2013）采用主题框架法对百度贴吧的艾滋病吧近一个月的发帖内容进行分析，翟羽佳等（2017）采用统计分析和社会网络分析的方法，研究百度戒烟吧中用户的参与行为。此外，也有将用户画像应用于在线健康社区的用户研究上，例如张海涛等（2018）基于概念格，从用户需求、用户角色、用户行为三个维度构建在线社区群体用户画像，并以糖尿病圈为研究对象，进行聚类分析后，采用层级形式显示每类群体的属性特征及关联。

2.3.2.2　用户画像

用户画像的概念由 Alan Copper（2004）首次提出。他指出用户画像是真实用户的虚拟代表，根据用户行为、动机等将用户分为不同的类型，从中抽取每类用户的共同特征，并设定名字、照片等要素对其进行描述。随着互联网大数据的发展，Ma 等（2010）将大数据的概念应用于对用户画像的阐释中，提出将用户画像作为网络海量数据背景下对于用户特征和用户偏好的结构化表示。孟巍等（2017）认为用户画像可以从人口属性、行为属性、社交网络、心理特征、兴趣爱好等多个方面提炼特征标签组合。宋美琦等（2019）在用户画像研究述评里对于用户画像的内涵与分类进行了更准确的论述，即用户画像由用户属性、用户特征、用户标签三个要素构成。其中用户属性分为静态属性和动态属性，静态属性指用户的基本信息及其他稳定属性，如姓名、性别、职业等，动态属性指用户的行为动态，如访问频次、访问时长、浏览记录等。用户特征是从用户属性中抽取的共性特征。用户标签则是在用户特征的基础上进行提炼，形成易于理解的标签化文本。虽然在对用户画像的理解上，学者提出不同的观点，但核心依旧是以用户为中心，提炼用户典型特征，再根据具体情境构建出完整的个体或群体形象。基于此，本文认为用户画像的实质就是用户标签化，即根据用户的各类数据标签，构建出一个概括用户全貌的模型。

目前，用户画像的分类有单个用户画像和群体用户画像。单个用户画像要求尽量多地描述一个用户的特征，目的是展示不同个体间的差异性。而群体用户画像是指运用分类、聚类等方法根据标签数据计算用户间的相似度，并把具有相似特点的用户划分到同一类簇后再进行特征描述。

用户画像作为了解目标用户、进行精准营销的有效工具，目前在各个领域都有广泛应用。刘海鸥等（2018）将用户画像应用到旅游个性化推荐研究领域上，通过挖掘用户基本属性、行为属性、情境属性等数据提炼出游客标签，综合生成用户画像，基于此设计了一个景点推荐系统并进行精准营销。王凌霄等（2018）尝试将用户画像应用于社交网络领域，通过对社会化问答社区的研究，从用户资历、用户参与度、用户回答质量与用户发展趋势四个方面构建社区用户画像，基于此分析社区的发展质量。黄文彬等（2016）将用户画像的研究拓展到通信领域，从移动用户频繁活动、规律行为和移动速度三方面构建移动用户行为画像。此外，韩梅花和赵景秀（2017）还提供了一个新的思路，通过抑郁情感词典分析用户的微博文本，提炼出用户网上行为和情绪性的主观表露，构建用户画像，进而有针对性地推送相应的阅读治疗资源。由此可见，用户画像的研究不仅具有商业价值，更可以在公共问题上发挥较高的社会价值。

2.3.2.3 高影响力用户

魏明珠等（2019）等认为高影响力用户能够最大化增强用户间有效的交互行为，其具备独特的内容能力、魅力的人格化特征，与其他用户高强度互动，以此改变其他用户的态度或行为。Katz（1957）、Eccleston 和 Griseri（2008）认为个人影响力的决定因素包括独特的人格魅力、内容的生产能力、社交关系网络和用户活跃程度等。

基于上述研究结论，本文认为在线健康社区高影响力用户能够通过人格魅力的展现、专业内容的生产等方面来积累自身的影响力，再通过高频率的社区互动来影响其他用户。可见，高影响力用户对于平台而言是极具商业价值的一类用户，因此分析高影响力用户的群体画像并归纳其特征是非常必要的。

2.3.2.4　超级IP理论

吴声（2016）将超级IP定义为有内容力和自流量的魅力人格，具备内容、原创、人格、流量、商业化的五个关键特征。魏明珠等（2019）等认为超级IP是互联网时代创意的跨界整合，集独特的内容能力、魅力的人格化特征、自带话题的势能价值及高效的流量变现能力于一体，创造平台红利与人格红利。上述研究扩大了超级IP理论的应用范围，不仅可应用于文化产品的内容研究，还为分析社交媒体高影响力用户的人物画像提供了一种全新思路。

在在线运动健身社区中，高影响力用户通过发布文章、图片、视频等原创动态以及参与话题讨论等行为展示其独特的原创能力，再通过运动目标的建立与完成、计划的设定与完成等行为展示其运动能力，两者综合展示独特的人格化魅力，并使其自发地产生互动行为，以社交营销等方式实现流量变现。因此，本文基于超级IP理论，并结合在线运动健身社区的自身特点，将"内容能力"扩大至两方面的能力，即内容原创能力和运动能力，再将在线运动健身社区的高影响力用户特征与人格、能力、流量一一对应，提取出相应的用户属性，并进行高影响力用户群体画像的分析。

2.3.2.5　聚类算法

构建用户群体画像是聚类算法的典型应用场景之一，通过聚类得到差异化群体模型，以把握用户特征和需求。目前，国内外研究采用的用户群体聚类方法有K-means算法、层次聚类、贝叶斯分析关联规则、决策树分析、相关分析等，其中K-means算法是用户画像研究中运用最多且算法思想较为简单的一种。K-means算法最早由Macqueen（1965）提出，其算法思想为：给定n个数据点$\{x_1, x_2, \cdots, x_n\}$，找到$K$个聚类中心$\{a_1, a_2, \cdots, a_k\}$，使得每个数据点与它最近的聚类中心的距离平方和最小，并将这个距离平方和称为目标函数，记为W_n，其数学表达式如下：

$$W_n = \sum_{i=1}^{n} \min_{1 \leqslant j \leqslant k} |x_i - a_j|^2 \tag{2-1}$$

在K-means算法中，初始聚类中心是随机选取的，因此K-means算法的聚类效果很大程度上取决于聚类中心的选择。Duda等（1973）在实现Kmeans 算法时进行多次初始聚类中心的选择并聚类，从中找到最优解。这在数据量不大的前提下是最简单、最方便的解决方法。

K-means 算法是一种十分优秀的聚类算法，因其简单的算法思想、较快的聚类速度和良好的聚类效果得到了广泛的应用，包括在在线健康领域。例如吴江等（2017）在研究在线医疗社区中用户的参与行为时，通过 LDA 模型进行特征提取，再采用 K-means 算法对用户聚类来识别用户角色。

2.3.3 研究模型构建

本文以在线运动健身社区为研究对象，首先，根据超级 IP 理论模型，从内容、人格、流量、信任机制四个方面解析用户属性，将其分为用户基本属性、用户行为属性和用户价值属性，并以此构建高影响力用户的人物画像标签。其次，采用 K-means 聚类算法对采集的数据进行群体划分。最后，运用雷达图进行分析结果的可视化，总结出各类群体的典型特征并以此提出针对性营销策略。

Keep 平台于 2015 年上线，是目前中国最大的运动社交平台之一，注册用户数超过 1 亿。它不同于其他专注于运动健身功能的 APP，运动社交是其最大特色。在 Keep 的运动社区里，用户可分享健身成果，参与话题或活动，随时发布动态或进行点赞、评论、收藏等。基于 Keep 的用户数和平台特点，本文认为 Keep 是一个较为理想的研究对象。由 Keep 平台系统推荐的“领域达人”，是 Keep 社区中的一类核心用户并经由平台专门认证的高贡献值用户，分布在体态、瑜伽、健身、饮食、跑步、舞蹈、户外、乐活、球类、拳击、育儿 11 个领域。普通用户申请“领域达人”认证有多项要求，首先需要在申请的领域参与相关话题，持续发布优质的原创动态，并满足认证所需的基础要求阅读量。其次，在获得认证后，用户还需满足每月的活跃度基本要求，才能保持认证结果。经综合考虑，本文认为此类用户符合高影响力用户的基本特征。

2.3.3.1 人格——用户基本属性

在人人追求个性化的时代下，高影响力用户之所以能得到众多关注，与其独具特色的人格形象有很大关系。基本属性是用户的静态属性，从一定程度上反映用户的个人形象。因此本文通过领域达人的基本属性来分析用户的人格形象。

基于 Keep 平台特点，领域达人的基本属性分为平台属性和社交属性两类。平台属性是平台赋予的人格形象，由用户昵称、性别、所在地、加入时间、徽章数量、KG 等级、是否为会员、达人标识个数 8 个标签组成。其中，用户昵称是识别用户的唯一标识，加入时间、徽章数量、KG 等级、是否为会员、达人标识个数为平台的基本信息，性别与所在地则有可能影响用户行为和话题取向。为了方便后续计算，将加入时间转化为截面数据，计算加入时间距离采集用户数据当天的总天数，并定义为平台年龄。社交属性属于通过社群互动和人际交往而形成的人格形象，可由粉丝数和关注数 2 个维度组成，粉丝数和关注数是用户人格魅力的间接体现，两者数量多少体现着用户的人气程度和魅力大小。本文借鉴郭秋艳和何跃（2013）研究中的“名气指数”（Reputation Index，RI）来表示用户名气的大小，结合多个属性综合量化用户的人格魅力，计算方法如下：

$$RI = \frac{Fol\_C}{Fri\_C} + \frac{Fol\_C}{N} \tag{2-2}$$

其中，Fol_C 表示用户粉丝数，Fri_C 表示用户关注数，N 表示研究样本总量。RI 值越大，表明用户在研究样本群体中更易引起别人的兴趣。RI 值越小，表明用户在研究样本群体中更不易引起别人的兴趣。

2.3.3.2　能力——用户行为属性

对于在线运动健身平台，用户的行为主要分为两种：一是参与运动，二是发布动态。第一种属于运动行为，第二种属于内容产生行为。本文通过行为属性来衡量用户的能力，用户行为属性包括总运动时长和总动态数量 2 个维度。总运动时长是用户从加入平台起总共在平台上参与运动的时间。总动态数量是用户发布个人动态的总数量。考虑到用户加入平台时间的差异，因此本文采用日均运动时长（见公式 2-3）和日均动态数量（见公式 2-4）来量化行为能力。

$$\text{日均运动时长} = \text{总运动时长} / \text{平台年龄} \tag{2-3}$$

$$\text{日均动态数量} = \text{总动态数量} / \text{平台年龄} \tag{2-4}$$

2.3.3.3　流量——用户价值属性

超级 IP 具有高效的流量变现能力。流量是决定平台价值的因素之一，也是实现用户价值的方式之一。用户价值体现于用户在传播信息时的话语权、传播度和影响力。用户的热门动态是用户的核心产出，其数量与质量从一定程度上可以量化用户的价值。用户价值属性包括热门动态浏览量、热门动态点赞数、热门动态收藏数和热门动态分享数 4 个维度。前两项可视作由于用户自身庞大的粉丝基数而带来的流量效应，后两项可视作用户原创内容本身的价值。

综上所述，本文构建如图 2-2 所示的高影响力用户人物画像概念模型，共计 19 类属性：

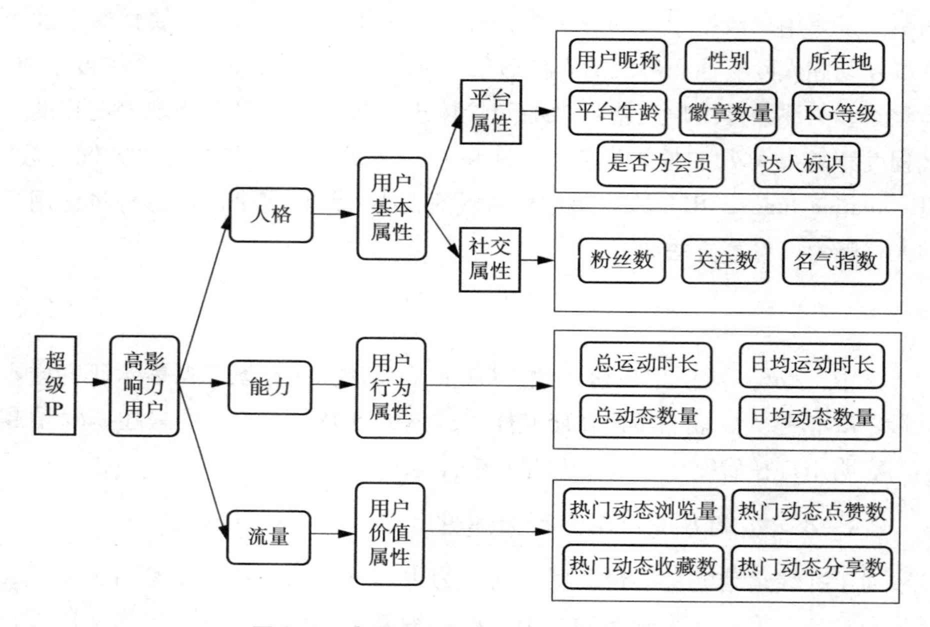

图 2-2　高影响力用户人物画像概念模型

2.3.4　数据采集与数据分析

2.3.4.1　数据采集与整理

（1）数据采集与预处理

本文以 Keep 平台为研究对象，从 APP 端爬取用户数据，选取截至 2020 年 2 月 24 日 Keep 平台面向所有用户展示的“领域达人”作为数据样本，这些“领域达人”分别涉及体态、瑜伽、健身、饮食、跑步、舞蹈、户外、乐活、球类、拳击、育儿 11 个类别。共采集 212 个领域达人的相关属性与动态内容，共 33708 条数据。

采集的数据信息不能直接用于构建用户画像，需要对原始数据进行预处理。关于用户的上述 19 类属性中，“所在地”一类数据缺失项较多，用户昵称、性别等属性对于后续分析无意义，因此剔除相关数据。

本文最终确定 11 个典型变量参与后续分析。用户基本属性为徽章数量、KG 等级、关注数、粉丝数和名气指数，用户行为属性为日均运动时长和日均动态数量，用户价值属性为热门动态浏览量、热门动态点赞数、热门动态收藏数和热门动态分享数。

在被列入“领域达人”的用户中剔除经平台认证的专业教练与非用户注册的平台账号后，共计 210 个用户数据。

（2）数据转化与编码

加入时间所示的具体年月日到收集数据当天的时间为平台年龄。根据前文量化公式求得用户名气指数、日均运动时长、日均动态数量。在对用户热门动态排序的前 20 条热门动态的抓取中，有少数用户只有 19 条，因此将所有表现用户价值属性的变量数据值取均值，分别为均浏览量、均点赞数、均收藏数和均分享数。

（3）变异系数处理

变异系数是衡量各变量变异程度的统计量，变异系数越大，对应标签的特征越明显，提供的有效信息越多。原始数据的测量尺度及量纲不同，需利用变异系数消除影响。使用公式计算变异系数（见公式 2-5）。从表 2-2 中可见，11 个变量的变异系数均大于 15%，观测值的离散程度较高，特征表现比较明显，有利于后续的聚类分析。

$$Cv = \frac{\sigma}{\mu} \tag{2-5}$$

其中，Cv 为变异系数，σ 为标准差，μ 为平均值。

表 2-2 变异系数处理结果

变量	平均	标准差	变异系数
徽章数量	131. 247619	79. 4664963	0. 60547
KG 等级	11. 7047619	3. 74274113	0. 31976226
名气指数	5737. 012	10229. 4108	1. 7830555
日均运动时长	38. 2648005	45. 6639222	1. 19336627
日均动态数量	1. 15953545	1. 11172939	0. 95877136
关注数	143. 280952	266. 962915	1. 86321288
粉丝数	213508. 79	248193. 643	1. 16245164

续表

变量	平均	标准差	变异系数
均浏览量	28493. 0966	29615. 5463	1. 03939374
均点赞数	775. 293631	657. 404979	0. 84794322
均收藏数	302. 084441	458. 118655	1. 51652516
均分享数	66. 0155534	134. 518151	2. 03767361

（4）数据降维

数据降维是通过因子分析将高维度的变量归总为少数几个具有重要特征的综合因子，以提高数据分析的速度。本文主要采用主成分分析法，通过相关性矩阵，提取特征值大于 1 的因子进行数据降维。如表 2-3 所示，通过因子分析，将 11 个维度的样本特征转化为 3 个主成分，方差累积贡献率为 71. 3%。

表 2-3　旋转后成分矩阵结果

	成分		
	1	2	3
Zscore（徽章数量）	-0. 056	0. 902	-0. 038
Zscore（KG 等级）	0. 013	0. 932	-0. 013
Zscore（名气指数）	0. 268	-0. 097	0. 821
Zscore（日均运动时长）	-0. 114	0. 836	0. 022
Zscore（日均动态数量）	-0. 047	0. 751	-0. 053
Zscore（关注数）	0. 397	0. 356	-0. 488
Zscore（粉丝数）	0. 462	0. 262	0. 616
Zscore（均浏览量）	0. 851	0. 015	0. 260
Zscore（均点赞数）	0. 832	0. 081	0. 324
Zscore（均收藏数）	0. 806	-0. 220	0. 053
Zscore（均分享数）	0. 853	-0. 150	-0. 044

其中第一主成分变量特征为均浏览量、均点赞数、均收藏数、均分享数；第二主成分变量特征为徽章数量、KG 等级、日均运动时长、日均动态数量；

第三主成分变量特征为名气指数。第一主成分是从领域达人热门内容的互动情况来间接反映用户的流量价值和内容价值，其中均浏览量和均点赞数体现用户的流量价值，而均收藏数和均分享数则体现用户的内容价值。第二主成分是从用户基本属性中的平台属性和用户行为属性来体现用户活跃度，前者间接反映用户行为，后者直接反映用户行为。第三主成分是从名气指数来衡量用户的个人魅力。

2.3.4.2　基于K-means聚类的高影响力用户人物画像的实现

（1）整体画像呈现

本文先对处理后的数据进行整体分析，从宏观上描绘领域达人群像，以此为聚类分析提供参考依据，具体结果见表2-4和表2-5。领域达人中有效样本共计210人，男性用户为43人，占比20.48%，女性用户为167人，占比79.52%，可见领域达人中女性用户占大多数；非会员用户为67人，占比31.90%，会员用户为143人，占比68.10%，由此可知大多数领域达人本身也是Keep平台的消费者；具有两个达人标识的用户为62人，占比29.52%，只有一个达人标识的用户为148人，占比70.48%，可知少数达人用户能专长多个领域，爱好广泛。对于平台年龄而言，最小是38天，最大是1845天，平均值为1194天，约为3年，说明领域达人基本上是Keep的长期使用者。名气指数最多为98828，最少为80，相差较大，进一步说明名气指数可能是区分领域达人的一个重要特征。均浏览量、均点赞数、均收藏数以及均分享数的最小至最大值分布于十级到千级或万级量级之间，说明内容价值也是区分领域达人的重要特征之一。

表2-4　描述性统计（1）

属性	类别	人数	占比
性别	男	43	20.48%
	女	167	79.52%
会员标识	是	143	68.10%
	否	67	31.90%
达人标识个数	1	148	70.48%
	2	62	29.52%

表 2-5 描述性统计（2）

变量	平均	最小值	最大值
平台年龄	1194	38	1845
徽章数量	131	0	335
KG 等级	12	0	20
关注数	143	3	1977
粉丝数	213509	3907	1626847
名气指数	5737	80	98828
总运动时长	42849	0	286331
日均运动时长	38	0	289
总动态数量	1324	30	6576
日均动态数量	1	0	6
均浏览量	28493	576	170068
均点赞数	775	30	4841
均收藏数	302	2	2655
均分享数	66	0	920

（2）人物画像聚类结果

聚类分析是一个建立分类的统计分析方法，它能够将样本根据特征变量，按照性质上的亲疏程度在没有先验知识的情况下进行自动分类，使得组内个体相似性最大，组间个体差异最大。本文采用 SPSS 实现 K-means 聚类分析。

当聚类数为 3 时，具体结果见表 2-6、表 2-7 和表 2-8，第一类个案数为 15，第二类个案数为 164，第三类个案数为 31，占比分别为 7.14%、78.10%和 14.76%，各类个案数较合理。从表 2-7 中各类所占有的突出变量可知，第一类中突出变量为名气指数、均收藏数和均分享数；第二类中突出变量为日均运动时长和日均动态数量；第三类中突出变量为徽章数量、KG 等级、关注数、粉丝数、均浏览量、均点赞数。而且三类在各变量上的表现值相差较大，显著性高。由因子分析结果可知，各聚类中的突出变量之间也有很大的关联性，因此可体现各类的显著特征。综合上述分析，聚类数为 3 比较适宜。

表 2-6 最终聚类中心（聚类数为 3）

		样本数
聚类	1	15
	2	164
	3	31
有效		210
缺失		0

表 2-7 最终聚类中心（聚类数为 3）

	聚类数		
	1	2	3
Zscore（徽章数量）	-1.19443	0.068	0.21821
Zscore（KG 等级）	-1.29927	0.03136	0.46279
Zscore（名气指数）	1.83321	-0.25536	0.46388
Zscore（日均运动时长）	-0.73793	0.06123	0.03316
Zscore（日均动态数量）	-0.65214	0.05539	0.02253
Zscore（关注数）	-0.38164	-0.06685	0.53832
Zscore（粉丝数）	0.31239	-0.33127	1.60139
Zscore（均浏览量）	1.07419	-0.38031	1.49221
Zscore（均点赞数）	1.01729	-0.36546	1.44118
Zscore（均收藏数）	2.51862	-0.34469	0.60482
Zscore（均分享数）	2.12612	-0.31589	0.64242

表 2-8 进一步描述了各聚类中心点，各类的差异化属性特征见图 2-3。

表 2-8 聚类中心平均值

聚类	1	2	3
徽章数量	37.4	137.85	149.81
KG 等级	7	11.9	13.48
名气指数	24474.43	3089.76	10453.96
日均运动时长	4.9052	41.502	40.2167
日均动态数量	0.435253	1.221618	1.185097
关注数	4.2	125.26	286.87
粉丝数	290962.5	131198.3	610907.1
均浏览量	60350.19	17273.3	72730.24

续表

聚类	1	2	3
均点赞数	1444.21	535.3	1722.84
均收藏数	1450.71	141.35	575.55
均分享数	351.48	22.94	151.87

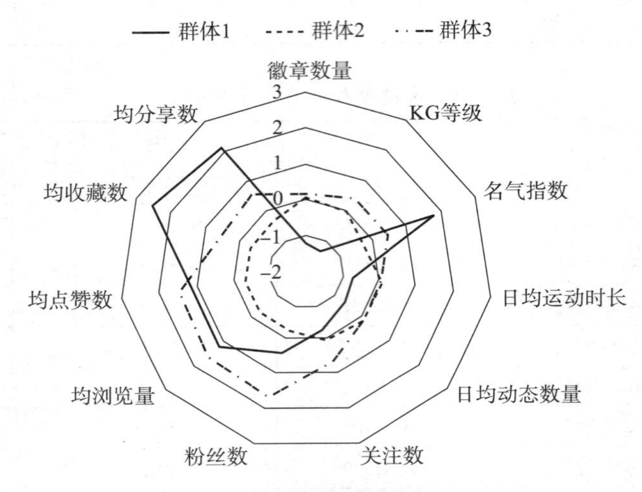

图 2-3　三类群体差异化属性特征

从具体的聚类结果得出，群体 1 在名气指数、热门动态的均收藏数、均分享数上表现突出；群体 2 在日均运动时长、日均动态数量上表现突出；群体 3 在徽章数量、KG 等级、关注数、粉丝数，以及热门动态的均浏览量和均点赞数上表现突出。

2.3.5　讨论与结论

杨小朋和何跃（2012）的研究中将微博用户聚类分为信息获取型、草根名人型、普通社交型三类。魏明珠等（2019）将微博上高影响力用户分为优质内容生成主力军、高流量头部用户、高频互动分享型用户。参考以上研究，本文围绕用户的平台属性、行为属性、价值属性对领域达人的属性进行提取，通过因子分析结果来验证属性标签分类的合理性，再根据 K-means 算法聚类结果，综合各类群体的占比和突出特征，最终将领域达人分为三类：专家达人、励志达人和明星达人，对三类领域达人人物画像的具体分析如下：

（1）专家达人：深耕内容，寓教于“练”的知识解惑

该类领域达人占比 7.14%，是三类群体中数量最少的一类领域达人。这

类用户的名气指数较高，且专业水平较高，有一定声誉和影响力。该类用户动态的被收藏数和被分享数最多，可以推断这类用户专注于内容创作，以其专业性分享运动、健身方面的知识和经验。从他们较低的徽章数量、KG 等级、日均运动时长和日均动态数量可知，他们来平台的主要目的可能是传播知识，做知识的分享者。这类用户对于平台功能需要不大，黏性不强，但对于平台自身的用户基数要求较高，流动性比较大。因此平台应该给予此类达人用户足够的创作空间，对其有影响力的原创专业内容进行集中收录和拓宽推广。对于此类达人用户的维系可以借鉴知识分享社区平台的做法，如制造热点话题与好问题、发掘新用户和引导用户交流、给予好的动态足够的曝光。

（2）励志达人：活跃社区，坚持不懈地自我提升

该类领域达人占比 78.10%，是三类群体中数量最多的一类领域达人。此类用户的日均运动时长和日均动态数量较多，平台使用时间较长，由此可推断这类用户属于平台的深度使用者，也是平台的核心用户。这类用户长时间使用平台参与运动，并从运动中得到自我提升，从社区交流中结识志同道合的朋友，经历了从默默无闻到出类拔萃的进阶之路。因其较高的活跃性，平台可以有效利用这类用户活跃社区氛围，通过宣传这类达人用户的“蜕变”史来激励新用户。同时平台可以发起一系列活动，邀请这些励志达人参与，以此类用户积极的态度和超强行动力来感染其他用户，提高更多用户的平台黏性和活跃程度。对于此类用户的维系，平台应该致力于多开发新功能与新课程，结合此类用户的核心需求来不断升级平台功能，提升用户体验。

（3）明星达人：聚集流量，令人羡慕的形象传播

该类领域达人占比 14.76%。此类达人粉丝数量多，有良好的粉丝基础，关注数和粉丝数都很高，热门动态的均浏览量和均点赞数也较高，可以推断此类用户属于高流量的头部用户，人物形象定位清晰，具有人格魅力，其中大多是以其令人羡慕的身材与气质而吸引眼球。该类用户作为流量的引导者，也是提高话题讨论热度的核心人物。因此平台运营时要维护好此类用户，充分利用流量红利，例如鼓励此类用户发起话题讨论和运动挑战，或者与该类用户合作进行广告营销、电商产品推荐等。

2.3.6　结语、不足与展望

本文以在线健康社区中高影响力用户为研究对象，依据超级 IP 理论，从人格、内容、流量、信任机制四方面分析高影响力用户，并从用户基本属性、

行为属性、价值属性三个方面提取用户标签来构建高影响力用户的人物画像模型。以 Keep 平台为数据来源，采集平台 212 个领域达人用户数据，经数据清洗等预处理步骤后得到 210 个样本数据。通过因子分析的主成分分析法进行变量降维，最后运用 SPSS 的 K-means 聚类分析将样本数据进行三类领域达人用户画像：①专家达人：深耕内容，寓教于“练”的知识解惑；②励志达人：活跃社区，坚持不懈地自我提升；③明星达人：聚集流量，令人羡慕的形象传播。

本文构建的基于超级 IP 理论的用户画像分析模型也可应用于其他主题的在线社区。首先，以超级 IP 理论为基础的用户价值分析模型，从人格、内容、流量、信任机制四个方面全方位分析高影响力用户的特征，为区别于围绕普通用户的研究提供了一个有效思路。其次，以基本属性、行为属性、价值属性为划分依据而建立的用户标签提取模型，合理地归纳出多数在线健康社区中用户的属性类型，因此通用性较强。最后，K-means 算法的简易性和快速性，能大大提升聚类分析的速度，为用户正处高速增长期的在线社区进行即时的用户画像分析提供了一种快捷方法。

由于平台数据的保密性，本文利用爬虫抓取的样本数据相对较少，部分属性有缺失，例如热门动态数相对较少，用户所属地域的缺失值较多。在聚类算法的选取上，K-means 算法预设的 K 值情况有限，可能非最优的聚类算法，因此在未来的研究中，可以采用其他的聚类算法加以改进。除此之外，本文集中于量的分析，缺少质的分析，例如对于用户动态的内容与情感、讨论话题的类型与热度等，均未做进一步分析。因此后续可以深入对用户画像在个性内容与情感偏向方面的研究，比如通过关键词或情感分析等数据挖掘方法，充分挖掘用户不同角色和不同需求的行为特点，以构建更为完备准确的人物画像。

2.3.7 参考文献

[1] Cooper A. (2004). Theinmates are running the asylum：Why high tech products drive us crazy and how to restore the sanity (2nd Edition). Pearson Higher Education.

[2] Duda, R. O., Hart, P. E. and Stork, D. G. (1973). Pattern classification and scene analysis (Vol. 3, pp. 731-739). New York：Wiley.

[3] Eccleston, D., Griseri, L. (2008). How does Web 2.0 stretch

traditional influencing patterns? . International Journal of Market Research, 50 (5), 575-590.

[4] Katz, E. (1957). The two-step flow of communication: An up-to-date report on an hypothesis. Public Opinion Quarterly, 21 (1), 61-78.

[5] Ma, Z., Silver, D. L. and Shakshuki, E. M. (2010). User profile management: Reference model and web services implementation. International Journal of Web & Grid Services, 6 (1), 1-34.

[6] Macqueen, J. (1965). Some methods for classification and analysis of multi variate observations. Proc of Berkeley Symposium on Mathematical Statistics & Probability.

[7] 白冠男，钮文异．运用主题框架法分析“艾滋病吧”帖子的质性[J]．中国艾滋病性病，2013（7）：482-484，491.

[8] 郭秋艳，何跃．新浪微博名人用户特征挖掘及效应研究[J]．情报，2013（2）：112-116，81.

[9] 韩梅花，赵景秀．基于“用户画像”的阅读疗法模式研究——以抑郁症为例[J]．大学图书馆学报，2017（6）：105-110.

[10] 黄文彬，徐山川，吴家辉，王军．移动用户画像构建研究[J]．现代情报，2016（10）：54-61.

[11] 刘海鸥，孙晶晶，苏妍嫄，张亚明．基于用户画像的旅游情境化推荐服务研究[J]．情报理论与实践，2018（10）：87-92.

[12] 孟巍，吴雪霞，李静，王婧，杜颖，梁雅洁，林晓兰．基于大数据技术的电力用户画像[J]．电信科学，2017（S1）：15-20.

[13] 宋美琦，陈烨，张瑞．用户画像研究述评[J]．情报科学，2019（4）：171-177.

[14] 王凌霄，沈卓，李艳．社会化问答社区用户画像构建[J]．情报理论与实践，2018（1）：129-134.

[15] 魏明珠，张海涛，刘雅姝，徐海玲．多维属性融合的社交媒体高影响力人物画像研究[J]．图书情报知识，2019（5）：73-79，100.

[16] 吴江，侯绍新，靳萌萌，胡忠义．基于LDA模型特征选择的在线医疗社区文本分类及用户聚类研究[J]．情报学报，2017（11）：1183-1191.

[17] 吴声．超级IP：互联网新物种方法论[J]．中国商界，2016（7）：122.

[18] 杨小朋，何跃．腾讯微博用户的特征分析[J]．情报，2012（3）：

84-87.

［19］翟羽佳，张鑫，王芳．在线健康社区中的用户参与行为——以“百度戒烟吧”为例［J］．图书情报工作，2017（7）：75-82.

［20］张海涛，崔阳，王丹，宋拓．基于概念格的在线健康社区用户画像研究［J］．情报学报，2018（9）：912-922.

参考文献

［1］Blei, D. M., Ng, A. Y. and Jordan, M. I. (2003). Latent Dirichlet Allocation. Journal of Machine Learning Research, 3 (Jan), 993-1022.

［2］Cooper A. (2004). The inmates are running the asylum: Why high tech products drive us crazy and how to restore the sanity (2nd Edition). Pearson Higher Education.

［3］Droftina, U., Štular, M. and Košir, A. (2015). Predicting influential mobile-subscriber churners using low-level user features. Automatika: Časopis za automatiku, mjerenje, elektroniku, računarstvo i komunikacije, 56 (4), 522-534.

［4］Ester, M., Kriegel, H. P., Sander, J. and Xu, X. (1996, August). A density-based algorithm for discovering clusters in large spatial databases with noise. KDD, 96 (34), 226-231.

［5］Hochreiter, S. and Schmidhuber, J. (1997). Long short-term memory. Neural Computation, 9 (8), 1735-1780.

［6］LeRouge, C., Ma, J., Sneha, S. and Tolle, K. (2013). User profiles and personas in the design and development of consumer health technologies. International Journal of Medical Informatics, 82 (11), e251-e268.

［7］Li, S. and Tang, Y. (2020). A simple framework of smart geriatric nursing considering health big data and user profile. Computational and Mathematical Methods in Medicine, 1-9.

［8］Liu, C. and Lu, X. (2018). Analyzing hidden populations online: Topic, emotion, and social network of hiv-related users in the largest Chinese online community. BMC Medical Informatics and Decision Making, 18 (1), 1-10.

［9］Liu, Y., Ren, C., Shi, D., Li, K. and Zhang, X. (2020). Evaluating the social value of online health information for third-party patients: Is uncertainty always bad? Information Processing and Management, 57 (5), 102259.

[10] Macqueen, J. (1967, June). Classification and analysis of multivariate observations. In 5th Berkeley Symp. Math. Statist. Probability (pp. 281-297). Los Angeles LA USA: University of California.

[11] Mustač, K., Bačić, K., Skorin-Kapov, L. and Sužnjević, M. (2022). Predicting player churn of a Free-to-Play mobile video game using supervised machine learning. Applied Sciences, 12 (6), 2795.

[12] Nimrod, G. (2013). Online depression communities: Members' interests and perceived benefits. Health Communication, 28 (5), 425-434.

[13] Pandey, A. K. and Dubey, R. (2014). A survey on study of enhanced partition based DBSCAN algorithm. International Journal of Managment, IT and Engineering, 4 (3), 115-123.

[14] Wang, Y., Wu, H., Xia, C. and Lu, N. (2020). Impact of the price of gifts from patients on physicians' service quality in online consultations: Empirical study based on social exchange theory. Journal of Medical Internet Research, 22 (5), e15685.

[15] Wu, J., Chang, J., Cao, Q. and Liang, C. (2019). A trust propagation and collaborative filtering based method for incomplete information in social network group decision making with type-2 linguistic trust. Computers and Industrial Engineering, 127, 853-864.

[16] Zhou, J. and Wang, C. (2020). Improving cancer survivors' e-health literacy via online health communities (OHCs): A social support perspective. Journal of Cancer Survivorship, 14, 244-252.

[17] 高广尚. 用户画像构建方法研究综述 [J]. 数据分析与知识发现, 2019 (3): 25-35.

[18] 郭顺利，张宇. 基于 VALS2 的在线健康社区大学生用户群体画像构建研究 [J]. 现代情报, 2021 (10): 47-58.

[19] 匡亚林. 老年群体数字融入障碍：影响要素、用户画像及政策回应 [J]. 华中科技大学学报（社会科学版）, 2022 (1): 46-53.

[20] 李颖，杨伟娜，李媛. 数字环境下城乡青年健康信息搜寻行为研究 [J]. 图书情报工作, 2016 (12): 115-123.

[21] 刘忠宝，赵文娟．基于患者画像的抑郁症阅读材料推荐模型研究［J］．大学图书馆学报，2021（1）：85-93.

[22] 马费成，周利琴．面向智慧健康的知识管理与服务［J］．中国图书馆学报，2018（5）：4-19.

[23] 明海，杨晓农．面向用户画像的数字图书馆精准服务体系建设［J］．出版广角，2022（3）：89-92.

[24] 潘涛涛，吕英杰．在线健康社区中基于SOR模型的用户参与行为影响因素研究［J］．情报资料工作，2022，43（2）：76-83.

[25] 钱旦敏，曾婷婷，常侍艺．突发公共卫生事件下基于在线健康社区用户画像的用户角色研究［J］．数据分析与知识发现，2022（Z1）：93-104.

[26] 盛姝，黄奇，郑姝雅，杨洋，解绮雯，张戈，秦新国．在线健康社区中用户画像及主题特征分布下信息需求研究——以医享网结直肠癌圈数据为例［J］．情报学报，2021（3）：308-320.

[27] 司莉，舒婵．在线医疗社区医患群体及问答记录特征研究——以“好大夫在线”糖尿病主题分析为例［J］．图书馆论坛，2019（7）：99-105.

[28] 唐晓波，高和璇．基于特征分析和标签提取的医生画像构建研究［J］．情报科学，2020（5）：3-10.

[29] 滕春娥，何春雨．在线医疗社区用户画像构建与应用［J］．图书情报工作，2021（12）：147-154.

[30] 王波．阅读疗法概念辨析［J］．图书情报知识，2005（1）：98-102.

[31] 王若佳，严承希，郭凤英，王继民．基于用户画像的在线健康社区用户流失预测研究［J］．数据分析与知识发现，2022（Z1）：80-92.

[32] 王帅，纪雪梅．基于在线健康社区用户画像的情感表达特征研究［J］．情报理论与实践，2022（6）：179-187.

[33] 王帅．突发公共卫生事件情境下在线健康社区用户画像与分群研究［J］．情报科学，2022（6）：98-107.

[34] 吴江，周露莎．在线医疗社区中知识共享网络及知识互动行为研究［J］．情报科学，2017（3）：144-151.

[35] 吴江，侯绍新，靳萌萌，胡忠义．基于LDA模型特征选择的在线医疗社区文本分类及用户聚类研究［J］．情报学报，2017（11）：1183-1191.

[36] 吴江，刘涛，刘洋．在线社区用户画像及自我呈现主题挖掘——以网易云音乐社区为例［J］．数据分析与知识发现，2022，6（7）：56-69.

[37] 徐芳，应洁茹．国内外用户画像研究综述 [J]．图书馆学研究，2020 (12)：7-16.

[38] 徐立萍，何丹，陆元文．基于用户画像的智能推荐研究——以抖音APP 为例 [J]．传媒，2022 (12)：53-56.

[39] 徐孝娟，赵宇翔，吴曼丽，朱庆华，邵艳丽．S-O-R 理论视角下的社交网站用户流失行为实证研究 [J]．情报，2017 (7)：188-194.

[40] 许云红，李仕林，许云丽．在线健康社区不同级别用户的参与行为研究：基于增长模型视角 [J]．情报，2020 (8)：137-144.

[41] 阳广元，白美程．国内图书馆领域用户画像研究综述 [J]．图书馆理论与实践，2021 (3)：95-101.

[42] 杨星，李保利，金明举．基于 LDA 模型的研究领域热点及趋势分析 [J]．计算机技术与发展，2012，22 (10)：66-69，74.

[43] 叶佳鑫，熊回香，童兆莉，孟秋晴．在线医疗社区中面向医生的协同标注研究 [J]．数据分析与知识发现，2020 (6)：118-128.

[44] 翟姗姗，胡畔，潘英增，郑路．融合知识图谱与用户病情画像的在线医疗社区场景化信息推荐研究 [J]．情报科学，2021 (5)：97-105.

[45] 张海涛，崔阳，王丹，宋拓．基于概念格的在线健康社区用户画像研究 [J]．情报学报，2018 (9)：912-922.

第 3 章

在线健康社区用户信息行为研究

国外学界对于用户信息行为（User Information Behavior）的研究早在1916年就已开始（Wilson，2000），直到1948年，用户信息行为在英国皇家学会科学信息会议上才正式作为研究者所运用的核心概念（魏群义等，2012）。在国内学界，林平忠（1996）最早将信息行为引入图书馆领域，自此国内学界对这一概念开始了广泛的研究。宋雪雁和王萍（2010）将国内外学者对信息行为的定义进行了总结，其中有代表性的定义有：Taylor（1991）将信息行为定义为“使信息变得有用的一系列行为的总和”；胡昌平（2004）将信息行为定义为人类特有的一种行为，指主体为了满足某一特定的信息需求，在外部作用刺激下表现出的获取、查寻、交流、传播、吸收、加工和利用信息的行为。

在线健康社区的快速发展引起了国内外学者的广泛关注，其用户信息行为研究因具备复杂性和多元性，成为国内外学者的研究热点（徐中阳等，2022）。朱庆华等（2022）引入数学中集合与映射的概念对健康信息行为进行描述，他们认为健康信息行为是建立健康信息需求和健康决策之间关系的所有行为的集合，健康信息行为的作用对象是由各类行动体和技术产生的健康信息。

3.1　用户信息行为及其影响因素

在线健康社区用户健康信息行为的研究涉及信息获取与搜索行为、信息共享行为、信息披露行为、信息质量评估、信息利用行为等内容（吴江等，2019；赵栋祥，2018；付少雄和胡媛，2018）。本节主要就信息搜索行为、知识贡献行为（普通用户和医生）、隐私披露行为、信息利用行为及其影响因素进行分析。

在线健康社区的用户包括医生、患者和关注健康人群，其中患者和关注健康人群的信息需求和信息行为相似（张薇薇和蒋雪，2020），因此本书在分析影响因素时将患者和关注健康人群统称为普通用户。孙悦等（2018）认为普通用户和医生两种信息人群在社区内的角色和行为完全不同。目前大部分学者的研究对象都是普通用户，围绕医生等专业用户的信息行为研究数量较少，研究内容也主要是围绕医生的知识贡献行为展开。因此，在知识贡献行为章节，分别对普通用户和医生两者的知识贡献行为展开讨论。有关变量测量的常见量表见本章的附录1。

3.1.1 信息搜索行为及其影响因素

在在线健康社区中，普通用户搜索的信息一般都是健康信息。健康信息泛指与健康和医疗相关的主题信息，包括疾病症状、诊断、保健知识、疾病预防和健康促进等（Luo and Park，2013）。目前互联网已成为健康信息传播的重要途径，各种在线健康平台已成为用户健康信息的重要来源（李月琳等，2021），当普通用户产生健康信息需求时，他们会主动到在线健康社区中寻找答案。赵栋祥（2018）将信息获取与搜索行为定义为用户为满足信息需求而主动查找信息的行为。健康信息搜索行为发生在用户具有明确信息需求和信息获取目的的前提下，属于积极视角下最有代表性的信息获取行为（朱庆华等，2022）。Cotten 和 Gupta（2004）认为健康信息搜寻是有助于“减少健康状况的不确定性”和“构建社会和个人健康认知”的信息行为。Lambert 和 Loiselle（2007）将健康信息搜索行为定义为用户搜寻有关其健康、患病风险和如何预防疾病的行为过程。

3.1.1.1 健康信息素养对信息搜索行为的影响

健康信息素养（Health Information Literacy）属于健康信息学中四大研究主题之一（唐凤和方向明，2018），胡谦锋和蒋小峰（2022）将健康信息素养定义为认识到健康信息需求，熟悉可能的信息源并应用它来检索相关信息，评价信息的质量以及在某一具体情况下的适用性，分析、理解并利用信息做出合理的健康决策的一系列能力。目前很多学者对不同群体的健康信息素养开展了一系列的研究。徐君和张晓阳（2021）采用访谈、扎根理论（Grounded Theory）、问卷调查等方法构建了大学生健康信息素养量表，并在此基础上开展实证研究，结果表明后疫情时代大学生健康信息素养总体水平良好，对健康信息的需求意识与价值意识提高。吴丹和张晨阳（2020）以新冠肺炎患者为调查对象，通过发放问卷对患者在不同诊疗阶段的健康信息行为进行调查，并对比分析不同健康信息行为特征，以及不同人群之间的差异，发现不同诊疗阶段患者健康信息需求有明显侧重，并且健康信息获取源的权威性存在逐步提升的特点。李成波和陈静凌（2020）调查了健康信息获取渠道如何影响我国西部地区三省市老年人的健康信息素养，结果表明，通过人际传播渠道获取健康信息的城市老年人的健康信息素养水平普遍要比通过媒介传播渠道的低，以及通过杂志、图书和电视获取健康信息对城市老年人的健康信息素养会产生正向影响作用。

健康信息素养有助于增进人们对健康信息的获取和使用，提高人们在健康危机事件下积极、理性的应对行为（黄崑等，2020）。因此，在线健康社区普通用户自身的健康信息素养会对其信息搜索行为产生影响。由于多数在线健康社区是将所有类型的健康信息都呈现在平台上，健康信息资源庞大且概念模糊，再加上部分用户缺少对网络健康信息的评价能力以及检索能力，这些因素会对用户的信息搜索能力产生影响，故从健康素养的角度去探究用户信息搜索的行为，可以为用户提供更加精准化、个性化的服务。张敏等（2016）结合网络健康信息搜索情境，从健康知识素养和健康信息检索素养两个视角出发，探究健康素养对用户健康信息检索行为的影响机理，数据分析结果表明，在线健康信息搜索过程的特征整体上呈现出一定的规律性：健康知识素养较高以及健康信息检索素养较高的用户，其健康信息检索行为明显更加积极与主动，他们会有更多次数的关键词变换，也会在搜索页面中点击更多的链接。张宁等（2021）对国内外265篇有关“健康搜索行为”的文献进行综述，发现健康信息素养是影响健康搜索行为的行为主体因素之一，拥有较高健康素养的人可以利用更有效的在线搜索策略，积极主动地搜寻健康信息，并确定高质量的健康信息资源。Chisolm等（2011）以正在接受哮喘或糖尿病治疗的青少年为研究对象，测试了其健康素养与健康信息使用意愿之间的关系，结果表明健康素养较低的青少年与素养较高的同龄人一样经常在网上搜索健康信息。Ledford等（2015）探究了健康素养的三个子维度（功能性素养、交际性素养、批判性素养）与患者进行临床治疗前的健康信息搜索行为之间的关系，结果表明交际性素养和批判性素养与信息搜索行为显著正向相关。金帅岐等（2020）发现健康素养会对用户的健康信息搜寻行为产生影响，健康素养越高的用户越愿意继续扩充自己的健康信息知识面，同时健康素养高的用户也会有一定的鉴别健康信息真实性的能力，即健康素养越高，用户越会进行健康信息搜寻。

3.1.1.2 感知有用性和感知易用性对信息搜索行为的影响

Davis（1989）提出了有关人机互动感知的技术接受模型（Technology Acceptance Model，TAM），他指出用户的人机交互感知可以分为感知有用性（Perceived Usefulness，PU）和感知易用性（Perceived Ease of Use，PEOU）两个维度，并将感知有用性定义为用户所感知的使用某个特定的信息系统可以提高其工作绩效的程度，将感知易用性定义为用户所感知的某个特定的信息系统简便易用的程度。已有很多学者证明了感知有用性和感知易用性对用户在虚拟社区中的行为意愿有显著影响。宋慧玲等（2019）的研究发现感知有用性显著正向影响知识问答社区的用户持续使用意愿；邓元兵（2017）证实了移动互联网用户对品牌社区的感知易用性显著正向影响感知有用性，且感知有用性对移动互联网用户的品牌社区满意度也有显著的积极影响；Salahshour 等（2016）的研究表明感知有用性和感知易用性正向影响用户对学术社交网站的使用意愿。

在线健康社区的感知有用性是指用户所感知到的在线健康社区为其提供的解决健康问题的内容的实际作用效果（张李义和李慧然，2018）。普通用户在在线健康社区进行信息搜索行为的初衷就是得到有用的信息，若不能给用户带来利益，用户将不会使用它。张李义和李慧然（2018）将在线健康社区的感知易用性定义为普通用户学习并熟练使用在线健康社区解决医疗健康问题所需花费的时间和精力，如果在线健康平台操作简单，不需要花费许多时间和精力去学习使用，那么人们将更乐意接受它，反之，人们可能会产生抵触情绪，从而拒绝接受。故在线健康社区的感知有用性和感知易用性会对普通用户信息获取与搜索行为产生影响。王文韬等（2021）将感知有用性列入影响在线健康信息搜寻行为的情感感知因素之一。邓胜利和管弦（2016）在第二代技术接受模型（Technology Acceptance Model 2，TAM2）和信息采纳模型（Information Adoption Model，IAM）的基础上，构建了影响用户在健康问答平台上获取健康信息意愿的模型，实证研究结果表明，感知有用性与提问意愿正向相关，这是因为人的行为都是有目的性的，只有当普通用户感觉提问之后能够得到有价值的答案时，他们才有意向通过提问这个方式来进行健康信息搜寻行为；而感知易用性对提问意愿没有影响，可能的原因是调查对象大多是具有高学历的年轻人，熟悉网络操作，他们中大部分认为使用健康问答平台的复杂度较低。Chisolm 等（2011）关注了美国患有哮喘和糖尿病的青少年使用互联网获取健康信息的影响因素，双变量分析结果表明信息搜索意愿与感知有用性和感知易用性显著相关，而多变量分析得到的结果是只有感知有用性对信息搜索意愿有正向影响，可能的原因是此次对于健康类网站的感知易用性和感知有用性的评估方式是对网站进行口头描述后打分，而不是让青少年直接使用这些网站，这一结果表明仅仅使得网站易于使用并不会让患有慢性病的青年产生持续信息搜索行为。相葶葶等（2022）基于信息共享和信息搜寻同步的视角，开展了在线健康社区用户复合信息行为的实证研究，他们发现感知有用性对用户的信息共享意愿和信息搜寻意愿均产生积极影响，用户感知有用性更能促进其在社区中搜索信息以解决遇到的健康问题，感知易用性对用户的信息共享意愿和信息搜寻意愿也均具有积极作用，社区搜寻功能的易用性可以使用户获取更多的信息，从而影响用户对社区的满意度。

3.1.1.3　自我效能对信息搜索行为的影响

Bandura（1982）从社会学习的观点出发，提出了自我效能（Self-efficacy）理论。自我效能指个体对自己组织、执行某种特定行为并达到预期结果的能力的主观判断，即个体对自己执行某种决策并取得期望成果存在一定的自信心。Ralf Schwarzer 认为自我效能感表现为个体应付挑战或接受新事物时的一种自信心（金帅岐等，2020）。目前，学术界关于自我效能的研究已经覆盖多个领域，不少研究者将自我效能作为研究变量来探索用户信息搜寻行为（李华锋等，2021）。成全和刘彬彬（2022）分析了互联网环境下用户跨平台学术信息搜索行为的影响因素，研究发现，自我效能可以加强感知有用性对信息搜索行为的预测作用。王伟军和鲍丽倩（2013）建立了青少年网络搜索行为影响因素的结构体系，结果表明青少年的自我效能对搜索行为有明显影响。Zhang 等（2019）发现自我效能强的用户会更倾向于利用网络搜寻信息。

在线健康社区中的自我效能是指普通用户在进行在线健康信息搜索时对自己行为能力的自信程度，用户越自信，则越愿意进行健康信息搜索行为。用户在搜索健康信息时，如果感知上认定能够搜索到相关的知识或与某一症状相符的信息，则进行健康信息搜索行为的可能性就越高，因此自我效能会对普通用户信息获取与搜索行为产生影响。刘嫣等（2022）选取 25 篇与健康信息搜索行为相关的中外文献进行元分析，以探究其影响因素，结果表明自我效能对在线健康信息搜索行为存在正向影响。金帅岐等（2020）以信息搜寻行为理论（Information Searching Behavior Theory）为指导，结合社会认知理论（Social Cognitive Theory）中的三元交互模型（Ternary Interaction Model）探究用户健康信息搜寻行为的影响因素，发现自我效能会影响用户对健康信息搜寻的行为。

健康信息替代搜索，是指由于主观或者客观的原因，一些群体（如老年人）无法自主完成健康信息搜索行为，常常让其他人代替他们去获取健康信息。这一概念，作为一种普遍存在的社会支持形式，也引起了学者的关注。健康信息替代搜索被认为是促进社会健康公平的有效途径。万文智等（2020）基于扎根理论，探索在线健康信息替代搜索行为的形成机理以及影响因素，经过3步编码过程提取核心概念，并提炼出互联网环境下健康信息替代搜索行为的影响因素模型，其中自我效能是影响替代搜索行为的内部因素。宋小康等（2022）发现自我效能与健康信息替代搜寻意愿没有直接相关关系，但信息支持意愿起到了部分中介作用，可能的原因是，在健康信息替代搜寻情境下，自我效能的高低不是影响他们代表别人在线搜寻健康信息的关键因素，而基于人际关联的其他因素可能发挥了更重要的作用。

3.1.1.4 信息搜索行为影响因素总结

健康信息素养、感知有用性和感知易用性、自我效能在大部分研究中均对在线健康社区信息搜索行为存在显著的正向影响，只是影响强度不同。健康信息素养指在线健康社区普通用户对健康信息获取、理解和处理的综合能力，是用户自身的一种知识素养，属于个人因素。通常来讲，用户的健康信息素养水平（如多渠道获取健康信息的能力以及健康信息真伪识别能力等）是存在差异的，具备高素养水平的用户更倾向于使用在线健康社区进行健康信息搜索行为。自我效能是指用户对自己是否能够很好地使用在线健康平台进行健康信息搜索这一行为的判断与思考，是一种主观的感受，也属于个人因素。当自我效能感强的用户成功获得在线健康社区搜索经验后，往往会在未来增加其健康信息搜索行为。而感知有用性和感知易用性则是从平台的角度来刻画用户使用在线健康平台的效果，属于技术因素。用户注重在线健康社区的使用感受和使用效果，在一次健康信息搜索后，当用户搜索的结果未达到心中的理想效果，或并没有解决当下遇到的疑惑时，用户随后的在线健康信息搜索行为便会减少。基于以上影响因素，我国在线健康类信息提供方应注重用户对平台的评价与反馈，为用户创造一个操作简易、内容实用的社区环境，并采取多种措施普及用户健康信息辨别真伪的能力，提升其健康信息素养水平，增强其自我效能。

3.1.2 知识贡献行为及其影响因素

知识贡献（Knowledge Contribution）是知识管理研究中的一个专有名词。虚拟社区能够成功实现价值的方式就是不断促进知识的共享与交流，而决定在线健康社区能否长久持续地运作下去的关键就是知识贡献行为（孙悦等，2018）。在线健康普通用户知识贡献行为，是指其主动在在线健康社区中和他人交流共享与健康相关的知识、就医经验、预防疾病措施等的行为，常见的表现形式为发帖、回帖、转发以及评论等。在线健康社区医生的知识贡献行为，是指医生浏览并回答患者咨询的问题、撰写医疗知识科普文章、发布健康类日常小贴士以及与患者进行互动等行为。

3.1.2.1 信息支持和情感支持对普通用户知识贡献行为的影响

信息支持（Informational Support）和情感支持（Emotional Support）是社会支持中两个重要的维度（Lin et al.，2016）。Schaefer 等（1981）将信息支持定义为向他人提供建议或反馈的行为。具体而言，信息支持的形式包括直接传授或间接推荐建议、意见以及具体解决方案等，从而帮助人们解决遇到的难题（陈星等，2019）。在在线健康社区中，如果其他用户能够及时、准确地为自己提供解决问题的方法，那么该用户就会感到很满足，从而期望与社区中其他人进行病情交流以及经验分享。情感支持是指个体被他人尊重和接纳，当其处于困境时他人给予的情感上的关怀和鼓励。研究表明，用户在社区获得的情感支持越多，其对社区的满意度就越高（Cutrona and Suhr，1992）。

目前，很多学者将信息支持和情感支持纳入知识贡献行为的影响因素中。潘涛涛和吕英杰（2022）基于刺激—机体—反应（Stimuli - Organism - Response，SOR）模型，将社会支持作为刺激因素（S），探究其对用户发帖行为的影响，结果表明在线健康社区提供的信息支持、情感支持对用户的参与行为产生积极影响。Zhou（2019）通过 SOR 模型来检验在线健康社区中用户的知识共享机制，结果表明信息支持和情感支持都会影响用户对其他成员的信任，而信任会决定用户的分享意图，进而影响分享行为。陈星等（2019）将社会支持与承诺—信任理论（Commitment-Trust Theory）结合起来，构建一个集成模型来研究在线健康社区用户的持续知识分享意愿的影响因素。研究发现信息支持和情感支持对用户满意度和信任度均有显著影响，满意度和信任度则进一步对用户持续知识分享意愿有直接和间接的正向影响。Zhu 等（2020）通过实证研究发现在线信息支持对患者分享信息的意愿有正面影响，而信息敏感性对在线信息支持分享意愿的影响有负面调节作用。王道平等（2022）探究了不同级别用户在在线健康社区参与行为的差异。研究发现，普通用户和高级用户进行知识交互的目的不同：普通用户更希望获得知识收益、信息支持收益和情感支持收益，而高级用户更加注重工具支持收益。Liu 等（2018）发现在在线健康社区中，男性用户的发帖内容通常更专业，包含更多的医学术语；相比较而言，女性用户更倾向于在健康社区寻求情感支持。Shen 等（2018）结合复杂网络（Complex Network）和认知神经科学（Cognitive Neuroscience）模拟在线健康社区中患者的认知进化过程。结果表明患者在在线健康社区中共享信息，除了期望从其他患者那里获得信息外，更重要的是期望从他人那里获得精神享受、满足和尊重等情感支持。姚志臻和张斌（2021）的研究表明，在线健康社区中用户发帖行为与其他用户贡献的知识量及情感支持成正相关。

3.1.2.2 物质奖励和在线声誉对医生知识贡献行为的影响

物质奖励是指医生在健康类平台上和患者互动，进行在线问诊服务和电话咨询服务，为患者进行病情诊断以及开具处方，从而获取的金钱收入。物质奖励的形式包括咨询服务收费、患者送在线礼品等。同时，随着在线咨询服务的开展，患者会对医生提供的服务进行反馈，平台也会根据患者的反馈为医生进行评级，患者反馈和平台评级形成了医生的在线声誉。在线声誉的形式包括收到患者的感谢信、好评、投票以及平台授予的荣誉称号等。物质激励和在线声誉的存在，表示贡献行为需要耗费一定的时间和精力，是对医生工作质量的肯定，会促进医生对在线健康社区的贡献，故两者会对医生的知识贡献行为产生影响。

王盼盼等（2022）对有偿服务如何影响医生的在线贡献行为进行了讨论，研究发现开通有偿电话咨询后，医生更愿意回复患者的文本咨询，且回复得更详细和及时。Li 等（2019）的研究结果表明，医生的在线口碑对咨询量有显著的积极影响，且影响比任何其他因素都大，而咨询服务价格与咨询量之间存在倒 U 型关系。Zhang 等（2017）比较了普通用户和卫生专业人员知识贡献的影响因素的差异，实证结果显示，相较于普通用户，声誉对医生的知识贡献意愿的影响更大。Wang 等（2017）将在线声誉作为心理奖励，探究了心理奖励和物质奖励如何影响医生的在线贡献行为。结果表明收到感谢信的数量（心理）和收到礼物的数量（物质）都可以显著增加医生的在线贡献，且物质奖励比心理奖励具有更大的影响。Zhang 等（2021）构建了一个网络外部性分析框架来解释影响在线医生行为的因素，实证结果表明，在线健康社区中的金钱和声誉奖励对医生的在线服务行为影响最大。Wang 等（2020）基于社会交换理论（Social Exchange Theory）探究了在线礼品价格如何影响医生在线咨询服务的质量，结果表明，在线礼品价格对医生的在线咨询服务质量有积极影响，医生收到的在线礼品数量在调节在线礼品价格对医生在线咨询服务质量的影响方面起到了负面作用。Jing 等（2019）发现金钱激励的引入对医生的在线免费服务行为有积极影响。邓胜利等（2022）的研究结果表明，荣誉收益是影响在线健康社区医生知识贡献行为的核心因素。Si 等（2020）探讨了影响医生参与众包医疗保健信息网站的因素，结果显示，患者为最佳答案所提供的奖励对医生参与行为存在积极影响。

3.1.2.3　利他主义和专业能力对医生知识贡献行为的影响

利他主义（Altruism）是指个人的社会责任以及使命感，可以促进用户在问答社区内的知识共享（甘春梅和黄悦，2017）。在线健康社区中，医生通过在线咨询、发布文章以及回答患者问题的方式提供免费服务，这些行为与医生个人主动的无私分享有密切关系（彭昱欣等，2019），医生能够通过提供健康指导来获得患者的满意和感激。专业能力部分源于职业道德，作为拥有医学知识的专业人员，自然有帮助患者管理疾病的职能义务。医生作为一种具有专业知识的群体，本身具有很高的医学知识素养，其知识分享行为会受到专业动机的极大激励（Zhang et al.，2020）。

彭昱欣等（2019）基于社会资本理论（Social Capital Theory）和动机理论（Motivation Theory）从多个维度探讨影响医学专业用户知识共享意愿的因素，结果表明，利他主义以及健康知识自我效能调节作用下的利他主义对知识共享意愿有积极的显著影响。Zhang 等（2017）比较了普通用户和卫生专业人员知识共享的影响因素的不同。实证结果显示，利他主义积极影响普通用户和卫生专业人员的知识共享意愿，且利他主义对普通用户的知识共享意愿的影响大于卫生专业人员。Yang 等（2023）探讨了医生分享付费健康信息的动机，其中专业动机是促使医生分享付费健康信息的主要动机，且收入比例对专业动机的调节作用是负向的，这表明，在线收入比例较高的医生更注重激励和享受，而不太在意利用在线社区完成专业任务。Zhou 等（2019）基于心理健康职业健康中心收集的客观数据，研究了内在动机和外在动机如何影响心理健康服务提供者的自愿行为。研究结果表明，专业能力对心理健康服务提供者的无偿服务行为有正向影响，且技术能力、在线声誉以及技术能力和经济报酬之间的交互作用对心理健康服务提供者的无偿服务行为产生负面影响。Zhang 等（2020）发现除了物质动机外，职业动机在引导医生共享免费信息方面也起着主要作用，并且当医生的专业知识处于较高水平时，物质动机的作用减弱，而专业动机会发挥更重要的作用。

3.1.2.4 知识贡献行为影响因素总结

获取信息支持和情感支持是用户参与在线社区互动的主要目的（Hajli，2014）。对于在线健康社区普通用户来说，信息支持和情感支持是他人为自己提供的两类社会支持，属于外部因素。用户在社区中与其他用户进行信息交流，获得丰富的健康知识和经验，有利于缓解其因健康问题所产生的焦虑、担忧等负面情绪。同时，其他社区成员或者平台提供的情感支持可以有效增强患者用户战胜疾病的信心。这份情感上的鼓励对于疾病患者尤为重要——这可以使他们能够以更积极乐观的心态来面对自身的健康问题。信息支持和情感支持不同程度地促进了普通用户的知识贡献行为，因此在线健康社区服务提供商需要为社区创造更多支持性的氛围，以促进用户的知识贡献行为。对于在线健康平台上的专业卫生人员而言，物质奖励和在线声誉是激励其知识贡献的外部因素。物质奖励是在线健康平台为医生发放的工作劳务报酬或是患者出于感恩赠予的额外收入，更多的知识贡献行为自然能产生更多的金钱收益。此外，当用户对医生提供的在线医疗服务和诊疗质量感到满意时，会给予医生正向反馈与评价，医生的社区地位和知识权威也随之提高，这会对医生的知识贡献行为产生较大影响。而利他主义和专业能力是影响医生知识贡献行为的两个重要内在因素。利他主义体现了医生的社会责任和使命，以医学伦理为指导的卫生专业人员会出于本能为患者的最大利益行事。专业能力能够驱动医生在其专业领域实现长远的目标，并且能让医生利用自己的专业知识为患者提供有价值的健康信息，获得社会各界的认可。专业动机也使医生愿意不断挑战自己，既能够解决患者的健康问题，也能够不断提高他们自身的专业技能。

3.1.3 隐私披露行为及其影响因素

隐私信息是指具有个人特征标识的，在一般情况下不愿意被他人知晓或不愿意向他人公开的信息。隐私披露（Privacy Disclosure）一般是指个人信息的自我披露，李雪丽等（2022）将隐私披露定义为用户主动、自愿地将一般情况下不愿意被他人知晓或不愿意向他人公开的信息展示或分享给他人。目前隐私披露已经被广泛应用于社交网站（Li et al.，2015）、互联网（吴茜和姚乐野，2022）以及电子商务（Sun et al.，2019）等领域，涌现出很多有价值的研究成果。在线健康社区中的隐私披露行为是指普通用户将其与健康相关的个人信息向社区内其他普通用户或者医生进行披露，在此基础上获取健康建议或是个性化的健康评估等。用户自发的健康隐私披露行为在一定程度上缓解了由于健康信息不对称所导致的医疗资源紧缺的困境，丰富了在线健康社区的健康信息内容（王瑜超和孙永强，2018）。

3.1.3.1 感知风险对隐私披露行为的影响

感知风险（Perceived Risk）起源于心理学，最早于1960年被哈佛大学学者Bauer扩展使用至用户行为研究领域，其核心思想是：任何购买行为都因个体无法预判其决策结果的优劣而存在一定的不确定性，从而使个体产生不愉快的感觉（Bauer，1960；张一涵等，2022）。Roselius（1971）认为感知风险可以分为时间、身体、心理以及财务4个维度。在线健康社区中，由于大量的个人信息被收集以用于提供个性化定制服务，用户隐私信息存在严重的安全隐患（王瑜超，2018）。感知风险就是用户觉察到的后果不确定性，即泄露个人信息可能会产生某种形式的潜在损失，因此感知风险会影响用户的隐私披露行为。王瑜超和孙永强（2018）构建了虚拟健康社区用户健康信息自我披露意愿的影响因素模型，通过发放问卷开展实证研究，结果表明感知风险对自我表露意愿有显著的负向影响，同时信任能够降低用户的感知风险。张敏等（2018）探究在线健康社区中用户主观知识隐藏行为的形成路径，发现用户的感知隐私风险正向促进主观健康知识隐藏意愿，而隐私关注正向影响感知隐私风险。研究同时发现，社区信任负向影响感知隐私风险，并且男性的感知隐私风险程度会显著高于女性。Kordzadeh等（2016）从隐私演算的角度探索在线健康社区中隐私披露的潜在前因，结果表明在线健康社区的用户比未参与过在线健康社区的人能够更好地应对感知风险带来的问题。

3.1.3.2 互惠规范对隐私披露行为的影响

互惠规范（Norms of Reciprocity）是要求人们对那些为自己提供过帮助或表达过善意的人给予回报的一种社会规范。由于互联网的开放、分享精神，在在线健康社区或者健康问答网站中，用户往往拥有互惠互助的主观规范，愿意建立彼此信任的关系，共享自己的健康信息、对疾病的担忧以及治疗经验等（张星等，2016）。王瑜超和孙永强（2018）认为，当用户意识到其他用户或是健康平台为自己提供了帮助或是有价值的信息时，其会主动形成以互惠为基础的正向情绪——感激，且自愿条件下的互惠规范能够增强用户信任，而强迫性的互惠规范会导致用户感知风险上升。张星等（2016）提出了一个影响在线健康信息的披露意愿的集成模型，实证结果显示互惠规范对用户的健康信息披露意愿有正向影响。Wang 等（2021）发现当信任能够抵消互惠规范和其他因素引起的隐私问题时，就不会产生隐私权衡现象。王瑜超（2018）以隐私计算理论（Privacy Calculus Theory）为框架，建立了用户健康信息披露意愿的影响因素模型，研究结果表明，互惠规范能够显著降低感知风险并显著增强感知收益。因此网站运营商应该根据医生和病人在线互动的模式，建立一套能够在互动过程中使双方均能获益的博弈规则。

3.1.3.3 隐私关注对隐私披露行为的影响

隐私关注（Privacy Concern）是指个体对隐私信息丢失可能性的主观预测。Smith 等（1996）提出隐私关注包含 4 个维度：信息搜集、不当访问、信息错误、二次使用。当在线健康社区用户需要进行是否披露个人健康信息的决策时，一般情况下，隐私关注会对披露意愿产生负向影响，即用户的隐私敏感性和隐私关注程度越高，其对医疗机构的感知风险越高（Rohm and Milne，2004），他们越有可能选择不披露个人信息。Zhang 等（2021）的实证结果表明隐私关注显著影响个人健康信息披露意愿，且用户感知的健康状况会调节隐私关注对个人健康信息披露意愿的影响。张敏等（2018）提出用户的隐私关注正向影响感知隐私风险，感知隐私风险进一步正向促进主观健康知识隐藏意愿。但是有部分学者提出了一种隐私悖论现象，即用户既关注隐私问题，又热衷于分享个人私密信息，从而引发的一种矛盾现象（韩普和黄燕杰，2022）。这是因为用户会对感知收益和感知风险进行评估，导致隐私关注与实际披露行为出现偏差。朱光等（2022）认为用户为了获取更加精准化、个性化的医疗服务，在具有较高隐私关注水平的情况下，仍会有较强的隐私披露意愿，并实施披露行为。实证结果表明，感知易用性和感知有用性正向影响隐私关注，而隐私关注正向影响隐私披露意愿和实际披露行为。研究同时发现，信息敏感性在隐私关注与隐私披露意愿以及隐私关注与实际披露行为的正向关系中具有负向调节作用，即信息敏感性可以影响隐私悖论的作用强度。Zhu 等（2021）从隐私演算和隐私疲劳的角度研究了隐私悖论。研究结果表明，与隐私关注相比，感知利益对用户的披露意愿具有更大的影响，这进一步揭示了在线健康社区用户隐私披露行为中存在隐私悖论。

3.1.3.4　隐私披露行为影响因素总结

感知风险和隐私关注属于用户自身因素。用户不愿披露个人隐私信息的一个重要原因是存在潜在风险，当用户认为健康隐私披露会对自身产生不利影响甚至危害时，则会减少其隐私披露行为。因此，在线健康社区需要加强信息安全保障措施，不仅从技术层面保障用户信息安全，也要加强社区管理者的素质管理，防止内部人员泄露用户信息，以此降低用户感知风险。许多研究表明，用户具备越高的隐私关注水平，其在线隐私披露的意愿就越低，即用户由于担忧个人隐私被他人收集并二次利用，会减少在线隐私披露意愿和行为。平台方应定期发布合规管理用户隐私信息的通知，并尽量减少用户健康信息收集行为，来降低用户的隐私关注度。互惠规范是一种社会影响因素，指的是个体得到他人帮助的同时会给予对方回报。隐私披露者只有预估能够从其他人那里得到直接或间接的等价回报或互惠收益（如接受者对披露者的帮助、关心等）时才愿意进行信息披露。在线健康社区的运营商应该根据平台上医生和病人互动的模式，建立一套能够在互动过程中促进双方更多获益的规则。例如，制定付费规则，促进患者为咨询服务付费，同时将咨询服务的患者评分作为医生服务的评价指标，并直接与医生的收入挂钩。这种模式能对医生和患者都具备约束作用，从而增强双方互惠规范的感知。

3.1.4　信息利用行为及其影响因素

赵栋祥（2018）归纳出围绕在线健康社区信息服务使用的学术研究主要集中在公众对在线健康社区这一新兴健康信息技术的采纳和持续使用行为上，还可能涉及用户忠诚度等问题。用户会将获取的信息与朋友、家人和线下医生的建议相结合，以增强个人决策的正确性（吴江等，2019）。本节中的在线健康社区信息利用行为的形式包括用户对健康信息的采纳、线下就医、自我健康管理以及健康素养提升等。

3.1.4.1 健康信息采纳行为的影响因素

医生与患者远程交流和在线问诊是在线医疗中的一个关键环节。患者针对自己遇到的健康问题向社区中的其他用户或医生进行提问，问题接收方会出于多种动机给予自己专业或基于亲身经历的回答。患者对在线医嘱的遵从以及对其他用户提供的健康信息的采纳代表了他们对其服务或者回答的满意程度；此外，患者还对所获取的健康信息有进一步的利用计划，以提高自身健康水平，改变自身健康行为。曹博林和王一帆（2020）基于以患者为中心的概念，对线上医患交流效果进行了研究。以患者为中心的沟通（Patient-centered Communication，PCC）是指医疗服务过程中尊重患者的偏好、需求和价值观的一系列交流行为，旨在提高医患关系质量，达到更好的诊疗效果。其实证结果表明，线上医患交流与患者依从性呈正相关关系，患者感知医生采纳 PCC 的程度在线上医患交流与患者依从性之间起中介作用。莫敏等（2022）从信息生态的角度探究用户采纳在线问诊信息的意愿。研究发现平台易用性、医生专业性、服务态度、信息内容质量和信息表达质量会通过感知有用性对用户的信息采纳意愿产生正向影响，其中信息内容质量对用户采纳意愿的影响最大。唐旭丽等（2018）将社会支持理论（Social Support Theory）融入信息采纳模型。研究发现，用户对在线健康社区的信任正向影响健康信息采纳意愿，用户的健康素养对来源可信度和信息支持间的关系起到正向调节作用，对论据质量和信息支持间的关系起到负向调节作用。Zhou（2022）基于详尽可能性模型（Elaboration Likelihood Model，ELM）检验了在线健康社区用户的信息采纳意愿。研究发现信息采纳意愿是沿着中心路径和外围路径发展的，中心路径的论据质量对信息采纳意愿有显著影响，共享语言对信息采纳意愿没有显著影响，而外围路径的信息来源可信度和情感支持显著影响信息采纳意愿，同时自我效能感对信息采纳意愿有很强的影响。

3.1.4.2 线下就医行为的影响因素

在线健康社区的兴起一方面解决了医疗信息不对称的问题，另一方面也对患者的就医决策起到了重要作用。从线上线下间的关系来看，在线健康信息行为极有可能引发用户的线下相关行为，如线下就医行为等。线下就医行为是指个体在线下寻求外部医疗帮助的行为（王文韬等，2021）。徐孝婷等（2020）利用在线健康社区中有关疫苗的信息框架效应（Message Frame Effect），结合信息可信度的中介作用，探索大学生疫苗接种态度意愿的影响因素。实证结果表明，相比收益框架，损失框架对大学生疫苗接种态度和意愿的作用效果更明显。姜劲等（2020）将广东一家三甲医院的线下问诊数据与相对应的线上医患互动数据进行匹配，评估了线上和线下的医疗服务质量如何影响患者线下就医决策。研究结果表明，医生的线上和线下医疗服务质量均正向影响患者线下就医决策，线上评价越好，患者越倾向于向该医生线下问诊，同时线上与线下医疗服务质量存在相互增强的交互作用，两种信息都加强了医疗服务质量对于患者就医决策的影响。因此医生应该对线上和线下的医疗服务质量都给予足够的关注，积极参与线上医疗服务并塑造良好的在线口碑，这有助于其提高服务质量并减少潜在的医患矛盾。

3.1.4.3　自我健康管理行为的影响因素

就大学生群体而言，传统实体健康信息服务已不再能满足大学生对隐私、成本、时效等方面的需求，他们倾向于通过网络进行健康信息搜寻。以往的研究通过访谈、实验、问卷调查以及案例分析等方法，证实了大学生的健康状况与健康信息行为之间的相关关系。付少雄和胡媛（2018）探索了大学生健康信息行为差异对实际健康水平的影响。研究结果显示健康信息搜寻和健康素养都与大学生的健康水平显著相关，健康信息搜寻会在大学生健康素养和健康水平之间产生交互影响，同时健康素养会在大学生健康信息搜寻行为和健康水平之间产生交互影响。宋小康等（2022）以数字移民群体为研究对象，使用倾向得分匹配（Propensity Score Matching，PSM）的方法研究了在线健康信息替代搜寻对被替代者健康行为和健康水平的影响。实证结果表明健康信息替代搜寻行为对被替代者的饮食行为和心理健康水平均产生正向影响，对锻炼行为和身体健康水平没有显著影响。Zhou 和 Wang（2020）探究了癌症幸存者在在线健康社区中的信息和情感支持交换行为如何影响他们的电子健康素养水平。研究表明，与男性相比，女性癌症幸存者从在线健康社区提高电子健康素养中获益更多，癌症幸存者的健康知识寻求、健康知识贡献和情感支持行为与电子健康素养正相关，且情感支持和健康知识贡献的交互效应与癌症幸存者的电子健康素养显著正相关。Li 和 Yan（2020）基于社会支持理论，对影响用户健康管理行为的因素进行了研究。研究发现在线健康社区的社会整合、描述性规范和社会支持对用户饮食和运动行为有积极影响，且情感支持比信息支持对健康行为的影响更大，较强的社会关系（如友谊）对健康行为的影响比相互支持群体和竞争群体更强。

3.1.4.4 信息利用行为影响因素总结

许多研究表明，信息本身的质量以及可信度是显著影响用户信息利用行为的信息因素。信息质量和信息可信度是个体对信息内容真实性以及实用性的判断，并且用户对在线健康社区的信任主要来源于信息支持，而信息支持依赖于健康信息的质量和来源可信度。用户对两种信息因素的感知会进一步影响未来是否进行信息利用行为的判断。平台易用性和平台声誉是影响用户信息利用行为的平台因素。平台易用性是对平台界面设计、交互方式的评估，易用性高意味着社区运营商营造的社区操作环境能较好地符合用户习惯；平台声誉则反映出平台能持续提供优质的服务，并且得到了大量用户的肯定，用户也自然会对平台产生的信息加以充分的利用。医生因素可分为医生专业性和服务态度两个维度。平台中的医生具备的专业素质存在差异，尽管职称、学历等信息代表的专业性特征不能完全等同于医生的业务能力，但对用户而言，通过专业性来评判信息是否能够利用是一种简单而快捷的途径。同时，医生在服务过程中表现出的专注度、同理心等为患者用户提供了情感支撑，有助于提升患者对信息的采纳和使用意愿。

3.2 常用研究理论与研究方法

围绕在线健康社区的用户信息行为研究，常用研究理论包括 SOR 理论、隐私计算理论、社会支持理论、动机理论以及技术支持模型。常用的研究方法分为数据获取方法与数据分析方法，数据获取方法包含问卷调查法、访谈与扎根理论法、二手数据法，数据分析方法包括结构方程模型、回归分析法。

3.2.1 常用研究理论

3.2.1.1 刺激—机体—反应(Stimuli-Organism-Response，SOR)理论

刺激—机体—反应理论起源于心理学，是指个体的反应会随着身体内部和外部环境的刺激而呈现变化，从而产生不同的个体行为（罗爱静等，2022）。SOR 理论是由 Watson J. B. 所提出的刺激—反应（Stimuli-Response，SR）理论发展得来的。作为行为主义的重要理论，SR 理论将人类的复杂行为抽象为刺激和反应两个部分（Watson，1913）。1926 年，美国心理学家 Woodworth R. S. 将被刺激者的心理因素的作用纳入模型中，并认为来自外界的刺

激首先会影响到个体的情感，再进一步地影响个体的行为（Woodworth，1926）。1951 年 Tolman E. C. 正式提出了 SOR 理论，其认为用户处于中心位置，刺激与反应间的联系是间接的，并且个体的内部感知发挥着中介作用（Tolman，1951；徐孝娟等，2022）。

SOR 的刺激有多种来源，包括生理、心理和外部环境因素。在多种刺激的作用下，个体会产生心理变化，包括情感、认知反应和生理反应等，从而使个体做出使用和规避行为。目前 SOR 理论的应用多聚焦于信息行为研究。在信息行为的研究中，刺激因素（S）是指能够影响或激发个人行为发生变化的外部因素，包括社会支持和信息特征等。机体变量（O）是个人在信息行为中的心理反应过程变量，是刺激变量和反应变量之间重要的中介变量，包括情绪和认知因素等。反应（R）是个体在刺激因素引发机体变量变化后产生的行为反应，该变量可用来指信息交流行为、信息共享行为、信息搜索行为、信息偶遇行为等（徐孝娟等，2022）。

基于 SOR 理论的学术研究见表 3-1。

表 3-1　基于 SOR 理论的在线健康社区用户信息行为研究

作者	刺激因素（S）	机体变量（O）	反应（R）	结论
王文韬等（2021）	信息特征：信息负荷、信息质量、信息冲突、信息窄化	健康信息焦虑感：灾难误解、风险感知、躯体警觉	线下就医行为	1. 信息负荷、信息冲突、信息窄化显著影响灾难误解，信息负荷、信息质量、信息窄化显著影响风险感知，信息冲突、信息窄化显著影响躯体警觉；2. 灾难误解、风险感知、躯体警觉显著影响线下就医行为
潘涛涛和吕英杰（2022）	社会支持：信息支持、情感支持、社交支持	情绪	用户的参与行为	1. 在线健康社区提供的信息支持、情感支持和社交支持均对用户的参与行为产生积极影响；2. 用户情绪在社会支持与用户参与行为的关系中具有显著的部分中介效应，情绪的中介作用对男性用户的影响更大
Zhou（2019）	社区质量：系统质量、信息质量、服务质量；社会支持：信息支持、情感支持	用户信任和隐私风险	用户的共享意愿和分享行为	1. 信息质量和服务质量都会影响用户对社区的信任，而信息支持和情感支持都会影响用户对其他成员的信任；2. 信任和隐私风险都决定了用户的分享意愿，进而影响分享行为

续表

作者	刺激因素(S)	机体变量（O）	反应（R）	结论
罗爱静等（2022）	个人信息（社会人口学特征、健康状况）	健康焦虑	用户的信息搜索行为	不同健康焦虑水平的搜索行为偏好不同，健康焦虑水平越高的用户，在线搜索频率越高、持续时间越长

3.2.1.2 隐私计算理论（Privacy Calculus Theory）

隐私计算理论是指用户会权衡披露其个人信息的收益和潜在的风险，从而判断是否要进行信息披露，是一种理性的决策计算。Laufer 和 Wolfe（1977）将经济学领域的社会交换观点纳入用户行为研究中，将用户分析与评估“成本—利益”的过程称为“隐私计算”，他们构建了一个隐私发展的多维框架，并指出“计算”是在某种特定情境下的思考，个体在这种权衡下对预期收益和感知风险进行评估。Culnan 和 Armstrong（1999）首次完整地将隐私计算理论作为实证研究过程的研究理论，结果表明企业面临的主要挑战是如何平衡使用消费者个人信息所提供的竞争优势与使用个人信息可能会在客户中引起的隐私问题。目前隐私计算已经成功应用于信息系统研究中，尤其是在预测用户信息表露意愿方面。许多在线健康社区用户隐私披露行为研究都是基于隐私计算理论开展的。相关研究结果表明，当感知利益大于成本时，用户会积极参与社区活动，不断进行自身的信息行为，反之，用户只会处于消极的状态甚至不再使用社区。

基于隐私计算理论的学术研究见表 3-2。

表 3-2 基于隐私计算理论的在线健康社区用户信息行为研究

作者	隐私计算理论	结论
王瑜超和孙永强（2018）	感知收益：社交收益和功利收益 感知风险	1. 信任会降低感知风险； 2. 在线医疗平台中建立起来的互惠规范具有强迫性，会导致用户感知风险上升，而基于自愿条件下的互惠规范则能增强用户信任； 3. 服务质量能够增强用户感知收益，也能较好地消除个性化服务所带来的感知风险

续表

作者	隐私计算理论	结论
Zhang et al.（2018）	感知收益：信息支持和情感支持 感知风险：隐私关注，两种应对评估（反应能力和自我能力），两种威胁评估（感知脆弱性和感知严重性）	1. 健康信息隐私关注、信息支持和情感支持显著影响个人健康信息披露意愿； 2. 隐私关注受到两种应对评估的负面影响，并受到两种威胁评估的正面影响； 3. 感知健康状况不同程度地调节隐私关注和信息支持对个人信息披露意愿的影响
张星等（2016）	感知收益：个性化服务和情感支持 感知成本：隐私关注	1. 互惠规范、信息披露态度和知觉行为控制均对用户的健康信息披露意愿有正向影响； 2. 个性化服务和情感支持会改善用户对信息披露的态度； 3. 用户对隐私的关注度越高，他们对信息披露会越趋向消极的态度
Zhu et al.（2021）	感知收益和隐私关注	1. 与隐私关注相比，感知收益对披露意愿的影响更大，用户的感知收益越强，他们越有可能披露个人信息； 2. 无论是直接还是间接，感知收益的影响都比隐私关注的影响更大，这表明用户更关注获得的好处，而不是成本； 3. 交互管理功能对感知收益有显著的积极影响，但交互管理功能对隐私关注没有显著影响

3.2.1.3 社会支持理论（Social Support Theory）

Hupcey（1998）认为社会支持是一种人际关系上的互动或社会帮助。S. Cobb将社会支持定义为关怀、尊重、照顾以及基于社会联系和认可的共同责任（Cobb，1976；宋小康等，2022）。王熙等（2020）认为社会支持是个体为帮助接受支持方所进行的资源交换行为。根据资源的特点，心理学家将社会支持确定为四种类型：信息支持、情感支持、陪伴支持以及实质性支持。关于信息支持和情感支持，前文已经介绍，此处不再赘述。在线健康社区的陪伴支持是指用户在交互中所谈论的信息不仅与健康主题相关，还包含一些其他的言语支持，如日常寒暄、讲笑话、聊共同爱好等。实质性支持则更加突出物质上的帮助，比如提供线下的医疗硬件设备和外出出行工具等。由于在线健康社区的特殊性，用户参与社区的最终目的是改善自身的健康状况，而在线健康社区提供的社会支持对患者的身心都存在不同程度的益处（张薇薇和蒋雪，2020）。基于社会支持理论的学术研究见表3-3。

表 3-3　基于社会支持理论的在线健康社区用户信息行为研究

作者	社会支持理论	结论
张李义和李慧然（2018）	感知患—医信息支持、感知患—医情感支持	患者在接收信息时所感知的信息支持和情感支持对认知和情感信任具有不同的影响，并在患—医和患—患交互中表现出差异
陈星等（2019）	信息支持、情感支持、网络支持	信息支持、情感支持对满意度和信任均有显著影响，网络支持仅对满意度有显著影响
Li and Yan（2020）	情感支持、信息支持	1. 来自 OHC 的社会支持（信息和情感支持）对饮食和运动行为有积极影响； 2. 情感支持比信息支持对健康行为的影响更大； 3. 随着成为会员时间的增加，信息支持的影响变得更强，情感支持的影响变得更弱
Zhou and Wang（2020）	信息支持、情感支持、信息支持和情感支持的交互影响	1. 情感支持与健康知识贡献的交互效应是显著的，表明它们的联合效应与癌症幸存者的电子健康素养呈正相关； 2. 情感支持与健康知识寻求的交互效应不显著，表明它们的联合效应与癌症幸存者的电子健康素养无关

3.2.1.4　动机理论（Motivation Theory）

动机是心理学上的一个概念，指用特定的方式引起个体的行为。动机由内在和外在需要产生；只有当需要达到一定强度时，才会转化为动机。动机理论是指关于动机的产生、机制、行为和目标关系的理论。动机理论将个人动机分为内在动机和外在动机（孙悦等，2018；Lin，2007），内在动机侧重于活动本身，表明个体参与某种活动是为了感到快乐和满足，并非为了物质上的利益；而外在动机侧重于目标导向，表明个体参与某种活动是为了获得有价值的结果。动机理论对于解释知识贡献行为非常重要（Zhang et al.，2017）。

美国心理学家 Deci 和 Ryan 在 1980 年提出了自我决定理论（Self Determination Theory，SDT）（Deci and Ryan，1980）。自我决定理论是近年来被广泛应用的一种认知动机理论（Liu and Liu，2021）。该理论将人类行为分为自我决定行为和非自我决定行为，并详细阐述了内在动机和外在动机。自我决定理论更加强调个体的内在动机，并假设个体具有三种基本的心理需求：自主权、胜任力和相关性。自主权是指个体可以根据自己的自我意识去自由选择和执行一项任务或活动；胜任力则反映个体能够完成某项活动的内在愿望；相关性反映个体想要和他人建立良好的人际关系。当三种基本心理需求得到满足时，个体会在某些活动和任务中更加积极主动。动机拥挤理论（Motivation Crowing Theory）则对动机有另一种阐述，认为外在刺激（如金钱奖励）可能会使用户做某件事的其他动机被削弱或加强（Min et al.，2021），其常被用来探究医生在线贡献行为的机制（王盼盼等，2022；Jing et al.，2019）。

基于动机理论的学术研究见表 3-4。

表 3-4　基于动机理论的在线健康社区用户信息行为研究

作者	动机理论	结论
Zhang et al.（2017）	三种内在动机：知识自我效能感、利他主义和同理心 两种外在动机：声誉和互惠	1. 互惠和利他主义积极影响健康专业人员和普通用户的知识共享意愿； 2. 声誉和知识自我效能感对健康专业人员知识共享意愿的影响大于对普通用户的影响； 3. 互惠、利他主义和同理心对普通用户知识共享意愿的影响大于对健康专业人员的影响
Liu and Liu（2021）	五种内在动机：焦虑表达、快乐感知、网络社区的归属感、利他主义和自我效能感 四种外在动机：获取焦虑信息、互惠动机、奖励动机、社交动机	1. 焦虑表达是最明显的动机，对于年轻人来说，他们在 OHC 中进行内容创作的主要动机是焦虑发泄； 2. 青少年的内容创作意向对其内容创作行为有显著的正向影响，感知享受动机对青少年的内容创作意向有显著的负向影响，奖励动机对青少年内容创作意向没有显著影响，其他动机对青少年内容创作意向有显著的正向影响； 3. 共情在自我效能感与青少年内容创作意向的关系中起到显著的负向调节作用
Yang et al.（2023）	外在动机：奖励（金钱补偿） 内在动机：享受感和职业动机	1. 外在动机、享受感和职业动机是促使医生共享付费健康信息的主要动机； 2. 线上线下收入比正向调节外在动机和享受感对医生共享付费健康信息行为的影响，而负向调节职业动机对医生共享付费健康信息行为的影响； 3. 只有在某些情况下，职业动机才能有效地激励医生分享付费健康信息。当线上线下收入比处于较低水平且在线声誉较高时，职业动机的影响更强
Zhou et al.（2019）	内在动机：技术能力 外在动机：在线声誉和经济奖励 交互效应：技术能力和在线声誉之间的交互作用，技术能力和经济奖励之间的交互作用	1. 技术能力、在线声誉和经济奖励对心理健康服务提供者的自愿行为有正向影响； 2. 技术能力和在线声誉之间的交互作用对心理健康服务提供者的自愿行为产生负面影响； 3. 技术能力和经济奖励之间的交互作用对心理健康服务提供者的自愿行为产生负面影响

3.2.1.5 技术接受模型（Technology Acceptance Model，TAM）

随着信息技术的不断发展，越来越多的问题也伴随着出现，其中一个比较重要的问题就是信息技术首先要被大众所接受（边鹏，2012）。技术接受模型最早由 Davis 教授运用理性行为理论（Theory of Reasoned Action）研究用户对信息系统的接受时所提出，其中包含两个主要的决定因素：感知有用性和感知易用性（Davis，1989）。前者反映个体认为使用一个具体系统对他工作业绩提高的程度；后者反映个体认为一个具体系统的容易使用的程度。TAM 模型可见图 3-1。

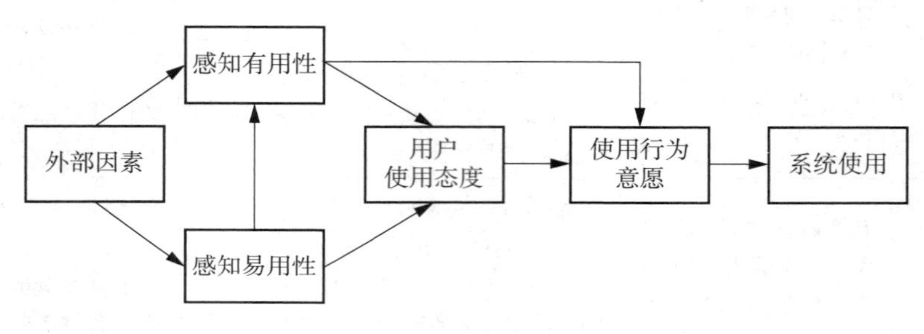

图 3-1 TAM 模型

由 TAM 模型可知，感知易用性由外部因素决定，感知有用性由外部因素和感知易用性决定。感知有用性和感知易用性决定用户是否想使用系统的态度，感知有用性和使用态度决定用户使用系统的行为意愿（陈渝和杨保建，2009）。

目前技术接受模型已经成为信息系统、信息管理、经济管理等研究领域的经典模型，并延展出了多个领域模型，如知识管理系统接受模型、Online Shopping 接受模型、Internet 应用系统接受模型等（鲁耀斌和徐红梅，2006）。Venkatesh 和 Davis（2000）在 TAM 模型的基础上提出了 TAM2 模型，该模型引入了社会影响过程和认知工具性过程，并将其作为有用认知的决定变量（邓胜利和管弦，2016）。TAM2 模型认为社会影响等因素对用户使用意图存在正向影响，便利条件对用户使用意图存在正向影响，且用户使用意图对其使用行为有显著影响。部分学者将 TAM 模型作为理论基础，探讨了在线健康社区中的信息技术、信息环境等因素对用户知识贡献意愿和知识贡献行为的影响（蒋知义等，2020）。

基于技术接受模型的学术研究见表 3-5。

表 3-5　基于技术接受模型的在线健康社区用户信息行为研究

作者	技术接受模型	结论
张敏等（2019）	线下支持因素：感知支付障碍、感知行为障碍、感知非便利性、感知可替代性 线上支持因素：感知信息相关性、感知信息及时性、感知信息准确性、感知线下支持无效性、感知线上资源支持有效性、求助意愿、求助行为	1. 感知线下支持无效性和感知线上资源支持有效性对求助意愿有显著正向影响； 2. 求助意愿正向促进求助行为； 3. 健康求助依恋正向调节感知线下支持无效性对求助意愿的影响，负向调节感知线上资源支持有效性对求助意愿的影响
蒋知义等（2020）	信息有用性、信息易用性、技术安全性、技术促进性	1. 交互氛围作为信息环境因素，信息有用性和信息易用性作为信息因素，自我效能作为信息人因素，能通过信息共享意愿对用户信息共享行为产生积极影响； 2. 技术促进性对用户信息共享行为的积极影响明显大于技术安全性
朱光等（2022）	移动医疗平台的场景化系统质量、移动医疗平台的专业化信息质量、移动医疗平台的个性化服务质量、感知有用性、感知易用性、隐私关注、隐私披露意愿、信息敏感性	1. 场景化系统质量、专业化信息质量和个性化服务质量正向影响移动医疗的感知易用性和感知有用性； 2. 感知易用性正向影响感知有用性和隐私关注； 3. 感知有用性正向影响隐私关注和隐私披露意愿，并在感知易用性和隐私关注的关系中起部分中介作用
邓胜利和管弦（2016）	感知有用性、感知易用性、感知风险、主观规范	1. 感知有用性、主观规范与提问意愿正相关； 2. 感知风险与提问意愿负相关，而感知易用性对提问意愿无影响； 3. 回答信息的相关性、准确性和可信性通过影响感知有用性来对提问意愿产生影响

3.2.2　常用研究方法

3.2.2.1　问卷调查法

问卷调查法是在线健康社区用户信息行为研究最早使用的研究方法之一。学者们根据研究问题设计调查问卷，在此基础上获取用户数据并进行后续的分析工作。大部分问卷选取的测量量表都是基于前人已有研究并结合在线健康的研究情境进行适当修改得到的，问卷一般采用五级或七级李克特量表来评估被试对测量题项的认同程度。例如通过问卷调查，可以研究被调查人群的信息行为、自我效能、对在线健康社区的感知有用性、感知易用性、对社区的满意度等。问卷星和 Qualtrics 是国内外最常用的线上发布问卷平台，也有部分学者将线上和线下同时作为发布问卷的渠道。

基于问卷调查的学术研究见表 3-6。

表 3-6 基于问卷调查的在线健康社区用户信息行为研究

作者	调查对象	问卷发放形式	研究问题
刘蕤和余佳琪（2022）	来自北京、武汉、郑州的医生	线上：通过医疗机构内部的信息群发放问卷（微信群、QQ 群等），有效问卷 355 份	基于健康行动过程取向理论，探讨在线医疗社区中医生知识贡献行为的多重动因，并借助 QCA 分析前因条件间的复杂因果关系
Feng et al.（2019）	好大夫在线和春雨医生的患者用户	线上：通过 Qualtrics 发放问卷，有效问卷 1546 份	在公平启发式理论的框架下，探讨平台的公平性对患者披露私人信息意愿的影响
顾东晓等（2020）	在线健康社区中的用户（未指定具体社区）	线上：网络调查收集，有效问卷 311 份	研究了经验开放性与持续搜索意愿之间的关系，以及感知风险如何影响持续搜索意愿
宋小康等（2022）	参与者需要满足以下三个条件：①1980 年前出生的数字移民；②近一年有去医院就医的经历；③自愿积极配合参与调查	线上：通过在问卷星平台上付费公开招募参与者进行线上调查 线下：在医院和社区中随机进行线下调查，有效问卷 1063 份	以数字移民群体为研究对象，使用倾向得分匹配的方法研究了在线健康信息替代搜寻对被替代者健康行为和健康水平的影响

3.2.2.2 访谈法与扎根理论法

部分文献采用了访谈法与扎根理论法进行在线健康社区用户信息行为研究。访谈法是管理学研究中使用最广泛的获取研究数据的方法之一，研究者通过与研究对象进行口头交谈的方式来收集有关对方心理和行为特征的资料。扎根理论（Grounded Theory）是一种运用系统化程序将原材料进行深入分析，并归纳反映事物本身的核心概念，逐步形成理论框架的定性研究方法（Glaser and Strauss，2017）。万文智等（2020）基于扎根理论、面对面以及在线语音的深度访谈，探究了互联网环境下在线健康信息替代搜索行为的影响因素。张薇薇和蒋雪（2020）采用半结构化访谈收集一手数据，在扎根理论的基础上构建了在线健康社区用户持续参与动机的演变机制模型。莫敏等（2022）将有在线医疗平台使用经验的用户作为访谈对象，通过三次编码（开放式编码、主轴编码和选择性编码）归纳概括出在线问诊信息用户采纳意愿影响因素理论模型。

3.2.2.3 二手数据法

基于客观的网络爬取数据的在线健康社区用户信息行为的研究也逐年增加。学者从在线健康社区（好大夫在线、春雨医生、丁香论坛、甜蜜家园、百度贴吧等）上爬取有关用户的基本属性、发帖数、医患互动内容以及医生的在线咨询量、咨询价格、收到的礼物数、发表文章数量等信息作为研究数据集，并在此基础上使用各类分析方法得出研究结论。常使用的二手数据爬取技术有 Python、JAVA 等。

基于二手数据的学术研究见表 3-7。

表 3-7 基于二手数据的在线健康社区用户信息行为研究

作者	数据爬取技术	数据爬取内容	研究内容
刘璇等（2017）	未说明	糖尿病社区甜蜜家园，2015 年 1 月至 6 月，所有发帖和回帖数据以及相关用户的所有用户属性数据	从回帖网络的网络结构特征和社区中用户的节点属性两个角度出发，探讨二者对回帖网络形成的影响机理
Dang et al.（2020）	Java 爬虫程序	好大夫在线，2017 年 2 月至 7 月，61326 名医生的文章内容及其回复患者咨询的经验	在线健康社区中的隐私保护设置对医生进行知识共享行为的影响
Min et al.（2021）	Python 程序	好大夫在线，2017 年 12 月至 2018 年 12 月，医生主页上所有有关糖尿病的交流信息	运用社会交换理论，以两种信息来源（医生和糖尿病患者）为研究对象，探讨信息交换行为及其后果
吴江和周露莎（2017）	未说明	医享网—乳腺癌圈，自成立以来（2013 年 4 月）至 2016 年 1 月，全部主题帖和回复信息，原始数据包括每个主题帖和每条回复的文本信息、发表时间和参与者昵称	通过挖掘用户特征和主题特征来分析不同用户群体的活跃时长差异和不同主题的关注度差异

3.2.2.4 结构方程模型

结构方程模型（Structural Equation Model，SEM）是管理学、社会学等学科中重要的统计工具之一，可以用于验证性因子分析、中介调节效应分析等应用场景（翟宏堃等，2022）。学者们常使用 AMOS、SPSS、Smart PLS 等软件检验研究模型中的结构路径，通过路径系数是否显著来判断理论模型中的潜变量之间的假设关系是否成立。

采用结构方程模型的学术研究见表3-8。

表3-8 基于SEM的在线健康社区用户信息行为研究

作者	使用软件	研究内容	模型变量及其关系
Lu et al.（2019）	SPSS 22.0和AMOS 22.0	采用接受和使用技术的统一理论，识别OHC中患者与医生互动时的行为意图和使用行为的影响因素	1. 绩效预期、福利预期、社会影响和使用技术的态度直接影响患者在医患互动方面的行为意图，并间接影响患者在职业健康安全体系中与医生互动的行为； 2. 行为意图存在于以下四组关系中：①绩效预期和使用行为；②福利预期和使用行为；③社会影响和使用行为；④使用技术的态度和使用行为中起着显著的中介作用
金恒江和聂静虹（2021）	AMOS 24.0	检验社会临场感和在线健康社区用户满意度的关系，以及健康隐私关注的中介作用	社会临场感（共在意识、心理参与、亲密度和健康知识分享契合度）越强的用户，对在线健康社区用户满意度（健康信息满意度、医患关系满意度和病患沟通满意度）越高，且社会临场感可以通过影响健康隐私关注来负向影响在线健康社区用户的满意度
Liu et al.（2020）	AMOS 21.0	通过将组织支持理论引入虚拟组织背景下的在线健康社区，探讨感知社区支持如何影响用户互动和价值共创，进而影响用户的持续参与	1. 社区支持对健康话题和一般话题的互动都有正向影响； 2. 健康话题的互动和一般话题的互动对用户感知的功能价值和社会价值都有显著的正向影响，而一般话题的互动也显著促进了用户的感知情感价值； 3. 感知功能价值直接影响用户的持续参与意愿，感知社会价值通过感知情感价值间接影响持续参与意愿； 4. 社会排斥感较高的用户比社会排斥感较低的用户更容易受到社区支持的影响而参与健康话题互动，而两组用户在一般话题互动上没有显著差异
顾东晓等（2020）	Smart PLS 3.0	经验开放性与持续搜索意愿之间的关系，以及在线健康社区的背景下感知风险如何影响持续搜索意愿	1. 经验开放性可以增强用户的态度、感知行为控制和感知风险，从而对在线健康社区用户的持续搜索意愿产生积极正向影响； 2. 主观规范和信任也可以增强用户持续搜索意愿

3.2.2.5 回归分析法

回归分析（Regression Analysis）是实证研究中最常用的数学分析方法之一，是确定两种或两种以上变量间相互依赖的定量关系的一种统计分析方法。在线健康社区用户信息行为相关的文献中，用二手数据作为数据集的研究大部分采用回归分析法。

采用回归分析法的学术研究见表 3-9。

表 3-9　基于回归分析的在线健康社区用户信息行为研究

作者	回归模型	研究内容	模型变量及其关系
许云红等（2020）	多元逻辑回归分析	在线健康社区不同级别用户的参与行为模式特征及其影响因素	1. 初级组、中级组和高级组的用户参与行为模式存在差异； 2. 用户积分、活跃度、好友平均隐私数、好友平均发帖数、空间访问量、好友数这些变量均有可能对用户发帖数增长模型的类别产生影响； 3. 对于初级组、中级组和高级组用户，这些变量的显著性和影响程度均有差异
Shirazi et al.（2021）	近似不相关回归分析	研究了作为信息处理机制的患者参考框架（自我参考与他人参考）如何对在线健康社区中的价值共创（功能价值与情感价值）产生影响	1. 自我参考机制对功能价值共创有显著的积极影响，对情感价值共创有显著的消极影响； 2. 他人参考机制对功能价值共创有显著的消极影响，对情感价值共创有显著的积极影响； 3. 患者在在线健康社区的经历很大程度上调节了自我参照和他人参照对在线健康社区价值共创的影响； 4. 在线健康社区可以识别和解决未被满足的患者需求，但在确保在线健康社区的信息质量方面，医护人员仍起着关键作用
Park et al.（2020）	逻辑回归分析	调查甲状腺癌患者使用在线健康社区的相关因素，比较在线社区用户和非用户的群体特征，描述在线社区用户群体的在线社区活动程度及其对在线社区的满意度	1. 在线健康社区用户群体对甲状腺癌的风险有更高的认识，对甲状腺癌的早期发现和预防也持积极态度； 2. 在线健康社区用户组的抑郁和焦虑得分和痛苦水平较高，在线健康社区用户群体对在线健康社区的满意度普遍较高
Zhang et al.（2017）	分层回归分析	通过整合双重演算和保护动机理论，探讨在线健康社区中健康信息隐私问题的前因和后果	1. 隐私关注以及信息和情感支持显著影响个人健康信息披露意愿； 2. 隐私问题受到两种应对评估（即反应能力和自我能力）的负面影响，并受到两种威胁评估（即感知脆弱性和感知严重性）的正面影响； 3. 感知健康状况不同程度地调节隐私关注和信息支持对个人健康信息披露意愿的影响

3.3 实证研究：在线健康社区激励机制对用户参与行为的影响研究

随着在线健康社区的迅速发展，用户参与在线健康社区获得了诸多价值，如健康价值、情感支持等。但是，目前大多数在线健康社区都面临着用户互动参与程度不足的问题，这严重影响了在线健康社区的持续发展。针对用户参与在线健康社区的互动参与意愿不强烈、社区有效性差的情况，本文着力于研究在线健康社区激励机制对用户参与互动行为的影响，并完成如下工作：

一是以感知价值理论为理论基础，对影响用户参与在线健康社区的前置动因进行分析，发现用户的娱乐价值、健康价值、社交价值、自我实现价值和社区认同感对用户参与在线健康社区的行为具有影响。

二是通过对现有在线健康社区（百度知道、百度百科、春雨医生、知乎等）的激励措施、手段的观察以及文献阅读整理，对在线健康社区激励机制进行归纳总结，提炼为三个层次，分别是身份激励、权限激励、物质激励，通过对这些激励策略进行叠加，增强激励的强度，深化激励机制强度的理论基础。

三是依照“激励机制—感知价值—参与互动”的路径，从用户的价值角度建立了激励机制强度对用户参与在线健康社区影响的理论模型，研究哪种强度的激励制度能够更好地激发用户参与在线健康社区，以及影响路径是怎样的。

四是通过实验室实验法验证了理论模型，利用组间实验方式，并使用 SPSS 18.0 和 WarpPLS 4.0 进行结构方程模型检验和单因素方差分析，研究激励机制强度的三个层次对用户使用在线健康社区的五种感知价值——娱乐价值、健康价值、社交价值、自我实现价值和社区认同感的影响，以及五种感知价值如何促进在线健康社区的用户黏性和用户活跃度，并探究了三种激励机制强度对用户的感知价值影响结果是否存在显著差异。同时，本文也检验了自我驱动能力作为调节变量对激励机制强度影响用户感知价值的调节作用，从而为在线健康社区更好地互动和发展提供指导性建议。

通过上述研究，本文得到以下结论：激励机制强度对娱乐价值、社交价值、自我实现价值和社区认同感有显著的正向影响。但是，激励机制强度对健康价值没有显著的正向影响。娱乐价值、自我实现价值、社区认同感对用户黏性有显著的正向影响。自我实现价值和社区认同感对用户活跃度有显著的正向影响。因为激励机制强度的不同，用户感知到的娱乐价值、社交价值、自我实现价值、社区认同感有显著差别，特别是在身份激励与身份权限物质激励这两种不同的激励机制下。同时，我们可以明显地发现，激励机制强度越高，用户的感知价值就越高。最后，自我驱动能力对激励机制强度对健康价值的影响有显著的正向调节作用。

3.3.1　绪论

3.3.1.1　研究背景

由于获取健康信息的需求变大，以及移动互联网技术的崛起，近年来，许多人借助网络查询健康信息和获取健康服务，实现自我健康管理，进而衍生出在线健康医疗这一行业。

关于在线医疗的研究显示，社交媒体正在改变医生与病人的交流方式，创造出了新的医疗体验（Hawn，2009；Kumar et al.，2013），人们从社交媒体中获取健康信息的同时也能获取心理方面的支持（Deci and Ryan，2010）。在这样的趋势下，许多国家的政府部门、信息提供者和社区团体建立健康信息门户来满足消费者的健康信息需求，如德国、西班牙等政府部门，以及梅奥医院、克利夫兰医院、韩国三星医疗中心等领先的医疗保健服务供应商，正在利用社交媒体一切可行的方式来为他们的顾客提供多样的医疗信息，从而提供更好的健康服务。

一方面，我国正在经历前所未有的老龄化阶段，大量慢性病症的出现给我国医疗卫生体制改革带来巨大的压力，看病难、费用高成了最大的民生问题之一；另一方面，随着社会的不断进步和发展，我国老百姓对健康的需求、对医疗服务质量的要求越来越高。在这样的背景下，短短几年间，以互联网为载体，提供预约挂号、健康教育、医疗信息查询、电子健康档案、疾病风险评估、在线疾病咨询和康复等多种服务的在线健康医疗行业，在我国如雨后春笋般迅速发展。

与此同时，我国亿万网民利用在线健康网站、在线健康社区、博客、微博、微信群、QQ 群等信息技术工具和平台，已经织成规模庞大且不断密集化的社交网络。无论是公共健康服务机构，还是市场化运营的健康服务企业，都希望基于我国规模巨大的在线社交网络，推广新的健康服务理念和服务模式，促进我国医疗服务行业从反应式的、以医院为中心的运作模式，向以预防为主、以人为本、更加关注健康效果的模式转变。

医疗保健和社交媒体的交汇，使得线上社区成为未来公众获取医疗保健服务的重要渠道之一，尤其是在解决需要持续预防和管理的疾病方面，为人们改变健康行为提供了更多机会。社交媒体允许不同人口特征的用户使用计算机或移动设施参与各类健康相关的讨论与活动。尽管社交媒体作为一种新型的工具在提升健康行为及健康教育方面具有巨大的潜力，然而，如同传统的健康服务渠道一样，社交媒体仍然需要提供有良好设计的功能和服务，且常常可能得不到预期结果。

前人研究显示，应当进一步研究基于社交媒体的医疗健康服务条件和服务效果（Fichman et al.，2011）。通过大量的文献研究，并结合近年来对我国20多个在线健康社区的跟踪观察与内容分析（如甜蜜家园、春雨健康等），我们发现，目前在线健康社区面临的主要挑战之一便是：在线健康社区用户互动参与不强，虽然平台设计了各种激励机制来促进用户的互动参与意愿，但效果有限，特别是对于大量普通用户而言，他们或是选择对激励机制视而不见，或是因激励机制强度不够而感知甚微。

为了解决这个问题，我们开展了三项研究工作：①从感知价值的角度分析用户使用在线健康社区这一特定社区的内在原因，即动因分析。②从激励机制强度的角度分析激励机制的三个逐渐增加的强度是否会对在线健康社区的用户黏性及用户活跃度产生影响，以及影响路径是怎样的。③探究用户自身特性是否会在激励机制强度对用户参与互动的影响中起到调节作用。

3.3.1.2 前人研究

（1）在线健康社区的参与行为研究

在线健康社区属于内容生产社区的一种，当前学者们关于用户内容生产（UGC）的研究，一般多为研究其内容生产的前置因子，即声誉、信任、情感认同、社区认同等，即用户分享或者披露信息的前置影响因素，且研究对象多为百度百科、知乎以及问答型社区，对于在线健康社区的内容生产研究较少。

当前关于在线健康社区用户互动参与行为的研究，特别是针对以患者—患者为主的交流社区的研究，大多侧重于研究用户动机，即为什么患者要参加这个在线健康社区。学者们普遍认为情感支持、社会支持和信息支持，是用户参与在线健康社区的主要动机。

这些研究成果对我们开展在线健康社区用户互动参与行为的研究以及探讨如何设计激励机制促进用户互动参与意愿及参与行为具有指导意义。因此，本文的研究问题之一是：在线健康社区的背景下，哪些关键变量对用户参与行为具有显著影响，且影响路径与效果如何。

（2）在线健康社区的激励机制的研究

在得出影响用户分享或者披露信息的前置影响因素后，如何设计出更加良好有效的激励机制来促进用户的互动参与，是大家更加迫切关心的一个问题，因为这个问题的解决更能从实际角度提升用户互动参与效果。

关于激励机制，学者们在上述关于内容生产社区的研究中，多是针对其中的某个前置因素，如声誉、信任等，提出应该设立奖励制度和评估制度来促进用户分享意愿。但是，对于具体应该如何设计激励机制，以及激励机制对之前提到的影响用户参与互动的前置因子中的哪些因素会产生影响，这个中间路径尚未得到研究。

通过对现有在线健康社区的观察，我们发现，大多数社区常以积分或财富值等形式为基础，对用户进行以下三种激励：①身份激励。不同积分程度的用户享有不同程度的身份，代表其拥有不同程度的名誉及影响力。②权限激励。不同积分程度的用户享有不同程度的权限或者特权，代表其在在线健康社区中拥有不同程度的资源使用权。③物质奖励激励。以各种形式的物质奖励（免费就诊、健康产品赠送等）对所有用户或者部分用户进行激励。然而，从用户感知的角度，这些激励是否真的有效，是否会产生激励效果，以及它们的传导影响路径如何，都是亟须研究的问题。这便是本文研究的第二个关键问题。

3.3.1.3　研究目的

本文将基于感知价值理论，通过观察现有在线健康社区的激励措施、手段以及进行文献阅读，对现有的激励手段进行归纳总结，根据它们的激励特征及强度，提炼出三种激励机制强度，分别是身份激励、身份权限激励、身份权限物质激励。本文致力于探究以下三个问题：

（1）从感知价值理论出发，归纳总结哪些是影响用户参与在线健康社区互动的前置因子？

（2）研究三种强度下激励机制如何促进用户在在线健康社区的互动参与行为？这些激励机制的促进效果是否有差异？

（3）通过设立自我驱动力这一调节变量，观察调节变量是否会在激励机制强度对用户参与在线健康社区的互动影响中起到调节作用？

3.3.1.4 研究内容

针对研究目标，本文研究以下内容：

（1）在线健康社区、激励机制、感知价值理论的相关研究

本文将对以往的文献进行阅读整理，运用抽象、归纳等理论方法研究总结在线健康社区、激励机制、感知价值理论的概念、形式和相关研究。包括：在线健康社区的概念、形式、特点及相关研究；激励机制的概念、形式、特点及相关研究；感知价值理论的概念、形式、特点及相关研究。

（2）激励机制强度对在线健康社区用户互动参与的影响研究

本文运用感知价值理论，针对在线健康社区的特点和用户需求及感知，将在线健康社区中的感知价值分为五个维度，分别是娱乐价值、健康价值、社交价值、自我实现价值与社区认同感。依照“激励机制—感知价值—参与互动”这一在线健康社区用户参与使用的过程，建立激励机制强度激励对在线健康社区用户参与互动影响的理论模型，研究激励机制强度对用户感知价值以及互动参与行为的影响。

（3）不同激励机制强度对在线健康社区用户感知价值的差别研究

本文在激励机制强度对在线健康社区用户互动参与影响的模型基础上，研究三种激励机制强度对在线健康社区用户的感知价值的影响差异，利用SPSS对数据进行单因素ANOVA检验分析，并得出相关结论。

（4）调节变量是否会在激励机制强度对用户参与在线健康社区的互动影响中起到调节作用

通过设立自我驱动力这一调节变量，观察调节变量是否会在激励机制强度对用户参与在线健康社区的互动影响中起到调节作用。

3.3.1.5 研究方法

本文通过情景实验与问卷调查相结合的方法，验证理论模型及相关假设。首先确定实验分组、实验被试和实验材料，然后通过焦点小组访谈确认实验材料的设计，进而设计调查问卷和实验流程数据。正式实验后，本文利用SPSS和PLS进行数据分析，包括结构方程模型以及差别性检验，并得出相关结论。本文采用的研究方法如下：

文献研究。通过研读国内外相关文献，归纳与总结前人相关研究成果。

主要包括：在线健康社区、激励机制、感知价值理论的概念、形式和相关研究。

内容分析。关于国内外社区网站中激励机制的呈现形式和特点，本文主要通过内容分析的方法获得。通过对各种在线社区——知识型社区（百度知道、百度百科、知乎）、社交型社区（微博、百度贴吧）、在线健康社区（春雨医生、39健康在线、甜蜜家园）的激励措施、手段（呈现形式、特点）进行详尽的分析研究以及文献阅读，一方面可以夯实研究的现实背景，另一方面可以为实证研究中实验材料的设计以及最终的应用建议提供现实依据。

焦点小组访谈。在实验材料设计、被测人群选择等问题上综合运用了焦点小组访谈的方法，确保实验设计更匹配研究需要，且合理规范。

情景实验与问卷调查。本文主要采用情景实验与问卷调查相结合的方法进行实证研究。被试先在情景提示下浏览并使用实验网站，再通过填写问卷回答相应问题。

3.3.1.6　研究意义

（1）理论意义

面向在线健康社区的激励机制设计的理论与方法研究，于在线健康服务研究与实践领域是一个富有挑战性的课题，也是学术界的前沿领域。国际学者近年来对社交媒体相关问题开展了大量的研究，基本达成一个共识：基于理论指导的在线服务设计较无理论指导的在线服务设计更加有效果。

从“社交媒体引起健康服务模式变革”这一本质特征出发，通过大量的文献研究，并结合近年来对我国20多个在线健康社区的跟踪观察与内容分析，我们发现，目前大量的在线健康社区面临的挑战之一便是：用户健康互动参与不足。

因此，本文试图围绕用户激励机制的设计要素进行研究，探索其与用户在在线健康社区的核心价值以及用户的互动参与之间的关系，并借助实验室实验研究对以上机制的机理模型进行验证。本文不仅属于在线健康服务领域的基础研究，而且能对我国在线健康社区的有效性提升提供科学的理论指导，具有一定的借鉴意义。

（2）实践意义

本文试图解决目前我国在线健康社区服务提供商所面临的关键问题之一：用户参与在线健康社区时，参与互动意愿不足。本文通过理论设计及验证，为在线健康服务提供商在促进用户互动参与的激励机制设计方面提供科学理论和设计方法的指导。

本文从激励机制强度出发，研究激励机制对在线健康社区用户互动参与的影响路径，旨在通过激励机制的设计与实施，为用户提供更多的价值，从而进一步促进用户互动参与，保持在线健康社区的持续稳定发展。

本文的研究结果对于在线健康社区的服务提供商更好地进行网站或相关互联网产品设计，提升在线健康社区使用效果，从而提高在线健康社区的竞争力具有非常重要的实践意义。

3.3.1.7 研究创新点

本文从激励机制强度和感知价值的角度对在线健康社区用户互动参与问题进行研究，并基于研究结果提出相应的对策和建议，具备如下创新点：

第一，选题创新。本研究属于社交媒体与健康服务的交叉研究，借助于社交媒体的相关理论研究，结合健康服务的特征，研究在线健康社区的用户激励机制，即如何优化在线健康服务社区的用户使用效果，形成在线健康服务社区研究的理论与方法基础，同时为在线健康服务社区的顺利发展提供理论支持。

第二，研究视角创新。本研究抛开对用户是否使用在线健康社区的初始研究，从如何优化用户使用在线健康社区的效果切入，从激励机制的角度，研究不同强度的激励机制在促进用户参与在线健康社区互动中的作用。

第三，研究方法创新。本研究以实验室实验和问卷调查为主要研究方法，探究用户激励机制设计对用户参与互动行为的影响。同时，运用组间对比研究的方式，实证探索三种激励机制强度下的影响差异，深化了理论基础，为在线健康社区用户行为研究开拓了新的方向。

3.3.2 文献综述

根据研究问题的需要，本文从在线健康社区、激励机制、感知价值等角度进行文献综述。

3.3.2.1 在线健康社区

社交媒体也称为参与式互联网，包含一组广泛的基于互联网的通信、工具和援助（Jones and Fox，2009）。由于社交媒体拥有广泛的公众参与，为其在卫生领域创建了一个具有良好用户基础的应用平台。近年来，随着健康信息技术的快速发展，健康促进专家迅速认识到社交媒体的潜力，于是开始大量地启用和加强消费者在健康和医疗卫生领域的互动（Thackeray et al.，2008；李月琳和蔡文娟，2012）。随着医疗保健中心逐渐由疾病转向病患，病患参与在健康改善过程中的作用日益凸显，越来越多的共同健康兴趣的患者聚集在虚拟空间形成在线健康社区。

在线健康社区作为社交平台的一种类别，同样具备社交平台的特征，是一个用户与用户、用户与运营商交互的平台。在在线健康社区使用过程中，用户会在平台上公开分享自己的医疗信息，也会获得他人的医疗信息或是情感安慰。在线健康社区的出现，不仅改变了病患寻找健康信息、获取社会支持的方式，还为健康知识的产生、健康管理方法的创新提供了重要平台。

与其他社交群体相比，在线健康社区的很多使用者是患有疾病的，在身体或精神上需要一定的帮助，因此，从用户行为的角度，在线健康社区需要提供一套专门的设计功能，包括：个性化信息、交互性、内容质量及用户友好性。从社区本身的角度，特别是商业性社区，期望通过促进用户参与度，增强社区影响力，从而形成一定的盈利模式，如推送与个人健康匹配的个性化广告。

由于在线健康社区用户与其他社交媒体用户有着非常不同的特征，会有隐私风险等因素阻碍用户持续参与社区。为了鼓励用户积极参与在线健康社区的互动，社区服务商会设计相关激励措施。在这一背景下，如何从感知价值的角度及激励机制强度出发，促进用户的健康互动参与意愿和参与行为，成为学术界迫切需要回答的问题。

（1）在线健康社区的特征

与一般性在线社区的整体平淡相比，近年来，在线健康社区等专业性社区得到了较快发展。在线健康社区是虚拟社区在主题与活动上的细化，借助信息技术及应用，在线健康社区可以充当医学教育的方法和工具，为不同主题的健康信息或知识的交流与协作提供服务，并在不同群体之间营造关系和提供社会支持。

通过在线健康社区，人们可以向专家咨询问题、向其他患者学习或是与其他患者一起分享各自的经历、获取有益的健康知识。通过观察总结发现，当前典型的在线健康社区主要有3类，如表3-10所示。

表 3-10 典型在线健康社区示例

典型的在线健康社区	例子
专业性的医疗保健网站	好大夫在线、39 健康在线、春雨医生、甜蜜家园等
综合性社区网站内的医疗保健频道或子板块	晚霞网内的养生频道、天涯社区的健康板块等
即时聊天群组	各类以病症交流为主的 QQ 群、微信群等

（2）在线健康社区的优势

在线健康社区为患者寻找并获得需要的社会支持提供了一种简单、方便的新渠道。与面对面的社会支持（Face-to-face Support）相比，基于在线健康社区的社会支持具有许多优势，归纳总结为表 3-11。

表 3-11 在线健康社区的优势

优势	具体表现
不受空间和时间的限制	只要连接上互联网，在线健康社区 24 小时可用，不受地理位置的约束
拥有来自全球的用户	相比现实世界，用户群体在数量和多样性上远超现实支持小组。患者更容易从在线健康社区中的海量健康信息内容中找到自己需要的答案
互联网的匿名性，用户感知安全	患者在生活中时常遭遇疾病歧视或是产生给家人带来麻烦的焦虑，妨碍了他们向周围人群获取社会支持的欲望。互联网的匿名性，使患者愿意公开自己的健康信息，提出社会支持的需求
参与在线健康社区的用户大都为同一疾病的患者	当患者在面对相似疾病的其他患者时，会获得共同疾病经历和困难的认同感，从而更容易在在线健康社区中获得包括情感支持在内的不同种类的社会支持
在线健康社区中，存在共情性关心	用户很容易找到相似疾病经历的患者，双方具有对方处境的真实体验，彼此可以提供更为准确的信息帮助，从而降低健康行为不当采纳的风险

3.3.2.2 激励机制

根据马斯洛的需求层次理论，人们在社交网站能够获得社交需求、尊重需求、自我实现需求。用户在社交网站上，通过使用后得到的利益强化了之前的期待，增强了对自身知识贡献能力的自信，提升了个人形象，带来满足和知识的自我效能，这些都刺激用户持续使用社交网站。

用户在在线社区的收益主要是虚拟性等级、荣誉以及有限物质奖励。李丹（2015）认为适当的刺激和鼓励是维系用户最好的方式，也是促进优质内容生成的最好手段。李晓方（2015）认为虚拟环境下身份等级创造、财富以及特权分配的低障碍性，使内容开放平台的运营商可以运用低成本、高效率的激励体制激发用户的共享行为。同时，李晓方（2015）也认为设计激励制度不仅要考虑到内容生产者的利益和需求，同时还要综合分析平台提供者本身的利益诉求以及成本收益状况。

现有的在线社区在设计激励措施时，多会从虚拟精神刺激和实际物质刺激两个层次来考量，设计的元素多为积分、身份、权限、物质奖励等形式。通过对已有的在线健康社区（如39减肥社区）进行观察，我们发现，在在线健康社区中，以上这些激励形式基本都有出现，主要有以下三种激励策略。

（1）身份激励

身份激励，本质上是根据人们对声誉和身份的追求而设计出来的激励机制，是一种精神激励。李丹（2015）认为个人形象可以体现在积分等级制度上，也就是本文的以积分为基础的身份激励策略。根据用户在在线健康社区参与互动情况，获得对应的积分，根据积分值所在的范围，对用户的身份进行区分。大多数在线社区都会对用户进行身份奖励，多为将用户分为初级者、中级者、高级者（红人）等。

徐美凤（2011）对自然科学、人文社科两类学术虚拟社区的知识共享行为影响因素进行对照分析，发现对人文社科社区的成员来说，更多出于心理性动机，人文社科社区的成员更认同等级、荣誉称号这两种常用的激励形式。

李丹（2015）以知乎为研究对象，对社会化问答网站的用户内容生产进行研究，发现目前知乎没有明确的激励机制，甚至没有积分和等级制度，完全是依靠个人喜好和对知识分享的热爱去回答问题。如果知乎设计了身份激励机制，就能够促进更多的用户以更积极的心态投入知乎的使用中。李晓方（2015）以百度知识内容平台为研究对象，发现百度重视运用人自身所内在的成就、权利以及从属性的动机因素，通过适当的激励体制的设计，促进用户的知识共享行为，流量经营理念使内容开放平台同时兼具媒体和社交网络的特性。张敏等（2016）从利己和利他的双重情境出发，对在线知识社区的用户进行研究，认为合理的社区成员等级制度会激励用户互动参与行为，通过对积极贡献知识的个体成员给予更高的虚拟地位从而满足他们对于地位收益的感知。

（2）权限激励

权限激励，本质上是根据资源的稀缺性进行设计的激励制度。大多数社区会设计发帖数量，分享、推广帖子，置顶帖子，精华帖子，删除帖子等不同层次的权利，同时根据不同的用户积分，对这些权利进行一定的限制和升级。

徐美凤（2011）认为对自然科学社区成员来说，他们获取信息的动机较强，通过提高用户权限以获得更多信息或资源，可以构成有效的激励。张敏等（2016）对在线知识社区的用户进行研究，认为对于积极贡献知识的个体成员赋予更高的知识获取权限，如某些重要资料仅供活跃用户下载使用等，会帮助用户提高其感知知识收益，进而提高用户参与。

（3）物质奖励激励

物质奖励激励，是在精神激励的基础上，通过线下物质奖励的发放，给用户提供一定的经济回报。赵菲（2014）认为，对于绝大多数用户而言，可以采取精神激励的方式，即提高用户在该社区中的声誉地位并给予一定的虚拟物品和徽章等，但对于高等级（高贡献值）用户，可倾向于给予实际的收益，如兑换礼品、颁发奖品、更多的试吃活动参与机会等。杜静等（2016）通过对网络中用户的调查，发现75%的用户喜欢真实货币的奖励，用真实货币奖励的方式可以激发他们的参与互动意愿。雷蔚真和郑满宁（2010）发现经济回报对持续性内容生产者来说，是最强有力的动机。

3.3.2.3 感知价值

（1）感知价值的定义

感知价值的概念最早在营销学领域中出现，Parasuraman 等（1988）把消费者感知价值定义为：消费者对感知利得和感知利失的比较，进而对产品效用产生的整体感知。Anderson 和 Sullivan（1993）认为，用户感知价值是用户对产品总体的感知效用，体现在经济效益、社会效益、服务以及技术等诸多方面。Butz 和 Goodstein（1996）认为，用户在使用产品并得到价值增值后与产品生产商之间产生的情感联系，可以归纳为感知价值。国内学者龚主杰等（2013）将虚拟社区成员进行持续知识共享行为的感知价值分为实用价值、情感价值、社会价值和利他价值。曹卓琳（2015）认为虚拟社区用户的感知价值不仅包括用户参与社区活动的行为结果带来的价值，如社会价值和利他价值，也包括在参与社区活动中用户所体验的价值，如实用价值和情感价值。代宝（2015）将用户的感知价值细分为工具性价值和享乐性价值，作为解释持续使用 SNS 的关键影响因素被纳入模型之中。

通过文献阅读，我们可以发现，学者多从用户的角度来研究用户参与在线社区行为的动机。李丹（2015）以社会化交换理论和社会资本理论为基础进行研究，认为人们之所以愿意将自己的知识贡献给社区，是因为他们希望这种贡献是有价值的，能产生以提高声誉和相互作用为主的外部价值和以助人为乐为主的内部价值。

从社区平台服务商的角度来讲，服务商会想方设法通过各种激励手段满足用户的需求或者动机，继而转化为为用户提供对应的价值，从而鼓励用户参与互动。

因此，本文将学者们对各种感知价值的定义进行归纳总结，见表3-12。

表3-12 感知价值定义汇总

感知价值分类	作者	定义
实用价值	曹卓琳（2015）	虚拟社区成员对社区服务带来的“收益”和“牺牲”的总体感知，是对有用性的衡量
情感价值	曹卓琳（2015）	虚拟社区成员在进行网络活动过程中所体验的某些情绪
社会价值	曹卓琳（2015）	虚拟社区成员在社区中的声誉、地位等
利他价值	曹卓琳（2015）	社区成员出于道德考虑而进行的一种行为
信息性动机	Wang and Fesepmaier（2004）	用户使用网站功能，通过与他人沟通来获取或共享生活学习等方面的信息的动机
	郭朝阳和吕秋霞（2009）	通过持续的互动沟通，获取信息和方法，为自己或别人解决特定问题的动机
	孙宇科（2009）	成员在社区获取信息、知识，或者获得解决问题的答案的动机
工具性动机	Bargh and McKenna（2004）	工具性价值又称为工具性需要，包括产生观点、谈判或协商、解决问题，寻找他人为自己做事情、进行决策等
	Alexander and Shaosong（2002）	人们借助他人或者某种社会组织帮助其完成具体任务，具有鲜明的目的性
	Pierce（2009）	参与者通过在线交流互动来完成特定任务的动机，如解决问题、产生新观点、通过关心他人使之关注某件事或某种产品、对某项已经做出的决策或购买协议进行评价等
功能性收益	王慧贤（2013）	将信息性动机、工具性动机以及目的性动机的概念进行整合，定义为功能性收益，认为用户参与社交网站的功能性收益主要体现在平台功能或服务对于用户的实用性方面，如提高用户的感知收益或减少用户的感知成本

续表

感知价值分类	作者	定义
娱乐性收益	Moon and Kim（2001）	娱乐性收益是影响网络用户接受的关键因素，表现为个人在执行特定行为或开展特定活动时感受到的愉悦
	Dholakia et al.（2004）	人们在虚拟社区中，由游戏或者与他人的交往所带来的快乐和放松的价值
	McQuail（2010）	社会化媒体的娱乐价值归结为满足用户逃避现实、娱乐、释放情绪和减轻焦虑的需求
	王慧贤（2013）	娱乐性收益是用户的一种积极的内在心理感受。用户通过参与社交网站，浏览信息或者使用网站功能，获得快乐，解除压力，缓解情绪，产生满足感
自我效能	Gardner and Pierce（1998）	社区成员通过个人的知识共享行为感知到的自己对社区的贡献程度
	Kalman（1999）	虚拟社区成员对自己所贡献的知识对于其他成员或社区价值大小的信心
	Kankanhalli et al.（2005）	个体用户对于自身为其他用户提供有价值知识的能力的自信程度，是一种影响个体行为决策、努力程度的自我评估形式
	Jashapara and Tai（2006）	个人生成既定知识时，对自身行为能力的信念
	Chen and Hung（2010）	社区成员对于其自身内容共享能力及应对他人提出问题的能力的自我评价
	王慧贤（2013）	用户对自身参与社交网络贡献内容、参与互动的能力的自我评价，对自己能力的肯定

（2）感知价值的应用和研究

通过文献阅读，我们将感知价值在各个领域的应用和研究进行了总结，见表3-13。

表3-13 感知价值在各个领域的应用和研究汇总

作者	应用和研究	感知价值类型
Kotlarsky and Oshri（2005）	全球分布的团队如何进行知识分享，进而导致成功的合作	社交关系
Kankanhalli et al.（2005）	对知识贡献者的电子知识库的使用。以台湾最大的问答平台——雅虎知识堂为研究对象	（1）娱乐性； （2）知识的自我效能

续表

作者	应用和研究	感知价值类型
左仁淑等（2009）	不同产品（手机和洗发水）作用于顾客的价值对顾客忠诚的影响模型	（1）功能性价值； （2）精神性价值； （3）成本性价值
盛慧敏（2010）	品牌社区对消费者品牌忠诚度的作用机制	（1）财物价值； （2）社交价值； （3）信息价值； （4）形象价值； （5）娱乐价值
王慧贤（2013）	社交网络媒体平台用户参与激励机制研究	（1）功能性收益：主要体现在平台功能或服务对于用户的实用性方面； （2）娱乐性收益：积极的内在心理感受； （3）自我效能：表现为对自己能力的肯定
谢佳琳和张晋朝（2014）	在线社区（微博）的用户内容生成意愿研究	（1）感知娱乐性； （2）预期互惠关系； （3）主观规范

（3）在线健康社区的感知价值

用户参与任何虚拟社区都是为了满足某种需要，对于在线健康社区的用户也是。基于上述学者对感知价值的分析，结合本研究的具体情境，本文根据在线健康社区的特点和用户在在线健康社区的需求，将用户在在线健康社区的感知价值分为五种价值，分别是娱乐价值、健康价值、社交价值、自我实现价值和社区认同感，归纳为表3-14。

表3-14 在线健康社区五种感知价值的定义

感知价值类型	本文定义
娱乐价值	用户参与在线健康社区时，因使用各种功能和服务而获得的快乐和愉悦
健康价值	用户在在线健康社区所获得的健康行为提升的价值，如用户可以搜索健康信息，分享自己的健康保养和就医就诊等经验，进行健康日志管理，参与健康活动等，以促进用户提升其健康价值
社交价值	用户在在线健康社区中所获得的情感支持和伴随支持
自我实现价值	用户在在线健康社区中所获得的对自我认知的提升，提升其个人的荣誉感、成就感、影响力
社区认同感	用户对该健康社区具有成员感和归属感，认同该社区的理念、设计和其他成员

3.3.3 理论模型构建与假设提出

本文在文献综述的基础上，基于感知价值理论，结合现有在线健康社区的激励机制的强度设计，构建了激励机制强度对在线健康社区用户互动参与行为影响的理论模型，并提出相应研究假设。

基于感知价值理论，根据在线健康社区的特点和用户习惯，本文以激励机制强度为自变量，以用户黏性和用户活跃度为因变量，以感知价值为中介变量，以自我驱动能力为调节变量，建立了在线健康社区用户互动参与行为研究模型，着眼于研究激励机制强度对用户在在线健康社区中的互动参与行为的影响及差异。其中，将在线健康社区的感知价值分为五个维度，分别是娱乐价值、健康价值、社交价值、自我实现价值与社区认同感。具体模型如图 3-2 所示。

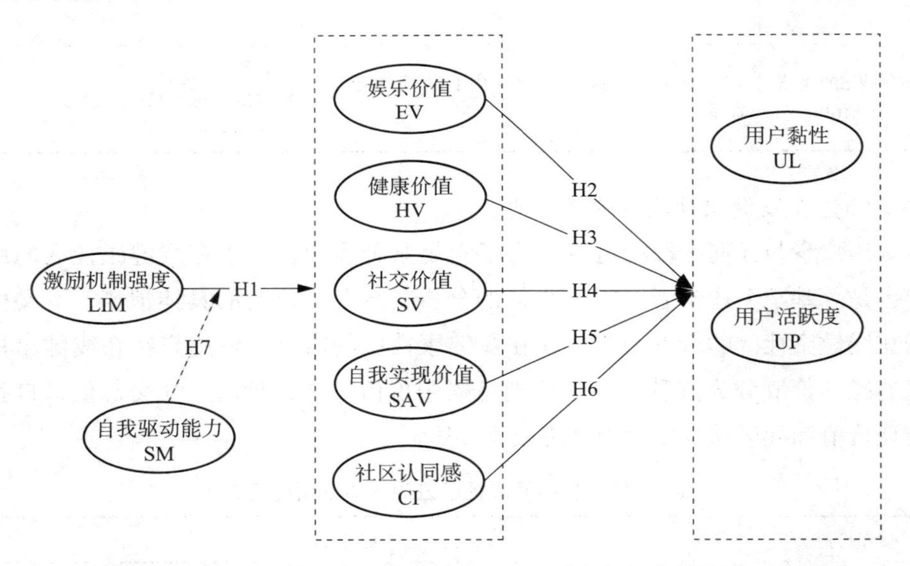

图 3-2 激励机制强度对在线健康社区用户互动参与行为影响的理论模型

3.3.3.1 激励机制强度对用户感知价值的影响

激励机制的设计是社区平台服务商刺激用户参与互动的有效途径，常见的激励措施主要包括三种：身份激励、权限激励、物质奖励激励。在线健康社区的感知价值分为五个维度，分别是娱乐价值、健康价值、社交价值、自我实现价值与社区认同感（具体定义见表 3-14）。

（1）激励机制强度

通过对现有的激励机制进行归纳总结和叠加，我们将激励机制强度分为三个层次：身份激励，强度一级；身份权限激励，即在身份激励的基础上，增加权限激励，将其激励叠加效果设为强度二级；身份权限物质激励，即在身份权限激励的基础上，增加物质奖励激励，将其激励叠加效果设为强度三级。

（2）娱乐价值

娱乐价值，又称为使用乐趣。很多研究认为娱乐性动机是影响用户参与在线社区的关键因素之一。基于对娱乐性动机的定义的研究，结合在线健康社区的特点，我们可以发现社区提供激励机制的出发点之一，便是为用户提供娱乐价值。

（3）健康价值

健康价值，是用户使用在线健康社区时渴望获得的核心价值。用户使用在线健康社区，无论是健康信息共享还是健康产品试用等行为，主要是为了提升自我健康，产生健康价值。

（4）社交价值

社交价值，又称为社交收益。建立社会交互联结，追求在社会群组中的声誉地位及获得群组的认同，是人们参与在线社区的首要和普遍的行为动机。各种在线社区都带有一定的社交性，从社区的产品设计来看，会尽量让用户的账号与其他社交媒体（微博、QQ 等）相关联创建账号，并给予用户私人空间。一方面，用户可以在社区内找到自己的亲朋好友；另一方面，用户还可以在社区内发现相同兴趣的路人，结交新朋友，从而形成新的人际关系网。

（5）自我实现价值

邓运（2013）认为自我认同是指一个人对自己作为一个不同于其他人的个体的认知和评价。人们都期望从社区中获得认可来表达出他们的身份，那么在虚拟社区环境下的知识贡献能够被理解为尝试表达自我身份的一种行为。雷蔚真和郑满宁（2010）认为成就感是人们为 UGC 社区做贡献的主要理由。在线健康社区作为一个社交平台，满足了用户被尊敬和自我实现的需要。

（6）社区认同感

社会认同是社会认同理论中的一个关键概念，在虚拟社区用户行为研究中得到了广泛应用。Tajfel（1978）第一次提出了社会认同的概念，将其定义为，个人社会身份的建立是通过对自己在团体中成员身份的认知，并对这种成员身份形成情感上的联系和自己的价值判断。虚拟社区感源自于社区感，但它不像物理社区有着明确的地理位置和结构，它是不依赖任何正式契约且只存在于具有共同兴趣或行动的成员头脑中的非正式社区。Koh 等（2003）认为虚拟社区认同感是指在虚拟在线社区中，用户对在线社区的社会认同。赵玲等（2009）认为用户通过参与虚拟社区的活动会产生一种虚拟社区感，即对虚拟社区的归属感和依赖感。Lim（2014）认为在点评网站社区中的社会认同指的是通过在社区中共享内容和交流思想，用户在社会群组中可能增加的声誉和受欢迎程度，以及感受到的其在社会群组中的重要性和被尊敬。彭晓东和申光龙（2016）认为虚拟社区感是社区成员关于虚拟社区的成员感、影响力和沉浸的个人感受，这种个人感受反映并影响着虚拟社区成员的认知和行为。

当平台为用户提供更高层次、更多激励措施组合时，平台的激励机制强度越高，用户所感知到的相应的价值就越高。因此，我们提出以下假设：

H1：激励机制强度对在线健康社区用户的感知价值存在正向影响。

H1a：激励机制强度越高，用户感知的娱乐价值越高。

H1b：激励机制强度越高，用户感知的健康价值越高。

H1c：激励机制强度越高，用户感知的社交价值越高。

H1d：激励机制强度越高，用户感知的自我实现价值越高。

H1e：激励机制强度越高，用户感知的社区认同感越高。

3.3.3.2 用户感知价值对用户在线互动参与行为的影响

通过文献阅读，我们选取了用户黏性及用户活跃度来测量用户的参与互动行为。

（1）用户黏性

用户黏性指的是用户对社区的忠诚度和喜爱程度，有关文献指出用户黏性也可以用群凝聚力来表示。Gross 和 Martin（1952）认为凝聚力描述的是由于各种原因使成员留在群中的力量。Chidambaram（1996）认为凝聚力是由于交往的需要，成员被吸引到群中以及成员之间彼此吸引的程度。Zhang 和 Zhu（2011）认为维系社群的重点在于成员对该社群的认同感与信任感，这成为决定各社群成员是否愿意与其他成员进行互动的必要条件，也是成员之间是否会进行社群内沟通与信息分享的关键要素。杨伟（2014）认为群凝聚力主要关注群用户对于群的态度，包括喜爱程度、共同话题的讨论、自由表述自己的观点、相互帮助以及平等对待群成员的程度。

（2）用户活跃度

用户活跃度表现为用户在参与社区互动时的活跃程度，比如积极态度、投入时长、互动频率等。杨伟（2014）认为群活跃度主要表现为群成员信息分享的积极性与交流互动的频繁程度。

（3）娱乐价值

Martocchio 和 Webster（1992）认为个人的娱乐性特质越高，越会对某项活动表现出更高的热情，拥有更高的绩效。在线社区通过设计各种激励措施，提升用户在在线健康社区的使用乐趣，让用户感知到激励机制带来的更高的娱乐价值，进而促进用户的互动参与，增强用户黏性和用户活跃度。因此，我们提出以下假设：

H2：在线健康社区用户娱乐价值对用户参与互动存在正向影响。

H2a：用户在在线健康社区感知到的娱乐价值对用户黏性有正向影响。

H2b：用户在在线健康社区感知到的娱乐价值对用户活跃度有正向影响。

（4）健康价值

当用户在在线健康社区感知到的健康价值越多时，用户越愿意持续使用在线健康社区，因此，用户忠诚度更高，即用户黏性更强。与此同时，当用户感知到的健康价值越多时，用户越愿意在每次参与互动时更加投入和积极，从而产生更高的用户活跃度。因此，我们提出以下假设：

H3：在线健康社区用户健康价值对用户参与互动存在正向影响。

H3a：用户在在线健康社区感知到的健康价值对用户黏性有正向影响。

H3b：用户在在线健康社区感知到的健康价值对用户活跃度有正向影响。

（5）社交价值

如果用户在在线健康社区感知到更多的社交价值及获得更多的情感支持和陪伴支持，那么用户会更愿意持续参与社区活动和互动，因此，用户对社区的忠诚度和活跃度都会随之升高。因此，我们提出以下假设：

H4：在线健康社区用户社交价值对用户参与互动存在正向影响。

H4a：用户在在线健康社区感知到的社交价值对用户黏性有正向影响。

H4b：用户在在线健康社区感知到的社交价值对用户活跃度有正向影响。

（6）自我实现价值

谢佳琳和张晋朝（2014）认为个人只有感受到某种行为能够实现他的自

我价值，才会持续这种行为，研究通过对新浪微博和腾讯微博用户进行调查，发现自我价值感知显著地影响用户生成内容的意愿。这可以理解为，当用户在在线健康社区感知到的自我实现价值越高时，用户对这个社区的用户黏性和用户活跃度也会越高。因此，我们提出以下假设：

H5：在线健康社区用户自我实现价值对用户参与互动存在正向影响。

H5a：用户在在线健康社区感知到的自我实现价值对用户黏性有正向影响。

H5b：用户在在线健康社区感知到的自我实现价值对用户活跃度有正向影响。

（7）社区认同感

通过文献阅读，我们发现虚拟社区感对虚拟社区的建设和发展有着重要影响，虚拟社区感与虚拟社区中的顾客行为、体验等变量都存在相关性。当社区成员之间建立起更加和谐的关系，成员对自己的角色给予更多的认可时，他就越能够在社区中发挥作用，越能融入信息交流与共享的社区环境中去，并且得到更多的社会整体认同，进而，用户更加愿意参与在线健康社区的互动，即用户黏性和用户活跃度得到提升。Chang 和 Chuang（2011）认为用户对虚拟社区的认同态度会显著影响用户的知识分享行为。雷蔚真和郑满宁（2010）认为虚拟社区意识是社区的软实力与感情黏合剂，对内容生产社区的长期增长很重要，有利于维持用户参与社区。因此，我们提出以下假设：

H6：在线健康社区用户社区认同感对用户参与互动存在正向影响。

H6a：用户在在线健康社区感知到的社区认同感对用户黏性有正向影响。

H6b：用户在在线健康社区感知到的社区认同感对用户活跃度有正向影响。

3.3.3.3 自我驱动能力对激励机制强度和用户感知价值的调节作用

自我驱动能力，是个人追求上进、提升自己的一种心态和能力。个人不断驱动自己前进的力量，来源于自己想要变得更好的欲望。李川和李玲玲（2015）在进行关于大学生语言自主学习能力的研究时，将自我驱动能力概括为课内外学习策略的使用、寻找协助的策略、情感策略和小组合作学习等。

本文认为用户在在线健康社区从事搜索信息和分享信息等行为，也会和用户个人的自我驱动能力有关。自我驱动能力越强的人，对待事情越积极主动，越希望自己变得更好，这类人对激励的感知更加敏感，因此，无须激励或者很小程度的激励就可以使这种类型的用户在在线健康社区积极参与互动。然而，自我驱动能力越弱的人，对待事情越不主动，且更加懒惰，希望自己变得更好的欲望不大，可能需要更大强度的激励来刺激这种类型的用户，才能使得他们在在线健康社区参与互动，甚至，即使激励强度很大，这类用户也会觉得无所谓，选择无动于衷。用户具有不同程度的自我驱动能力，而这种能力的区别会对激励机制强度对用户在在线健康社区参与互动的影响产生调节作用。因此，我们提出以下假设：

H7：自我驱动能力对激励机制强度对用户感知价值的影响具有正向调节作用。

H7a：自我驱动能力越强，激励机制强度对用户在在线健康社区参与互动的娱乐价值的正向影响更显著。

H7b：自我驱动能力越强，激励机制强度对用户在在线健康社区参与互动的健康价值的正向影响更显著。

H7c：自我驱动能力越强，激励机制强度对用户在在线健康社区参与互动的社交价值的正向影响更显著。

H7d：自我驱动能力越强，激励机制强度对用户在在线健康社区参与互动的自我实现价值的正向影响更显著。

H7e：自我驱动能力越强，激励机制强度对用户在在线健康社区参与互动的社区认同感的正向影响更显著。

3.3.4 实验研究

本文将通过情景实验法研究在线健康社区的三种激励机制强度对用户参与互动行为的影响。

3.3.4.1 总体实验设计

本次实验采用的是组间实验。实验将平台激励机制设置为三个强度等级，分别为身份激励（强度一级，分值设为 1 分）、身份权限激励（强度二级，分值设为 2 分）和身份权限物质激励（强度三级，分值设为 3 分）。

采用身份激励策略的实验组，称为 I 组（Identification Incentive Mechanism）；采用身份权限激励策略的实验组，称为 IR 组（Identification & Right Classification Incentive Mechanism）；采用身份权限物质激励策略的实验组，称

为IRM组（Identification & Right Classification & Material Reward Incentive Mechanism）。

3.3.4.2 焦点小组访谈

在正式实验前，我们进行了一次焦点小组访谈，目的是确定实验材料中所包含的具体信息参数，如选定什么类型的社区作为实验环境？身份激励策略、权限激励策略及物质奖励激励策略的内容分别是什么？

根据实验目的，我们找到5名在线健康社区的深度用户、4名其他在线社区的深度用户和1位相关领域的副教授进行了焦点小组访谈。焦点小组访谈的问题及回答见表3-15。

表3-15 焦点小组访谈问题及回答

访谈问题	回答总结
在在线健康社区中，你认为人们关注最多的社区类型是什么？	在线减肥社区
你认为在线健康社区的身份激励政策中通常设置几个身份？	三个身份
你认为在线健康社区的身份激励政策中常用的身份名称有哪些？	初级者、中级者、红人
你认为在线健康社区的身份激励政策中常用什么措施进行用户身份设置的？	积分
你认为在线健康社区的身份激励政策中一般是如何用积分进行用户身份设置的？	每日登录：2分 评论、点赞：3分 发起话题：5分 发起话题并收到20个以上的评论：10分 话题浏览量超过100次：10分 话题浏览量超过500次：15分 话题被评为精华：10分 成功邀请一个朋友并注册：5分 每累计在线1小时：5分
你认为在线健康社区的身份权限激励政策中针对不同的身份通常设置哪些权限？	浏览帖子、发起话题、评论、点赞、分享、每小时最多可发布的评论数量、24小时内最多可新建的话题数量、可添加的好友数量、可发布的短消息数量、可以将话题设为精华进行推广、取消加精、删除话题、删除评论、删除评论并拉黑用户、优先参与线下活动

续表

访谈问题	回答总结
你认为物质奖励激励机制包含哪些措施?	抽奖、积分兑换
假设在在线减肥社区中，你希望得到哪些物质奖励激励?	免费保健品体验、免费体检活动、健康教育类讲座、活动类的门票、健康教育类的优惠（如优惠券、折扣、代金券、赠品等）
在在线减肥社区中，哪些话题的热度较高?	运动减肥、饮食减肥、局部减肥

3.3.4.3　实验材料设计

为了更真实地模拟在线健康社区，我们选定了腾讯公司出品的兴趣部落作为实验平台。根据焦点小组访谈内容，减肥健康是被访者们普遍关注的一个问题，因此，本研究选取在线减肥社区作为研究环境。

我们在实验群平台——兴趣部落中建立了3个在线减肥社区（X、Y、Z减肥社区），分别采用三种激励机制强度，也就是分别对应身份激励策略I组、身份权限激励策略IR组和身份权限物质激励策略IRM组。

我们对三个社区进行了前期设计，将社区界面、实验话题（构造社区环境）、社区发文的语气等细节进行统一化，尽量使得实验背景单纯，减少其他干扰因素的影响。

（1）实验话题

我们根据焦点小组访谈中用户比较关心的三个减肥主题，即运动减肥、饮食减肥和局部减肥，对应设计了三个话题以及相关回帖（具体请见表3-16），并发布在这三个实验社区中，进行模拟，给用户营造出一个相对真实的在线减肥的讨论互动环境。

表3-16　实验话题材料设计

主题	预设话题	预设回复
运动减肥	帖子1：大家跳过郑多燕减肥操吗？有效果吗?	1. 这个可以有一定辅助作用，运动一定要在半小时以上才可以，同时饮食上减少甜食、零食、饮料及煎炸烧烤食物摄入。 2. 这是一种系统性的有氧减肥操，如果你能坚持锻炼，效果还是不错的。 3. 减肥操也是运动的一种，如果想要达到比较好的减肥效果，最好是每次保持半个小时以上。当然平时也要注意控制饮食，少吃或者不吃高热量的食物，多以容易饱腹的食物为主食，如蔬菜、粗粮等

续表

主题	预设话题	预设回复
饮食减肥	帖子2：春天到了，夏天也不远了。大家有什么减肥的经验推荐不？求分享	1. 曾经跳过郑飞燕减肥操，感觉太安静的运动不适合我，比如瑜伽。 2. 慢跑，游泳，加少食多餐。 3. 跑步、走路、减肥操。 4. 平时一直打排球，感觉还蛮有用的，以后打算继续保持咯~很多次想试着练俯卧撑，但是都没坚持下去。 5. 睡前挂腿，健身房跑步踩单车，打羽毛球配上控制饮食，主要是坚持，个人感觉还是很有效果
局部减肥	帖子3：小腿太粗，求问怎么局部瘦小腿？	1. 因为以前短跑、长跑和进行其他腿部运动之后都没有放松、拉伸，现在小腿特别粗，有肌肉，同求可以让小腿变得匀称、好看的方法。 2. 看过几个懒人瘦腿的方法，推荐给大家，一起瘦小腿。第一步：打松腿部肌肉，平时没事多按摩、拍打腿部肌肉，用热水泡小腿，泡完后拍打小腿，加速血液循环。第二步消脂收紧运动，前脚掌放在高于水平面的地方，后脚跟落地，形成一个拉伸小腿的力量，可以塑造腿部线条，平时站的时候可以选择站在矮一点的台阶上，晚上躺床上玩手机可以把腿紧贴墙壁，这个真的挺管用的。 3. 其实大多数腿粗的人都有一个共同的特点，就是喜欢坐在一个地方不动，这样非常容易让双腿渐渐变粗。一个好方法就是在平时休息的时候，可以进行踮脚运动，每天午后、傍晚各做一次，使劲踮起脚尖，直到酸胀为止，并坚持10秒左右，每天做10次左右，就能看到瘦腿的效果

（2）实施方案

被试在不同的实验室通过计算机上网进行实验。实验开始前，实验员将通过一个在线减肥社区的图片向被试简要介绍在线减肥社区。随后，实验员根据随机原则将被试随机分配并分别邀请加入三个模拟在线减肥社区X、Y和Z，同时给被试分配不同的用户名、身份和积分数。被试根据实验材料提示加入相应的社区。

为了更好地管理实验的实施，我们在每个群中加入1名研究成员作为群管理员，负责组织与提出讨论主题，实施群激励制度管理策略，但不参与讨论。在线减肥社区X、Y和Z分别使用身份激励策略I、身份权限激励策略IR和身份权限物质激励策略IRM，具体策略由群管理员以实验材料和社区管理制度的形式告知被试。

用5分钟熟悉所在社区的使用方法和社区管理制度，尤其是其中的激励机制策略后，被试依据社区管理制度，在社区管理员创建的社区里围绕运动减肥、饮食减肥、局部减肥三个话题进行自由讨论，讨论时间持续 1 个小时。

3.3.4.4　问卷设计

实验结束后，被试填写实验问卷，旨在对研究模型中的变量关系进行检验。问卷使用 7 点 Likert 量表法，要求被试根据实验内容进行打分，1 表示非常不同意，7 表示非常同意。问卷中的变量和测项是在成熟构念和测项的基础上根据本研究的研究情景调整后生成的。这些变量的具体度量项目及来源如表 3-17 所示。

表 3-17　在线健康社区激励机制强度对用户参与互动影响的问卷设计

构念及测量	测项来源
1. 娱乐价值	Davis et al.（1992）；Agarwal and Karahanna（2000）；Koh et al.（2003）；Lu et al.（2011）
1.1 在线减肥社区的激励政策，让我觉得，在我所在的减肥社区发言给我带来快乐	
1.2 在线减肥社区的激励政策，让我觉得，与我所在的减肥社区中其他成员互动交流是一件很享受的事	
1.3 在线减肥社区的激励政策，让我觉得，我所在的减肥社区很有趣	
2. 健康价值	Foster et al.（2010）；Lee and Ma（2012）
2.1 在线减肥社区的激励政策，鼓励我积极地关注社区其他成员的减肥方法、进程和经验	
2.2 在线减肥社区的激励政策，督促我更好地实施我的减肥方案	
2.3 在线减肥社区的激励政策，鼓励我尝试一些新的减肥方法或减肥产品	
2.4 在线减肥社区的激励政策，鼓励我经常到该社区搜索一些对我减肥有益的专业医疗知识、科普资讯	
3. 社交价值	Gilly et al.（1998）；Bansal and Voyer（2000）
3.1 在线减肥社区的激励政策，鼓励我通过发表评论或分享减肥经验等信息使更多人了解我的生活和喜好，能够结识更多朋友	
3.2 在线减肥社区的激励政策，鼓励我与他人交流我的减肥心得，获得情感支持	
3.3 在线减肥社区的激励政策，鼓励我在该社区消磨时间，宣泄情感，从而使我缓解减肥压力	

续表

构念及测量	测项来源
4. 自我实现价值	Chang and Chuang (2011); Lee and Ma (2012)
4.1 在线减肥社区的激励政策，鼓励我相信在帮助他人的同时也有助于自己将来获得类似的帮助	
4.2 在线减肥社区的激励政策，鼓励我相信参与互动越多越可以提升我的个人荣誉感	
4.3 在线减肥社区的激励政策，鼓励我在在线减肥社区发言、评论、分享内容，从而使我获得成就感	
4.4 在线减肥社区的激励政策，鼓励我在在线减肥社区发言、参与评论，使我的观点得到认同，从而提升我的言论影响力	
5. 社区认同感	Blanchard and Markus (2004)
5.1 在线减肥社区的激励政策，让我觉得自己是这个减肥社区中的一名成员	
5.2 在线减肥社区的激励政策，让我觉得减肥社区里的成员就像我的好朋友一样	
5.3 在线减肥社区的激励政策，让我觉得我对社区内其他成员有影响力	
5.4 在线减肥社区的激励政策，鼓励我更愿意置身于该社区，与我所在的减肥社区的成员们交流	
6. 用户黏性	杨伟 (2014)
6.1 我喜欢我所在的社区	
6.2 我和社区内的其他成员会经常就共同的话题进行讨论	
6.3 在社区内，我能够容易地、自由地表达自己的观点	
6.4 社区内成员乐意相互帮助	
6.5 社区里的每一个成员都是同等重要的	
7. 用户活跃度	Boyd (2003); 彭艳君 (2010); 杨伟 (2014)
7.1 我喜欢并经常在减肥社区内发布、分享信息	
7.2 我经常关注社区动态	
7.3 我经常积极回应社区中其他成员发起的话题	
7.4 我在社区交流互动非常热烈、频繁	
7.5 我会花很多时间在社区论坛上	

续表

构念及测量	测项来源
8. 自我驱动能力	自行设计
8.1 我是一个积极主动的人，会自己主动寻找信息、解决问题	
8.2 我追求进步、自我提升和完美	
8.3 我希望自己变得更好的欲望很强	
8.4 懒惰是阻碍我追求自我提升的障碍	

3.3.4.5　实验流程

在正式实验之前，我们进行了一次预实验，选取了21名被试，随机分成3个群，每群7个成员，进入3个不同的社区模拟三种不同环境下的实验。正式实验过程中，我们选取105名被试，随机分为3组，分别对应三种激励机制强度，每组5个小群，每个小群7人。实验分别测试了三种激励机制强度对用户在在线健康社区的5个维度的感知价值的影响，进而对用户黏性与用户活跃度的影响。实验解决两个问题：①验证激励机制强度对用户在在线健康社区的5个维度的感知价值，即娱乐价值、健康价值、社交价值、自我实现价值、社区认同感的影响；②比较不同激励机制强度对5个维度感知价值影响效果的差异。具体实验流程如表3-18所示。

表3-18　实验流程

实验组	实验群	实验流程
身份激励策略的实验组（I组）	X减肥社区	1. 群管理员负责提前创建社区，发布有关运动减肥、饮食减肥和局部减肥的话题，同时以置顶帖子的形式向被试展示身份激励策略； 2. 被试依据管理员随机分配的身份和积分数进行个人头像和用户名设置； 3. 被试在身份激励策略的环境下，参与讨论互动，随后填写问卷
身份权限激励策略的实验组（IR组）	Y减肥社区	1. 群管理员负责提前创建社区，发布有关运动减肥、饮食减肥和局部减肥的话题，同时以置顶帖子的形式向被试展示身份权限激励策略； 2. 被试依据管理员随机分配的身份和积分数进行个人头像和用户名设置； 3. 被试在身份权限激励策略的环境下，参与讨论互动，随后填写问卷

续表

实验组	实验群	实验流程
身份权限物质激励策略的实验组（IRM 组）	Z 减肥社区	1. 群管理员负责提前创建社区，发布有关运动减肥、饮食减肥和局部减肥的话题，同时以置顶帖子的形式向被试展示身份权限物质激励策略； 2. 被试依据管理员随机分配的身份和积分数进行个人头像和用户名设置； 3. 在讨论过程中，群管理员陆续发布当天的物质奖励帖子； 4. 被试在身份权限物质激励策略的环境下，参与讨论互动，随后填写问卷

3.3.5 数据分析

本研究使用 SPSS 18.0 统计软件和 WarpPLS 4.0 软件进行数据处理和结构方程模型检验。在随后的数据分析过程中，本研究将激励机制强度标记为 LIM（Level of Incentive Mechanism），娱乐价值标记为 EV（Entertainment Value），健康价值标记为 HV（Health Value），社交价值标记为 SV（Social Value），自我实现价值标记为 SAV（Self Achievement Value），社区认同感标记为 CI（Community Identification），用户黏性标记为 UL（User Loyalty），用户活跃度标记为 UP（User Passion），自我驱动能力标记为 SM（Self-Motivation）。

3.3.5.1 描述性统计

大学学生广泛使用各种在线社区，同时减肥瘦身也是他们比较关注的问题，因此，本研究总共招募 105 名在校大学学生作为被试参加实验，分为 3 个大组，每组 5 个小群，每个小群 7 人。样本的性别、年龄、受教育程度、在线健康社区使用情况的分布情况如表 3-19 所示。样本的总体分布基本符合在线健康社区用户群体的特征，因此本研究的结果具有较好的普适性。

表 3-19 实验数据描述性统计

统计变量	项目	人数或次数
性别	男	38
	女	67
年龄	19~25 岁	60
	26~30 岁	45

续表

统计变量	项目	人数或次数
受教育程度	本科以下	2
	本科	61
	硕士	39
	博士及以上	3
曾经使用过的在线健康社区类型	在线健康网站的社区功能：好医生在线、春雨医生	21
	在线健康 APP 的社区功能：好医生在线、春雨医生	25
	特定的在线健康社区：甜蜜家园	25
	各种疾病、健康的百度贴吧	30
	各种疾病、健康的微信群组	30
	各种疾病、健康的 QQ 群组	0
	无	0
在线健康社区使用频率	每天至少 1 次	21
	一周至少 1 次	30
	1 个月 1~3 次	30
	3 个月至少 1 次	25
	半年或以上 1 次	0
	0 次	0

3.3.5.2　效度检验与信度检验

从研究方法论的角度来看，如果采用问卷调查法，则需要考察测量工具的科学性。其中，效度和信度是两个主要的考察指标。

首先，本文对量表采用 KMO 和 Bartlett's 球形检验。经检验，量表的 KMO 值为 0.697，大于 0.5，说明这些因子分析的相关性较强，该组数据适合做因子分析。量表的 Bartlett's 球形检验的统计量很大，为 1843.418，显著性概率是 0.000，说明数据适宜做因子分析。

其次，为了检验效度，本文采用主成分分析法，并进行方差最大化正交旋转因子分析。具体结果见表 3-20 到表 3-25，共萃取出 1 个自变量因子、五个中介变量因子和两个因变量因子。这些因子的特征值均大于 1，中介变量因子的累积解释方差为 72.710%，因变量因子的累积解释方差为 74.368%，因此，每个因子的起始变量指标间的相关性是较为显著的。

表 3-20 中介变量的因子分析

成分	解释的总方差								
	初始特征值			提取平方和载入			旋转平方和载入		
	合计	方差%	累积%	合计	方差%	累积%	合计	方差%	累积%
1	5. 711	38. 073	38. 073	5. 711	38. 073	38. 073	3. 305	22. 036	22. 036
2	3. 033	20. 218	58. 291	3. 033	20. 218	58. 291	2. 780	18. 537	40. 573
3	1. 161	7. 743	66. 033	1. 161	7. 743	66. 033	2. 714	18. 091	58. 664
4	1. 051	6. 076	70. 710	1. 051	6. 076	70. 710	2. 407	15. 546	70. 710
5	1. 001	6. 676	72. 710	1. 001	6. 676	72. 710	2. 107	14. 046	72. 710
6	0. 630	3. 498	82. 386						
7	0. 558	3. 098	85. 484						
8	0. 457	2. 536	88. 020						
9	0. 373	2. 074	90. 094						
10	0. 334	1. 853	91. 948						
11	0. 265	1. 470	93. 417						
12	0. 234	1. 302	94. 719						
13	0. 214	1. 188	95. 908						
14	0. 182	1. 011	96. 919						
15	0. 165	0. 916	97. 835						
16	0. 151	0. 839	98. 674						
17	0. 124	0. 691	99. 364						
18	0. 114	0. 636	100. 000						

注：提取方法是主成分分析法。

表 3-21 中介变量的旋转成分矩阵[a]

变量	成分				
	1	2	3	4	5
EV1	0. 919				
EV2	0. 914				
EV3	0. 863				
HV1		0. 812			
HV2		0. 839			
HV3		0. 788			

续表

变量	成分				
	1	2	3	4	5
HV4		0.771			
SV1			0.852		
SV2			0.917		
SV3			0.791		
SAV1				0.802	
SAV2				0.858	
SAV3				0.881	
SAV4				0.825	
CI1					0.803
CI2					0.863
CI3					0.890
CI4					0.867

注：提取方法是主成分分析法。旋转法是具有 Kaiser 标准化的正交旋转法。a 表示旋转在 7 次迭代后收敛。

表 3-22　因变量的因子分析

成分	解释的总方差						
	初始特征值			提取平方和载入			旋转平方和载入[a]
	合计	方差%	累积%	合计	方差%	累积%	合计
1	6.219	62.191	62.191	6.219	62.191	62.191	5.706
2	1.218	12.176	74.368	1.218	12.176	74.368	4.261
3	0.610	6.102	80.469				
4	0.455	4.552	85.021				
5	0.363	3.634	88.655				
6	0.337	3.372	92.027				
7	0.294	2.936	94.963				
8	0.219	2.188	97.151				
9	0.144	1.436	98.587				
10	0.141	1.413	100.000				

注：提取方法是主成分分析法。a 表示使成分关联后，便无法通过添加平方和载入来获得总方差。

表 3-23 因变量的成分矩阵[a]

变量	成分	
	1	2
UL1	0.824	
UL2	0.766	
UL3	0.848	
UL4	0.815	
UL5	0.693	
UP1		0.848
UP2		0.859
UP3		0.911
UP4		0.925
UP5		0.845

注：提取方法是主成分分析法。a 表示已提取了 1 个成分。

在信度检验方面，从表 3-24 可以看出，大多数因子的信度系数 α 值较高，均大于 0.7，说明因子内部一致性较好。同时，各因子的 Composite Reliability（CR）值均大于 0.8 以及其平均抽取方差（AVE）都高于 0.6，说明量表具有较好的收敛效度。

表 3-24 信度及收敛效度分析

变量	题数	Cronbach's α	Composite Reliability(CR)	Avg. Var. Extrac. （AVE）
LIM	1	1.000	1.000	1.000
EV	3	0.927	0.881	0.809
HV	3	0.879	0.816	0.645
SV	3	0.890	0.814	0.731
SAV	3	0.907	0.862	0.709
CI	3	0.916	0.878	0.733
UL	3	0.893	0.849	0.626
UP	4	0.944	0.926	0.772
SM	3	0.922	0.880	0.807

同时，本研究采用因子 AVE 值平方根与因子间相关系数矩阵检验量表的区别效度。如表 3-25 所示，表中对角线上数字显示的各个因子 AVE 平方根均大于相应的相关系数，说明量表具有良好的区别效度。

表 3-25 因子 AVE 值平方根与因子间相关系数矩阵

	LIM	EV	HV	SV	SAV	CI	UL	UP	SM	SM×LIM
LIM	1. 000									
EV	0. 211	0. 899								
HV	0. 160	0. 623	0. 803							
SV	0. 235	0. 586	0. 522	0. 855						
SAV	0. 281	0. 657	0. 623	0. 757	0. 842					
CI	0. 187	0. 695	0. 486	0. 581	0. 713	0. 856				
UL	0. 234	0. 678	0. 559	0. 554	0. 770	0. 735	0. 791			
UP	0. 251	0. 565	0. 449	0. 551	0. 670	0. 647	0. 704	0. 878		
SM	-0. 108	0. 136	0. 067	0. 122	0. 176	0. 136	0. 164	0. 185	0. 894	
SM×LIM	-0. 047	0. 028	0. 214	0. 085	0. 121	0. 091	0. 092	0. 162	0. 283	0. 898

3. 3. 5. 3 结构方程检验

（1）激励机制强度对用户参与互动影响研究的假设检验

本文采用 WarpPLS 4. 0 软件对结构方程模型进行数据分析。结构方程模型（Structural Equation Modeling，SEM）是一门基于统计分析技术的研究方法，它能够处理复杂多变的研究数据，因而广泛应用于经济学、社会学和行为科学等研究领域。偏最小二乘法（Partial Least Squares Method，PLS）具有对样本容量和服从分布要求相对较低，并且可以同时实现回归建模、数据结构简化以及两组变量间的相关分析的优势，因此更适合现阶段在线健康社区激励机制对于用户参与行为的探索性研究。

实验结果验证了理论模型主体部分，证明激励机制强度可以有效提高用户在在线健康社区的感知价值，进而促进用户的参与互动。模型路径系数结果见图 3-3，假设检验结果见表 3-26。

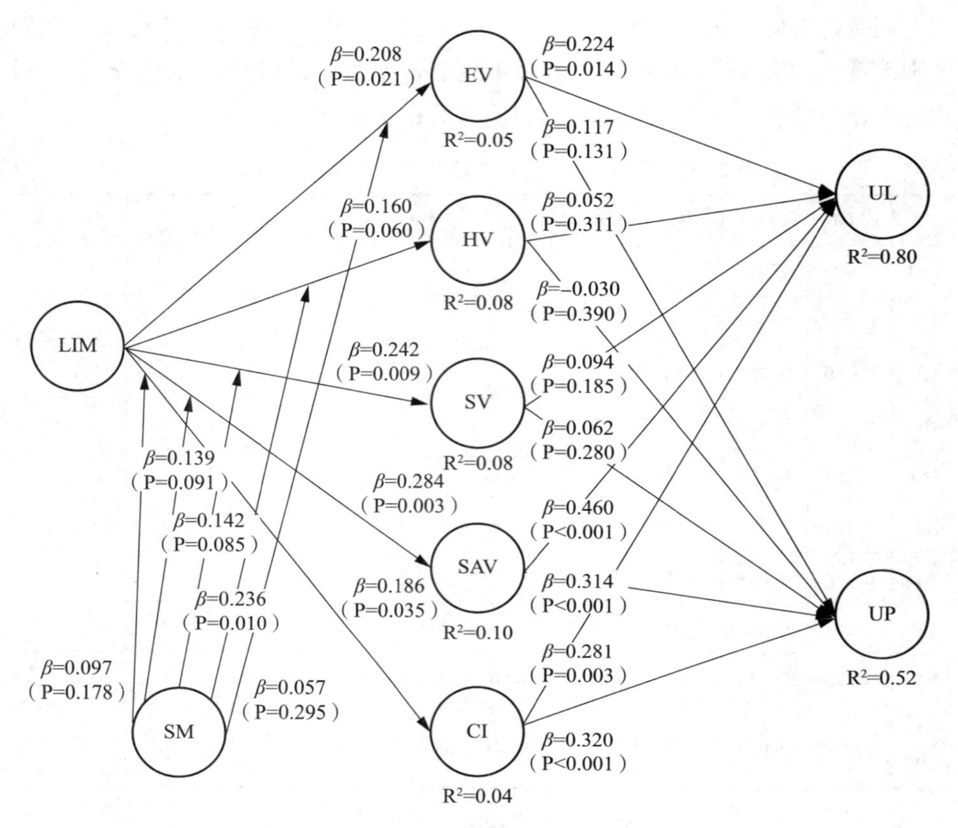

图 3-3 模型路径系数结果

表 3-26 理论模型的假设检验

假设	路径	路径系数 β 值	P 值（df=105）	检验结果
H1a	LIM→（+）EV	0.208	0.021**	支持
H1b	LIM→（+）HV	0.160	0.060*	不支持
H1c	LIM→（+）SV	0.242	0.009***	支持
H1d	LIM→（+）SAV	0.284	0.003***	支持
H1e	LIM→（+）CI	0.186	0.035**	支持
H2a	EV→（+）UL	0.224	0.014**	支持
H2b	EV→（+）UP	0.117	0.131	不支持
H3a	HV→（+）UL	0.052	0.311	不支持

续表

假设	路径	路径系数β值	P值（df=105）	检验结果
H3b	HV→（+）UP	-0.030	0.390	不支持
H4a	SV→（+）UL	0.094	0.185	不支持
H4b	SV→（+）UP	0.062	0.280	不支持
H5a	SAV→（+）UL	0.460	<0.001***	支持
H5b	SAV→（+）UP	0.314	<0.001***	支持
H6a	CI→（+）UL	0.281	0.003***	支持
H6b	CI→（+）UP	0.320	<0.001***	支持
H7a	SM×LIM→（+）EV	0.057	0.295	不支持
H7b	SM×LIM→（+）HV	0.236	0.010***	支持
H7c	SM×LIM→（+）SV	0.142	0.085	不支持
H7d	SM×LIM→（+）SAV	0.139	0.091	不支持
H7e	SM×LIM→（+）CI	0.097	0.178	不支持

注：*、**、***分别表示显著性水平为0.05、0.01、0.001。

实证结果表明：

激励机制强度LIM对娱乐价值EV、社交价值SV、自我实现价值SAV和社区认同感CI有显著正向影响。因此，假设H1a、H1c、H1d和H1e得到了验证。然而，LIM对健康价值HV没有显著影响，因此，假设H1b没有得到验证。

娱乐价值EV、自我实现价值SAV、社区认同感CI对用户黏性UL有正向影响，共同解释了80.0%的用户黏性的方差。因此，假设H2a、H5a、H6a得到了验证。

自我实现价值SAV、社区认同感CI对用户活跃度UP有显著正向影响，共同解释了52.0%的用户活跃度的方差。因此，假设H5b、H6b得到了验证。

自我驱动能力SM对激励机制强度对健康价值HV的影响有正向调节作用，但是对娱乐价值EV、社交价值SV、自我实现价值SAV、社区认同感CI的正向调节作用不显著，因此，假设H7b成立。

（2）激励机制强度对用户感知价值的差别性检验

为了检验当前不同强度的激励机制会对用户的感知价值产生怎样的影响，

本文采用单因素方差分析（One-Way ANOVA）来检验激励机制强度对用户在线健康社区感知价值是否存在显著差异，将上文中因子分析得出的结果作为待检测变量，激励机制强度 LIM 作为分组变量，身份激励策略 I 设为 1，身份权限激励策略 IR 设为 2，身份权限物质激励策略 IRM 设为 3，显著性水平取 0.05，多重比较结果如表 3-27 所示。

表 3-27 单因素方差分析多重比较结果

因变量	(I)	(J)	均值差（I-J）	标准误	显著性	95%置信区间	
						下限	上限
EV	IRM	IR	0.14506	0.31466	0.646	-0.4802	0.7703
	IRM	I	0.63889*	0.29875	0.035	0.0453	1.2325
	IR	I	0.49383	0.31247	0.118	-0.1271	1.1147
HV	IRM	IR	0.26736	0.30473	0.383	-0.3381	0.8728
	IRM	I	0.52746	0.28931	0.072	-0.0474	1.1023
	IR	I	0.26010	0.30261	0.392	-0.3412	0.8614
SV	IRM	IR	0.36998	0.35063	0.294	-0.3267	1.0667
	IRM	I	0.77178*	0.33289	0.023	0.1103	1.4332
	IR	I	0.40180	0.34819	0.252	-0.2900	1.0936
SAV	IRM	IR	0.34057	0.30745	0.271	-0.2703	0.9515
	IRM	I	0.83973*	0.29190	0.005	0.2597	1.4197
	IR	I	0.49916	0.30531	0.106	-0.1075	1.1058
CI	IRM	IR	0.23553	0.31487	0.456	-0.3901	0.8612
	IRM	I	0.61600*	0.29894	0.042	0.0220	1.2100
	IR	I	0.38047	0.31268	0.227	-0.2408	1.0018

注：* 表示均值差的显著性水平为 0.05。

如图 3-4 所示，激励机制强度 LIM 的不同取值对于娱乐价值 EV、社交价值 SV、自我实现价值 SAV 和社区认同感 CI 有显著差异，这几个感知价值的平均值，在身份权限物质激励策略 IRM 下比在身份激励策略 I 下高，均值差为正值，且显著性都小于 0.05。同时，我们可以发现，随着激励机制强度 LIM 从 1 到 3，强度越来越高，对应的感知价值就越来越高。然而，激励机制强度 LIM 的不同取值对于健康价值 HV 没有显著差异。

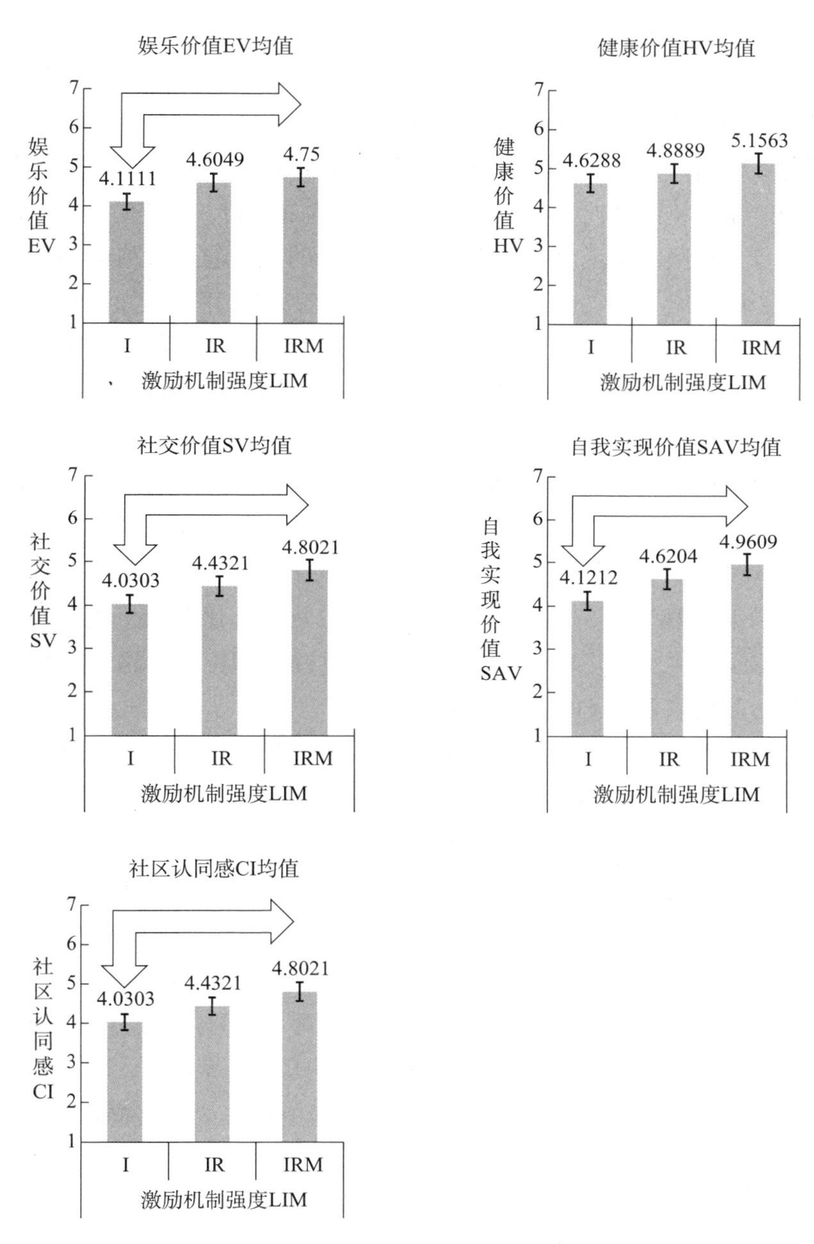

图 3-4　各感知价值的均值结果

在娱乐价值 EV 上，身份权限物质激励策略 IRM 与身份激励策略 I 的均值差为 0.6389，显著性为 0.035，小于 0.05，具有显著差异。同时，随着激励机制强度 LIM 从 1 到 3，强度越来越高，对应的娱乐价值越来越高。在身份权限物质激励策略 IRM 下，用户感知娱乐价值的均值比在身份权限激励策略 IR 下的均值大，均值差为 0.1451。身份权限激励策略 IR 下的感知娱乐价值的均值比身份激励策略 I 下的均值大 0.4938。

在健康价值 HV 上，虽然每个强度下的均值差异不显著，但是我们可以发现，随着激励机制强度 LIM 从 1 到 3，强度越来越高，对应的健康价值越来越高。在身份权限物质激励策略 IRM 下，用户的感知健康价值的均值，比在身份权限激励策略 IR 下的均值大，均值差为 0.2674。用户感知的健康价值的均值，在身份权限物质激励策略 IRM 下与在身份激励策略 I 下的均值差为 0.5275。在身份权限激励策略 IR 下与在身份激励策略 I 下的均值差为 0.2601。

在社交价值 SV 上，身份权限物质激励策略 IRM 与身份激励策略 I 的均值差为 0.7718，显著性为 0.023，小于 0.05，具有显著差异。同时，随着激励机制强度 LIM 从 1 到 3，强度越来越高，对应的社交价值越来越高。在身份权限物质激励策略 IRM 下，用户感知社交价值的均值，比在身份权限激励策略 IR 下的均值大，均值差为 0.37。身份权限激励策略 IR 下的感知社交价值的均值比身份激励策略 I 下的均值大 0.4018。

在自我实现价值 SAV 上，身份权限物质激励策略 IRM 与身份激励策略 I 的均值差为 0.8397，显著性为 0.005，小于 0.05，具有显著差异。同时，随着激励机制强度 LIM 从 1 到 3，强度越来越高，对应的自我实现价值越来越高。在身份权限物质激励策略 IRM 下，用户的感知自我实现价值的均值，比在身份权限激励策略 IR 下的均值大，均值差为 0.3405。身份权限激励策略 IR 下的感知自我实现价值的均值比身份激励策略 I 下的均值大 0.4992。

在社区认同感 CI 上，身份权限物质激励策略 IRM 与身份激励策略 I 的均值差为 0.7718，显著性为 0.042，小于 0.05，具有显著差异。同时，随着激励机制强度 LIM 从 1 到 3，强度越来越高，对应的社区认同感越来越高。在身份权限物质激励策略 IRM 下，用户的感知社区认同感的均值，比在身份权限激励策略 IR 下的均值大，均值差为 0.37。身份权限激励策略 IR 下的感知社区认同感的均值比身份激励策略 I 下的均值大 0.4018。

（3）自我驱动能力对激励机制强度对用户参与互动影响的调节作用检验

通过上述结构方程 SEM 的分析结果可知（见图 3-3 和表 3-26），自我驱动能力 SM 对激励机制强度 LIM 对健康价值 HV 的影响有显著的正向调节作用，即假设 H7b 成立。这说明用户自我驱动能力越强，激励机制强度对健康价值的正向影响越显著。然而，自我驱动能力 SM 对激励机制强度 LIM 对娱乐价值 EV、社交价值 SV、自我实现价值 SAV 和社区认同感 CI 的正向调节作用不显著。

3.3.6　研究结论、应用及其他

3.3.6.1　研究结论

本研究以三种激励机制强度（身份激励、身份权限激励、身份权限物质激励）对在线健康社区用户的五种感知价值（娱乐价值、健康价值、社交价值、自我实现价值、社区认同感）及两个维度下的参与互动（用户黏性、用户活跃度）的影响以及自我驱动能力的调节作用为研究主题，利用 SPSS 和 PLS 统计分析软件，验证了激励机制强度对在线健康社区用户参与互动影响的理论模型中提出的所有假设。研究结论如表 3-28 所示。

表 3-28　研究结论

研究假设	是否成立
H1：激励机制强度对在线健康社区用户的感知价值存在正向影响	
H1a：激励机制强度越高，用户感知的娱乐价值越高	成立
H1b：激励机制强度越高，用户感知的健康价值越高	不成立
H1c：激励机制强度越高，用户感知的社交价值越高	成立
H1d：激励机制强度越高，用户感知的自我实现价值越高	成立
H1e：激励机制强度越高，用户感知的社区认同感越高	成立
H2：在线健康社区用户娱乐价值对用户参与互动存在正向影响	
H2a：用户在在线健康社区感知到的娱乐价值对用户黏性有正向影响	成立
H2b：用户在在线健康社区感知到的娱乐价值对用户活跃度有正向影响	不成立
H3：在线健康社区用户健康价值对用户参与互动存在正向影响	
H3a：用户在在线健康社区感知到的健康价值对用户黏性有正向影响	不成立
H3b：用户在在线健康社区感知到的健康价值对用户活跃度有正向影响	不成立
H4：在线健康社区用户社交价值对用户参与互动存在正向影响	
H4a：用户在在线健康社区感知到的社交价值对用户黏性有正向影响	不成立
H4b：用户在在线健康社区感知到的社交价值对用户活跃度有正向影响	不成立
H5：在线健康社区用户自我实现价值对用户参与互动存在正向影响	
H5a：用户在在线健康社区感知到的自我实现价值对用户黏性有正向影响	成立

续表

研究假设	是否成立
H5b：用户在在线健康社区感知到的自我实现价值对用户活跃度有正向影响	成立
H6：在线健康社区用户社区认同感对用户参与互动存在正向影响	
H6a：用户在在线健康社区感知到的社区认同感对用户黏性有正向影响	成立
H6b：用户在在线健康社区感知到的社区认同感对用户活跃度有正向影响	成立
H7：自我驱动能力对激励机制强度对用户在在线健康社区参与互动具有负向调节作用	
H7a：自我驱动能力越强，激励机制强度对用户在在线健康社区参与互动的娱乐价值的正向影响更显著	不成立
H7b：自我驱动能力越强，激励机制强度对用户在在线健康社区参与互动的健康价值的正向影响更显著	成立
H7c：自我驱动能力越强，激励机制强度对用户在在线健康社区参与互动的社交价值的正向影响更显著	不成立
H7d：自我驱动能力越强，激励机制强度对用户在在线健康社区参与互动的自我实现价值的正向影响更显著	不成立
H7e：自我驱动能力越强，激励机制强度对用户在在线健康社区参与互动的社区认同感的正向影响更显著	不成立

（1）激励机制强度对用户感知价值及参与互动的影响

激励机制强度对娱乐价值、社交价值、自我实现价值和社区认同感有显著正向影响。但是，激励机制强度对健康价值没有显著正向影响。可能的原因是，对于健康价值的培育是一个持续的互动过程，需要用户与平台之间持续深入的互动，才能将平台互动转化为用户感知的健康价值获取。特别是在自我健康管理方面，它需要用户在线下生活中不断进行健康管理，再反应到线上感知，然而，该实验只持续了一个小时。因此，即使激励水平的提高可能对用户的自我健康价值有潜在的影响，但在短暂的时间内，其影响可能显示得不是很明显。在未来的研究中，进一步研究激励机制强度对自我健康管理价值的长期影响是必要的。

娱乐价值、自我实现价值、社区认同感对用户黏性有显著正向影响。但是，健康价值和社交价值对用户黏性没有显著的正向影响。用户在在线健康社区中的健康价值感知和社交价值感知，有助于提升他们对于社区的黏性和忠诚度，由于本实验的时间跨度相对有限，参与者没有足够的时间来发展其有效的健康价值和社交价值，这在一定程度上影响了他们对于自己未来是否持续参与社区活动的倾向的判断。然而，从长远来看，健康价值和社交价值对于培养用户的黏性和忠诚度非常重要，它可以大大改善用户参与在线健康社区的倾向。

自我实现价值、社区认同感对用户活跃度有显著正向影响。但是，娱乐价值、健康价值和社交价值对用户活跃度没有显著正向影响，这是本研究一个非常有趣的发现。健康价值和社交价值之所以没有对用户的活跃度产生显著影响，原因可参见上文。对于娱乐价值而言，其并不能自然产生用户对在线健康社区的积极参与，这主要可以解释为：从快乐、趣味和娱乐中获得的效用只持续很短的时间，且未必能直接转换为平台参与行为，尤其是面对大量的同质化平台，用户很容易将他们的兴趣转移到其他平台。

（2）激励机制强度对用户感知价值的影响差异

随着用户感受到的激励机制强度的不同，用户感知到的娱乐价值、社交价值、自我实现价值、社区认同感有显著差别，特别是身份权限物质激励策略与身份激励策略的对比。同时，我们可以明显地发现，激励机制强度越高，用户的感知价值也越高。

但是用户感受到的健康价值，在三种激励机制强度上没有显著差异。这一结果进一步验证了上文关于激励机制强度对于健康价值没有显著正向影响的结论。

（3）自我驱动能力对激励机制强度对用户感知价值影响的调节作用

自我驱动能力对激励机制强度对健康价值有显著的正向调节作用。说明，用户自我驱动能力越强，激励机制强度对健康价值的正向影响越显著。

但是，自我驱动能力对激励机制强度对娱乐价值、社交价值、自我实现价值、社区认同感的正向调节作用不显著。可能的解释是，自我驱动能力是个人对追求上进、追求自我提升、追求完美的一种心态和能力。对于参与在线健康社区的用户而言，其主要驱动力必然来自想让自己变得更加健康。因此，在短时间的实验过程中，自我驱动力对于其他感知价值的获得作用不显著。

3.3.6.2　研究应用和建议

随着近年来在线健康社区的蓬勃发展，平台提供激励机制的应用已遍布各大在线健康社区。科学领域的研究和企业的实践都证明了用户激励机制对于在线健康社区用户感知价值、参与互动意愿及参与行为的必要性和重要性。

本研究通过实证探究了激励机制强度对用户参与在线健康社区互动决策各个阶段的影响，更加细化了激励机制的应用场景。研究结果可以为在线健康社区乃至新闻、视频、音乐等内容型在线社区的经营者和平台管理者设计有效的激励方式，以及采取有效的激励策略提供指导和建议，对于促进在线健康社区的发展具有一定的现实意义。根据本研究的实证结果，对激励机制设计及运营提出以下建议：

（1）为增强用户黏性，应该尝试从增强用户的娱乐价值、自我实现价值、社区认同感出发。为增强用户活跃度，应该尝试从增强用户的自我实现价值和社区认同感出发。

（2）激励机制强度对娱乐价值、社交价值、自我实现价值和社区认同感有显著的正向提升作用。这体现出这些价值是用户的核心价值，平台应该给予这些价值更多的关注。

（3）随着用户感受到的激励机制强度的不同，用户所感知到的娱乐价值、社交价值、自我实现价值、社区认同感有显著差别，特别是在身份权限物质激励策略下与身份激励策略下。因此，平台设计不同级别的激励机制是有理论基础和实践意义的。

3.3.6.3 研究的局限性与有待进一步研究的问题

（1）研究的局限性

研究范围的局限性。本文的调研对象全部来自大学学生群体，这与实验是在校园范围内招募被试有重要关系。虽然大学学生是使用各类在线社区的最活跃的群体，同时也是减肥人群的主要代表，但大学学生与其他在线健康社区用户在受教育程度、收入水平、时间精力等方面仍然存在差别，这可能会导致他们与其他在线健康社区用户在参与互动的态度和行为上的差异，从而给本文的研究结果带来局限。

研究方法的局限性。本文采用了情景实验的研究方法对激励机制强度对在线健康社区用户参与互动过程影响的理论模型及相应假设进行验证。由于实验条件的限制，情景实验所设计的虚拟网站和真实的在线减肥网站仍然有所差距，且未考虑移动端和PC端是否存在差异的情况，因此，情景实验设计的真实性和代表性还有待进一步完善。

（2）有待进一步研究的问题

第一，如本文在搭建激励机制对在线健康社区用户参与互动影响机理的探讨模型时所述，用户参与和感知价值受到许多个体特征因素的影响，本文探究了自我驱动能力在其中的影响作用，未来还可以研究用户经验、消费者统计学特征以及其他特征因素的综合影响机理。

第二，许多研究表明中国群体相比欧美群体具有更强的从众倾向，因此激励机制的激励效果也存在地域文化的不同，未来可以研究不同文化背景下激励机制对用户使用在线健康社区的影响是否存在不同。

3.3.7 参考文献

[1] Alexander Hars, Shaosong. Ou. (2002). Working for free? Motivations for participating in open-source projects. International Journal of Electronic Commerce, 6 (3), 25-39.

[2] Agarwal, R. and Karahanna, E. (2000). Time flies when you're having fun: Cognitive absorption and beliefs about information technology usage. MIS Quarterly 24 (4), 665-694.

[3] Anderson, E. W. and Sullivan, M. W. (1993). The antecedents and consequences of customer satisfaction for firms. Marketing Science, 12 (2), 125-143.

[4] Bansal, H. S. and Voyer, P. A. (2000). Word-of-mouth processes within a services purchase decision context. Journal of Service Research, 3 (2), 166-177.

[5] Bargh, J. A. and McKenna, K. Y. (2004). The Internet and social life. Annu. Rev. Psychol., 55, 573-590.

[6] Boyd, S. (2003). Are you ready for social software. Darwin Magazine, 5.

[7] Butz, H. E. and Goodstein, L. D. (1996). Measuring customer value: Gaining the strategic advantage. Organizational Dynamics, 24 (3), 63-77.

[8] Blanchard, A. L. and Markus, M. L. (2004). The experienced sense of a virtual community: Characteristics and processes. ACM Sigmis Database, 35 (1), 64-79.

[9] Chang, H. H. and Chuang, S. S. (2011). Social capital and individual motivations on knowledge sharing: Participant involvement as a moderator. Information and Management, 48 (1), 9-18.

[10] Chen, C. J. and Hung, S. W. (2010). To give or to receive? Factors

influencing members' knowledge sharing and community promotion in professional virtual communities. Information & Management, 47 (4), 226-236.

[11] Chidambaram, L. (1996). Relational development in computer-supported groups. MIS Quarterly, 143-165.

[12] Davis, F. D., Bagozzi, R. P. and Warshaw, P. R. (1992). Extrinsic and intrinsic motivation to use computers in the workplace 1. Journal of Applied Social Psychology, 22 (14), 1111-1132.

[13] Deci, E. L. and Ryan, R. M. (2010). Self-determination. John Wiley & Sons, Inc.

[14] Dholakia, U. M., Bagozzi, R. P. and Pearo, L. K. (2004). A social influence model of consumer participation in network-and small-group-based virtual communities. International Journal of Research in Marketing, 21 (3), 241-263.

[15] Fichman, R. G., Kohli, R. and Krishnan, R. (Eds.). (2011). Editorial overview—the role of information systems in healthcare: Current research and future trends. Information Systems Research, 22 (3), 419-428.

[16] Foster, M. K., Francescucci, A. and West, B. C. (2010). Why users participate in online social networks. International Journal of e-Business Management, 4 (1), 3-19.

[17] Gardner, D. G. and Pierce, J. L. (1998). Self-esteem and self-efficacy within the organizational context an empirical examination. Group & Organization Management, 23 (1), 48-70.

[18] Gilly, M. C., Graham, J. L., Wolfinbarger, M. F. and Yale, L. J. (1998). A dyadic study of interpersonal information search. Journal of the Academy of Marketing Science, 26 (2), 83-100.

[19] Gross, N. and Martin, W. E. (1952). On group cohesiveness. American Journal of Sociology, 57 (6), 546-564.

[20] Hawn, C. (2009). Take two aspirin and tweet me in the morning: How Twitter, Facebook, and other social media are reshaping health care. Health affairs, 28 (2), 361-368.

[21] Jashapara, A. and Tai, W. C. (2006). Understanding the complexity of human characteristics on e-learning systems: An integrated study of dynamic individual differences on user perceptions of ease of use. Knowledge Management Re-

search & Practice, 4 (3), 227-239.

[22] Jones S, Fox S. (2009). Generations online in 2009. Washington DC: Pew Internet & American Life Project.

[23] Kalman, M. E. (1999). The effects of organizational commitment and expected outcomes on the motivation to share discretionary information in a collaborative database: Communication dilemmas and other serious games (UMI Microform No. 9933735). Ann Arbor, MI: UMI Dissertation Services.

[24] Kankanhalli, A., Tan, B. C. and Wei, K. K. (2005). Contributing knowledge to electronic knowledge repositories: An empirical investigation. MIS quarterly, 113-143.

[25] Koh, J., Kim, Y. G. and Kim, Y. G. (2003). Sense of virtual community: A conceptual framework and empirical validation. International Journal of Electronic Commerce, 8 (2), 75-94.

[26] Kotlarsky, J. and Oshri, I. (2005). Social ties, knowledge sharing and successful collaboration in globally distributed system development projects. European Journal of Information Systems, 14 (1), 37-48.

[27] Kumar, S., Nilsen, W. J., Abernethy, A., Atienza, A., Patrick, K., Pavel, M. and Hedeker, D. (2013). Mobile health technology evaluation: The mHealth evidence workshop. American Journal of Preventive Medicine, 45 (2), 228-236.

[28] Lee, C. S. and Ma, L. (2012). News sharing in social media: The effect of gratifications and prior experience. Computers in Human Behavior, 28 (2), 331-339.

[29] Lim W. M. (2014). Sense of virtual community and perceived critical mass in online group buying [J]. Journal of Strategic Marketing, 22 (3): 268-283.

[30] Lu, X., Phang, C. W. and Yu, J. (2011). Encouraging participation in virtual communities through usability and sociability development: An empirical investigation. ACM SIGMIS Database, 42 (3), 96-114.

[31] Martocchio, J. J. and Webster, J. (1992). Effects of feedback and cognitive playfulness on performance in microcomputer software training. Personnel Psychology, 45 (3), 553-578.

[32] Parasuraman, A., Zeithaml, V. A. and Berry, L. L. (1988). SERVQUAL: A multiple-item scale for measuring consumer perceptions of service quality. Journal of Retailing, 64 (1), 12-37.

[33] Moon, J. W. and Kim, Y. G. (2001). Extending the TAM for a World-Wide-Web context. Information & Management, 38 (4), 217-230.

[34] McQuail, D. (2010). McQuail's mass communication theory. Sage Publications.

[35] Pierce, T. (2009). Social anxiety and technology: Face-to-face communication versus technological communication among teens. Computers in Human Behavior, 25 (6), 1367-1372.

[36] Tajfel, H. E. (1978). Social categorization, social identity and social comparison. H. Tajfel, ed. Differentiation between social groups: Studies in the social psychology of intergroup relations. Academic Press, London, UK.

[37] Thackeray, R., Neiger, B. L., Hanson, C. L. and McKenzie, J. F. (2008). Enhancing promotional strategies within social marketing programs: Use of Web 2.0 social media. Health Promotion Practice, 9 (4), 338-343.

[38] Wang, Y. and Fesenmaier, D. R. (2004). Towards understanding members' general participation in and active contribution to an online travel community. Tourism Management, 25 (6), 709-722.

[39] Zhang, X., Zhu, F. (2011). Group size and incentives to contribute: A natural experiment at Chinese Wikipedia. American Economic Review, 101 (4), 1601-1615.

[40] 曹卓琳．虚拟社区成员感知价值与锁定效应实证研究 [J]. 现代情报，2015，35（8）：35-38.

[41] 代宝．社交网站（SNS）用户使用行为实证研究 [D]. 合肥：合肥工业大学，2015.

[42] 邓运．虚拟用户后继参与行为以及持续参与行为的研究 [D]. 武汉：华中科技大学，2013.

[43] 杜静，万力勇，赵呈领．原创性教育 UGC 生成动因实证研究 [J]. 情报，2016，35（10）：201-206.

[44] 龚主杰，赵文军，熊曙初．基于感知价值的虚拟社区成员持续知识共享意愿研究 [J]. 图书与情报，2013，157（5）：89-94.

［45］郭朝阳，吕秋霞．成员参与动机对虚拟社区商业模式的影响［J］．中国工业经济，2009（1）：98-107.

［46］雷蔚真，郑满宁．WEB2.0语境下虚拟社区意识（SOV）与用户生产内容（UGC）的关系探讨——对KU6网的案例分析［J］．现代传播（中国传媒大学学报），2010（4）：117-122.

［47］李川，李玲玲．服务学习影响大学生语言自主学习能力的实证研究［J］．广东外语外贸大学学报，2015，26（6）：100-104.

［48］李丹．社会化问答网站的用户内容生产——以知乎为例［J］．青年记者，2015（15）：52-53.

［49］李晓方．激励设计与知识共享——百度内容开放平台知识共享制度研究［J］．科学学研究，2015，33（2）：272-278.

［50］李月琳，蔡文娟．国外健康信息搜寻行为研究综述［J］．图书情报工作，2012，56（19）：128-132.

［51］彭晓东，申光龙．虚拟社区感对顾客参与价值共创的影响研究——基于虚拟品牌社区的实证研究［J］．管理评论，2016，28（11）：106-115.

［52］彭艳君．服务中的感知控制、顾客参与和顾客满意［J］．销售与市场，2010（1）：11.

［53］盛慧敏．品牌社区对消费者品牌忠诚的作用机制研究［D］．武汉：华中科技大学，2010.

［54］孙宇科．长春市大学生参与主题类虚拟社区动机研究［D］．长春：东北师范大学，2009.

［55］王慧贤．社交网络媒体平台用户参与激励机制研究［D］．北京：北京邮电大学，2013.

［56］谢佳琳，张晋朝．用户在线生成内容意愿影响因素研究［J］．信息资源管理学报，2014，4（1）：69-77.

［57］徐美凤．不同学科学术社区知识共享行为影响因素对比分析［J］．情报，2011，30（11）：134-139.

［58］杨伟．基于印象管理的网络社群隐私关注影响研究［D］．北京：北京邮电大学，2014.

［59］张敏，唐国庆，张磊．在线社交学习中用户知识贡献行为的影响因素研究——基于“利己”与“利他”的双重情境［J］．情报，2016，35（10）：146-152.

[60] 赵菲．基于偏差距离最小的大众点评网的积极用户生成内容激励机制研究 [D]. 北京：北京邮电大学，2014.

[61] 赵玲，鲁耀斌，邓朝华．基于社会资本理论的虚拟社区感研究 [J]. 管理学报，2009，6（9）：1169-1175.

[62] 左仁淑，余伟萍，余园明．产品类别调节作用下顾客价值对品牌忠诚影响的实证研究 [J]. 软科学，2009，23（8）：45-49.

参考文献

[1] Arazy, O., Gellatly, I., Brainin, E. and Nov, O. (2016). Motivation to share knowledge using wiki technology and the moderating effect of role perceptions. Journal of the Association for Information Science and Technology, 67 (10), 2362-2378.

[2] Bandura, A. (1982). Self-efficacy mechanism in human agency. American Psychologist, 37 (2), 122-147.

[3] Bauer, R. A. (1960). Consumer behavior as risk taking. In Proceedings of the 43rd National Conference of the American Marketing Assocation, June 15, 16, 17, Chicago, Illinois. American Marketing Association.

[4] Cao, W., Zhang, X., Xu, K. and Wang, Y. (2016). Modeling online health information-seeking behavior in China: The roles of source characteristics, reward assessment, and Internet self-efficacy. Health Communication, 31 (9), 1105-1114.

[5] Chisolm, D. J., Hardin, D. S., McCoy, K. S., Johnson, L. D., McAlearney, A. S. and Gardner, W. (2011). Health literacy and willingness to use online health information by teens with asthma and diabetes. Telemedicine and e-Health, 17 (9), 676-682.

[6] Chiu, C. M., Huang, H. Y., Cheng, H. L. and Sun, P. C. (2015). Understanding online community citizenship behaviors through social support and social identity. International Journal of Information Management, 35 (4), 504-519.

[7] Chiu, C., Wang, E. T. G., Shih, F. and Fan, Y. (2011). Understanding knowledge sharing in virtual communities. Online Information Review, 35

(1), 134-153.

[8] Cobb, S. (1976). Social support as a moderator of life stress. Psychosomatic Medicine, 38 (5), 300-314.

[9] Cotten, S. R. and Gupta, S. S. (2004). Characteristics of online and offline health information seekers and factors that discriminate between them. Social Science & Medicine, 59 (9), 1795-1806.

[10] Culnan, M. J. and Armstrong, P. K. (1999). Information privacy concerns, procedural fairness, and impersonal trust: An empirical investigation. Organization Science, 10 (1), 104-115.

[11] Cutrona, C. E. and Suhr, J. A. (1992). Controllability of stressful events and satisfaction with spouse support behaviors. Communication Research, 19 (2), 154-174.

[12] Dang, Y., Guo, S., Guo, X. and Vogel, D. (2020). Privacy protection in online health communities: Natural experimental empirical study. Journal of Medical Internet Research, 22 (5), e16246.

[13] Davis, F. D. (1989). Perceived usefulness, perceived ease of use, and user acceptance of information technology. MIS Quarterly, 13 (3), 319.

[14] Deci, E. L. and Ryan, R. M. (1980). The empirical exploration of intrinsic motivational processes. In Advances in experimental social psychology (Vol. 13, pp. 39-80). Academic Press.

[15] Featherman, M. S. and Pavlou, P. A. (2003). Predicting e-services adoption: A perceived risk facets perspective. International Journal of Human-Computer Studies, 59 (4), 451-474.

[16] Feng, C. L., Cheng, Z. C. and Huang, L. J. (2019). An investigation into patient privacy disclosure in online medical platforms. IEEE Access, 7, 29085-29095.

[17] Glaser, B. G. and Strauss, A. L. (2017). Discovery of grounded theory: Strategies for qualitative research. Routledge.

[18] Hajli, M. N. (2014). The role of social support on relationship quality and social commerce. Technological Forecasting and Social Change, 87, 17-27.

[19] Hupcey, J. E. (1998). Clarifying the social support theory-research linkage. Journal of Advanced Nursing, 27 (6), 1231-1241.

[20] Jing, D., Jin, Y. and Liu, Jc (2019). The impact of monetary incentives on physician prosocial behavior in online medical consulting platforms: Evidence from china. Journal of Medical Internet Research, 21 (7), e14685.

[21] Kankanhalli, A., Tan, B. C. and Wei, K. K. (2005). Contributing knowledge to electronic knowledge repositories: An empirical investigation. MIS Quarterly, 113-143.

[22] Kordzadeh, N., Warren, J. and Seifi, A. (2016). Antecedents of privacy calculus components in virtual health communities. International Journal of Information Management, 36 (5), 724-734.

[23] Lambert, S. D. and Loiselle, C. G. (2007). Health information—seeking behavior. Qualitative Health Research, 17 (8), 1006-1019.

[24] Laufer, R. S. and Wolfe, M. (1977). Privacy as a concept and a social Issue: A multidimensional developmental theory. Journal of Social Issues, 33 (3), 22-42.

[25] Ledford, C. J. W., Cafferty, L. A. and Russell, T. C. (2015). The influence of health literacy and patient activation on patient information seeking and Sharing. Journal of Health Communication, 20 (sup2), 77-82.

[26] Li, K., Lin, Z. and Wang, X. (2015). An empirical analysis of users' privacy disclosure behaviors on social network sites. Information & Management, 52 (7), 882-891.

[27] Li, X., Jia, Q., Chen, X. and Fan, X. (2019). Factors affecting consultation volume in an online healthcare community: Evidence from online data in China. WHICEB 2019 Proceedings, 77.

[28] Li, Y. and Yan, X. (2020). How could peers in online health community help improve health behavior. International Journal of Environmental Research and Public Health, 17 (9), 2995.

[29] Lin, H. F. (2007). Effects of extrinsic and intrinsic motivation on employee knowledge sharing intentions. Journal of Information Science, 33 (2), 135-149.

[30] Lin, X., Zhang, D. and Li, Y. (2016). Delineating the dimensions of social support on social networking sites and their effects: A comparative model. Computers in Human Behavior, 58, 421-430.

[31] Liu, J. and Liu, Y. (2021). Motivation research on the content creation behaviour of young adults in anxiety disorder online communities. International Journal of Environmental Research and Public Health, 18 (17), 9187.

[32] Liu, W., Fan, X., Ji, R. and Jiang, Y. (2020). Perceived community support, users' interactions, and value co-creation in online health community: The moderating effect of social exclusion. International Journal of Environmental Research and Public Health, 17 (1), 204.

[33] Liu, X., Sun, M. and Li, J. (2018). Research on gender differences in online health communities. International Journal of Medical Informatics, 111, 172-181.

[34] Lu, X., Zhang, R. and Zhu, X. (2019). An empirical study on patients' acceptance of physician - patient interaction in online health communities. International Journal of Environmental Research and Public Health, 16 (24), 5084.

[35] Luo, L. and Park, V. T. (2013). Preparing public librarians for consumer health information service: A nationwide study. Library & Information Science Research, 35 (4), 310-317.

[36] Malhotra, N. K., Kim, S. S. and Agarwal, J. (2004). Internet users' information privacy concerns (IUIPC): The construct, the scale, and a causal model. Information Systems Research, 15 (4), 336-355.

[37] Min, J., Chen, Y., Wang, L., He, T. and Tang, S. (2021). Diabetes self-management in online health communities: An information exchange perspective. BMC Medical Informatics and Decision Making, 21 (1), 1-12.

[38] Niemelä, R., Ek, S., Eriksson-Backa, K. and Huotari, M. L. (2012). A screening tool for assessing everyday health information literacy. Libri, 62 (2), 125-134.

[39] Park, K. A., Eum, S. Y., Oh, H., Cho, M. H., Chang, H. S., Lee, Y. S., Park, C. S. (2020). Factors affecting online health community participation behavior in patients with thyroid cancer. PLOS ONE, 15 (6), e0235056.

[40] Reifegerste, D., Bachl, M. and Baumann, E. (2017). Surrogate health information seeking in Europe: Influence of source type and social network variables. International Journal of Medical Informatics, 103, 7-14.

[41] Rohm, A. J. and Milne, G. R. (2004). Just what the doctor ordered.

Journal of Business Research, 57 (9), 1000-1011.

[42] Roselius, T. (1971). Consumer rankings of risk reduction methods. Journal of Marketing, 35 (1), 56.

[43] Salahshour, M., Dahlan, H. M. and Iahad, N. A. (2016). A Case of academic social networking sites usage in malaysia. International Journal of Information Technologies and Systems Approach, 9 (2), 88-99.

[44] Schaefer, C., Coyne, J. C. and Lazarus, R. S. (1981). The health-related functions of social support. Journal of Behavioral Medicine, 4 (4), 381-406.

[45] Shen, Jiang, Zhu, Panpan, Xu, Man (2018). Knowledge sharing of online health community based on cognitive neuroscience. Neuro Quantology, 16 (5).

[46] Shirazi, F., Wu, Y., Hajli, A., Zadeh, A. H. and Lin, X. (2021). Value co-creation in online healthcare communities. Technological Forecasting and Social Change, 167 (2), 120665.

[47] Si, Y., Wu, H. and Liu, Q. (2020). Factors influencing doctors' participation in the provision of medical services through crowdsourced health care information websites: Elaboration-likelihood perspective study. JMIR Medical Informatics, 8 (6), e16704.

[48] Smith, H. J., Milberg, S. J. and Burke, S. J. (1996). Information privacy: Measuring individuals' concerns about organizational practices. MIS Quarterly, 20 (2), 167.

[49] Sun, Y., Fang, S. and Hwang, Y. (2019). Investigating privacy and information disclosure behavior in social electronic commerce. Sustainability, 11 (12), 3311.

[50] Taylor, R. S. (1991). Information use environments. Progress in Communication Sciences, 10 (217), 55.

[51] Tolman, E. C. (1951). Purposive behavior in animals and men. Univ of California Press.

[52] Venkatesh, V. and Davis, F. D. (2000). A theoretical extension of the technology acceptance model: Four longitudinal field studies. Management Science, 46 (2), 186-204.

[53] Wang, J. N., Chiu, Y. L., Yu, H. and Hsu, Y. T. (2017). Under-

standing a nonlinear causal relationship between rewards and physicians' contributions in Online Health Care Communities: Longitudinal Study. Journal of Medical Internet Research, 19 (12), e9082.

[54] Wang, Y. C., Zhou, Y. and Liao, Z. (2021). Health privacy information self-disclosure in online health community. Frontiers in Public Health, 8, 602792.

[55] Wang, Y., Wu, H., Xia, C. and Lu, N. (2020). Impact of the price of gifts from patients on physicians' service quality in online consultations: Empirical study based on social exchange theory. Journal of Medical Internet Research, 22 (5).

[56] Watson, J. B. (1913). Psychology as the behaviorist views it. Psychological review, 20 (2), 158.

[57] Wilson, T. D. (2000). Human information behavior. Informing Science, 3, 49.

[58] Woodworth, R. S. (1926). Dynamic psychology. The Pedagogical Seminary and Journal of Genetic Psychology, 33 (1), 103-118.

[59] Yang, Y., Zhu, X., Song, R., Zhang, X. and Guo, F. (2023). Not just for the money? An examination of the motives behind physicians' sharing of paid health information. Journal of Information Science, 49 (1), 145-163.

[60] Zhang, L., Jung, E. H. and Chen, Z. (2019). Modeling the pathway linking health information seeking to psychological Well-Being on WeChat. Health Communication, 1-12.

[61] Zhang, X., Guo, F., Xu, T. and Li, Y. (2020). What motivates physicians to share free health information on online health platforms? Information Processing & Management, 57 (2), 102166.

[62] Zhang, X., Liu, S., Chen, X., Wang, L., Gao, B. and Zhu, Q. (2018). Health information privacy concerns, antecedents, and information disclosure intention in online health communities. Information & Management, 55 (4), 482-493.

[63] Zhang, X., Liu, S., Deng, Z. and Chen, X. (2017). Knowledge sharing motivations in online health communities: A comparative study of health professionals and normal users. Computers in Human Behavior, 75, 797-810.

[64] Zhang, Y. Q., Strauss, J., Li, H. C. and Liu, L. H. (2021). An OLS and GMM combined algorithm for text analysis for heterogeneous impact in online health communities, TEHNICKI VJESNIK - TECHNICAL GAZETTE. 28 (2), 587-597.

[65] Zhou, J. and Wang, C. (2020). Improving cancer survivors' e-health literacy via online health communities (OHCs): A social support perspective. Journal of Cancer Survivorship, 14, 244-252.

[66] Zhou, J., Zuo, M. and Ye, C. (2019). Understanding the factors influencing health professionals' online voluntary behaviors: Evidence from yixinli, a chinese online health community for mental health. International Journal of Medical Informatics, 130 (Oct.), 103939.1-103939.10.

[67] Zhou, T. (2019). Examining users' knowledge sharing behaviour in online health communities. Data Technologies and Applications, 53 (4), 442-455.

[68] Zhou, T. (2022). Understanding online health community users' information adoption intention: An elaboration likelihood model perspective. Online Information Review, 46 (1), 134-136.

[69] Zhu, M., Wu, C., Huang, S., Zheng, K., Young, S. D., Yan, X. and Yuan, Q. (2021). Privacy paradox in mHealth applications: An integrated elaboration likelihood model incorporating privacy calculus and privacy fatigue. Telematics and Informatics, 61, 101601.

[70] Zhu, P., Shen, J. and Xu, M. (2020). Patients' willingness to share information in online patient communities: Questionnaire study. Journal of Medical Internet Research, 22 (4), e16546.

[71] 边鹏. 技术接受模型研究综述 [J]. 图书馆学研究, 2012 (1): 2-6, 10.

[72] 曹博林, 王一帆. 沟通弥合与患者感知: 基于链式中介模型的线上医患交流效果研究 [J]. 现代传播 (中国传媒大学学报), 2020 (8): 54-63.

[73] 陈星, 张星, 肖泉. 在线健康社区的用户持续知识分享意愿研究——一个集成社会支持与承诺—信任理论的模型 [J]. 现代情报, 2019 (11): 55-68.

[74] 陈渝, 杨保建. 技术接受模型理论发展研究综述 [J]. 科技进步与对策, 2009 (6): 168-171.

［75］成全，刘彬彬．用户跨平台学术信息搜索行为影响因素研究：注意力控制与自我效能的调节作用［J］．情报科学，2022（2）：82-90.

［76］邓胜利，管弦．基于问答平台的用户健康信息获取意愿影响因素研究［J］．情报科学，2016（11）：53-59.

［77］邓胜利，夏苏迪，许家辉，付少雄．组态视角下在线健康社区医生知识贡献影响因素研究［J］．情报理论与实践，2022（7）：132-139.

［78］邓元兵．移动互联网用户的品牌社区持续使用意愿研究［J］．现代传播（中国传媒大学学报），2017（5）：129-132.

［79］付少雄，胡媛．大学生健康信息行为对实际健康水平的影响研究——基于健康素养与健康信息搜寻视角［J］．现代情报，2018（2）：84-90，105.

［80］甘春梅，黄悦．社会化问答社区不同用户行为影响因素的实证研究［J］．图书情报知识，2017（6）：114-124.

［81］顾东晓，索菲亚·莎诺娃，杨雪洁，艾达·哈基莫娃．在线健康社区中的信息持续搜索研究［J］．情报科学，2020（11）：92-97.

［82］韩普，黄燕杰．在线健康社区中用户隐私悖论行为影响因素研究［J］．南京邮电大学学报（社会科学版），2022（2）：42-55.

［83］胡昌平．现代信息管理机制研究［M］．武汉：武汉大学出版社，2004.

［84］胡谦锋，蒋小峰．基于 Web of Science 分析的健康信息素养研究现状与趋势研究［J］．江苏科技信息，2022（14）：62-67.

［85］黄崑，郭淼，郝希嘉，李蕾．公共健康危机事件下健康信息素养文献综述［J］．图书馆，2020（7）：59-69，82.

［86］姜劲，白闪闪，王云婷，赵伟，刘宇平．线上和线下医疗服务质量对患者线下就医决策的影响［J］．管理科学，2020（1）：46-53.

［87］蒋知义，曹丹，谢伟亚．信息生态视角下在线健康社区用户信息共享行为影响因素研究［J］．图书馆学研究，2020（21）：32-44.

［88］金恒江，聂静虹．在线健康社区用户满意度研究：社会临场感理论视角［J］．国际新闻界，2021，43（10）：19.

［89］金帅岐，李贺，沈旺，代旺．用户健康信息搜寻行为的影响因素研究——基于社会认知理论三元交互模型［J］．情报科学，2020（6）：53-61，75.

[90] 李成波，陈静凌．健康信息获取渠道对城市老年人健康信息素养的影响——基于我国西部地区三省市的问卷调查分析 [J]．人口与发展，2020 (2)：49-59.

[91] 李华锋，段加乐，孙晓宁．基于元分析的用户在线信息搜寻意愿影响因素研究 [J]．图书情报工作，2021 (19)：84-95.

[92] 李雪丽，黄令贺，陈佳星．基于元分析的社交媒体用户隐私披露意愿影响因素研究 [J]．数据分析与知识发现，2022 (4)：97-107.

[93] 李月琳，王姗姗，阮妹．跨源健康信息搜寻的动机、信息源选择及行为路径 [J]．情报学报，2021 (1)：77-87.

[94] 林平忠．论图书馆用户的信息行为及其影响因素 [J]．图书馆论坛，1996 (6)：7-9.

[95] 刘蕤，余佳琪．在线医疗社区中医生知识贡献行为的影响因素研究——基于 SEM 与 fsQCA 方法 [J]．情报科学，2022 (3)：45-54，62.

[96] 刘璇，汪林威，李嘉，张朋柱．在线健康社区中用户回帖行为影响机理研究 [J]．管理科学，2017 (1)：62-72.

[97] 刘嫣，张海涛，张鑫蕊，张春龙．基于元分析的用户在线健康信息搜寻行为影响因素研究 [J]．情报科学，2022 (2)：169-176.

[98] 鲁耀斌，徐红梅．技术接受模型的实证研究综述 [J]．研究与发展管理，2006 (3)：93-99.

[99] 罗爱静，陈阳，谢文照，彭小青．健康焦虑人群的网络健康信息搜索行为影响因素研究 [J]．情报资料工作，2022 (2)：66-75.

[100] 莫敏，匡宇扬，朱庆华，李新月，岳泉．在线问诊信息用户采纳意愿的影响因素研究 [J]．现代情报，2022 (6)：57-68.

[101] 潘涛涛，吕英杰．在线健康社区中基于 SOR 模型的用户参与行为影响因素研究 [J]．情报资料工作，2022，43 (2)：76-83.

[102] 彭昱欣，邓朝华，吴江．基于社会资本与动机理论的在线健康社区医学专业用户知识共享行为分析 [J]．数据分析与知识发现，2019 (4)：63-70.

[103] 宋慧玲，帅传敏，李文静．知识问答社区用户持续使用意愿的实证研究 [J]．信息资源管理学报，2019 (4)：68-81.

[104] 宋小康，赵宇翔，朱庆华．在线健康信息替代搜寻对被替代者健康行为和健康水平的影响研究 [J]．情报学报，2022 (6)：625-636.

[105] 宋小康，赵宇翔，朱庆华．在线健康信息替代搜寻影响因素研究：基于健康信念模型和社会支持理论 [J]．图书情报工作，2022 (2)：45-56.

[106] 宋雪雁，王萍．用户信息行为研究述评 [J]．情报科学，2010 (4)：625-629，636.

[107] 孙悦，张向先，韩晓宏．在线医疗社区知识贡献行为的关键影响因素识别与分析 [J]．图书情报工作，2018 (11)：43-52.

[108] 唐凤，方向明．国外消费者健康信息学研究综述 [J]．图书情报工作，2018 (2)：144-152.

[109] 唐旭丽，张斌，张岩．在线健康社区用户的信息采纳意愿研究——基于健康素养和信任的视角 [J]．信息资源管理学报，2018 (3)：102-112.

[110] 万文智，宋小康，赵宇翔，朱庆华．在线健康信息替代搜索行为的影响因素探究：基于扎根理论的实证 [J]．情报资料工作，2020，41 (6)：7.

[111] 王道平，刘欣楠，周玉．在线健康社区不同级别用户知识交互行为的演化博弈分析 [J]．情报科学，2022，40 (1)：11.

[112] 王盼盼，吴志艳，罗继锋．有偿奖励对医生在线健康社区中贡献行为的影响 [J]．系统管理学报，2022 (2)：343-352.

[113] 王伟军，甸丽倩．青少年网络搜索行为影响因素实证研究 [J]．图书情报工作，2013 (24)：117-122.

[114] 王文韬，张行萍，罗琴凤，张震，张晨．“数字土著”在线健康信息搜寻与线下就医行为关联的量化实证 [J]．情报理论与实践，2021，44 (7)：8.

[115] 王文韬，张震，郑家静，刘咏梅，谢阳群．在线健康信息搜寻行为效果影响因素：系统评价与模型构建 [J]．情报理论与实践，2021 (1)：129-137.

[116] 王熙，佟星，郑博雯，朱渝珊，谭天一，曾钰琪，李惠．在线健康社区中用户社会支持交换行为的跨文化比较研究 [J]．管理科学，2020 (1)：16-29.

[117] 王瑜超，孙永强．服务和互惠规范对于在线医疗社区用户自我表露意愿的影响研究 [J]．情报科学，2018 (5)：149-157.

[118] 王瑜超．在线医疗社区用户健康隐私信息披露意愿的影响因素研

究［J］. 信息资源管理学报，2018（1）：93-103，113.

［119］魏群义，霍然，侯桂楠. 用户信息行为理论研究与实践综述［J］. 图书馆工作与研究，2012（2）：16-19.

［120］吴丹，张晨阳. "新冠肺炎"患者健康信息素养调查研究［J］. 图书馆，2020（7）：70-82.

［121］吴江，刘冠君，胡仙. 在线医疗健康研究的系统综述：研究热点、主题演化和研究方法［J］. 数据分析与知识发现，2019（4）：2-12.

［122］吴江，周露莎. 在线医疗社区中知识共享网络及知识互动行为研究［J］. 情报科学，2017（3）：144-151.

［123］吴茜，姚乐野. 互联网用户隐私披露行为影响因素研究［J］. 现代情报，2022（6）：121-131.

［124］相甍甍，孙畹婷，王晰巍，冯丽. 在线健康社区用户复合信息行为的实证研究——信息共享和信息搜寻同步的视角［J］. 情报科学，2022（7）：111-119，135.

［125］徐君，张晓阳. 大学生健康信息素养量表构建及实证研究［J］. 图书馆学研究，2021（21）：62-74.

［126］徐孝娟，赵宇翔，史如菊，等. SOR 理论在国内图书情报学领域的采纳：溯源、应用及未来展望［J］. 情报资料工作，2022，43（5）：98-105.

［127］徐孝婷，张亭亭，朱庆华. 在线健康社区中信息框架对 HPV 疫苗接种的影响研究——以信息可信度为中介变量［J］. 图书与情报，2020（5）：9.

［128］徐中阳，于兴尚，尚珊，石艳霞. 在线健康社区用户信息行为实证研究综述［J］. 图书馆工作与研究，2022（6）：41-48，62.

［129］许云红，李仕林，许云丽. 在线健康社区不同级别用户的参与行为研究：基于增长模型视角［J］. 情报，2020，39（8）：8.

［130］姚志臻，张斌. 激励机制下在线健康社区用户参与行为演化博弈分析［J］. 情报科学，2021（8）：149-155，163.

［131］翟宏堃，李强，魏晓薇. 结构方程模型统计检验力分析：原理与方法［J］. 心理科学进展，2022，30（9）：2117-2143.

［132］张李义，李慧然. 基于互动视角的在线医疗问答患者用户使用研究［J］. 数据分析与知识发现，2018（1）：76-87.

［133］张敏，车雨霏，张艳．双渠道视角下在线健康社区用户诊疗信息求助行为的形成路径分析［J］．情报科学，2019（2）：9.

［134］张敏，马臻，张艳．在线健康社区中用户主观知识隐藏行为的形成路径［J］．情报理论与实践，2018（10）：111-117，53.

［135］张敏，聂瑞，罗梅芬．健康素养对用户健康信息在线搜索行为的影响分析［J］．图书情报工作，2016（7）：103-109，138.

［136］张宁，王佳，袁勤俭．进展与展望：面向健康信息的用户搜寻行为［J］．图书馆论坛，2021（5）：78-88.

［137］张薇薇，蒋雪．在线健康社区用户参与行为的影响因素研究综述［J］．图书情报工作，2020（4）：136-145.

［138］张薇薇，蒋雪．在线健康社区用户持续参与动机的演变机理研究［J］．管理学报，2020（8）：1245-1253.

［139］张星，陈星，侯德林．在线健康信息披露意愿的影响因素研究：一个集成计划行为理论与隐私计算的模型［J］．情报资料工作，2016（1）：48-53.

［140］张一涵，袁勤俭，沈洪洲．感知风险理论及其在信息系统研究领域的应用与展望［J］．现代情报，2022（5）：149-159.

［141］赵栋祥．国内在线健康社区研究现状综述［J］．图书情报工作，2018（9）：134-142.

［142］朱光，李凤景，颜燚．悖论消解作用下的移动医疗隐私披露行为研究［J］．情报理论与实践，2022，45（8）：104-114.

［143］朱庆华，杨梦晴，赵宇翔，宋士杰．健康信息行为研究：溯源、范畴与展望［J］．中国图书馆学报，2022（2）：94-107.

附录

信息搜索行为测量量表

1	在过去12个月内，您是否使用互联网搜索与健康相关的信息
2	我经常在网上找到健康信息
3	当家人/朋友向我寻求健康方面的帮助时，我将通过互联网帮助他们搜索健康信息

资料来源：Reifegerste et al.（2017）；宋小康等（2022）；Cao et al.（2016）。

健康信息素养测量量表

1	我认为健康信息很重要
2	我能够通过各种来源获取健康信息
3	我能评价健康信息的准确性

资料来源：徐君和张晓阳（2021）；Niemelä et al.（2012）。

感知有用性测量量表

1	该平台上的回答对我而言是有价值的
2	该平台上的回答有助于解决我的问题
3	该平台上的回答对我是有帮助的

资料来源：邓胜利和管弦（2016）；Venkatesh and Davis（2000）。

感知易用性测量量表

1	使用该平台提出医疗健康问题的过程不复杂
2	学习使用该平台对我来说是件简单的事
3	熟练使用该平台是一件容易的事

资料来源：邓胜利和管弦（2016）；Venkatesh and Davis（2000）。

自我效能测量量表

1	使用在线健康社区搜寻健康信息对于我来说很容易
2	我能够利用在线健康社区搜寻到一些有用的健康信息
3	我有能力评估我在在线健康社区找到的健康信息资源

资料来源：Arazy et al.（2016）；宋小康等（2022）。

知识贡献行为测量方式

1	我会将自己的经验和知识共享给在线健康社区成员
2	我会将其他平台上看到的信息共享到在线健康社区
3	我会在在线健康社区上就感兴趣的话题发表看法

资料来源：蒋知义等（2020）；Davis（1989）。

信息支持测量量表

1	在线健康社区的成员在我需要帮助时向我提供如何应对健康问题的建议和意见
2	在线健康社区的成员和我交流他们遇到类似情形的处理办法，帮助我克服困难
3	在线健康社区的成员告知我从何处可以得到关于健康问题的帮助

资料来源：Chiu et al.（2015）；陈星等（2019）。

情感支持测量量表

1	在线健康社区的成员倾听我谈论个人情感
2	在线健康社区的成员表达对我健康问题的关注
3	在线健康社区的成员关心我的情感和健康状况

资料来源：Chiu et al.（2015）；陈星等（2019）。

物质奖励测量方式

1	医生收到的礼物数量（礼物数×礼物价格）
2	医生提供收费服务所获得的收入（服务量×服务价格）

资料来源：Li et al.（2019）；Wang et al.（2017）；Zhang et al.（2020）；邓胜利等（2022）。

在线声誉测量方式

1	医生收到的感谢信数量
2	医生收到正面反馈的数量
3	平台授予的“年度好大夫”“诊后服务星”等荣誉称号

资料来源：Wang et al.（2017）；Zhou et al.（2019）；邓胜利等（2022）。

利他主义测量量表

1	我愿意帮助此 OHC 的其他参与者
2	我想在此 OHC 中帮助其他参与者
3	我很高兴支持其他参与者解决此 OHC 中的问题
4	我喜欢帮助这个 OHC 的其他参与者，因为它带来了我自己的成就

资料来源：彭昱欣等（2019）；Zhang et al.（2017）。

专业能力测量量表

1	为患者做贡献是我主要工作职责的重要组成部分
2	我使用在线健康社区是因为我有必要的知识来帮助患者
3	在责任上，我想用自己的专业帮助更多的患者

资料来源：Yang et al.（2023）；Arazy et al.（2016）。

隐私披露行为测量量表

1	我会在网站或医生要求我提供个人健康信息时披露我的信息
2	我打算以后更加频繁地使用网站根据我的健康信息量身提供的个性化服务
3	我打算以后看病时，向网站医生提供更多的个人健康信息

资料来源：王瑜超（2018）；Chiu et al.（2011）。

感知风险测量量表

1	网站提供的科普知识、医疗资讯不科学，会对我的身体造成伤害
2	网站诊断不恰当，小病说成大病或久病不愈，让我变得消极，降低我的生活品质
3	我的健康信息被网站转卖
4	网站或医生的诊疗效果达不到我的预期

资料来源：王瑜超（2018）；Featherman and Pavlou（2003）。

互惠规范测量量表

1	如果我披露了必要的个人健康信息，就会得到相应服务
2	如果我需要帮助，网站和医生都会帮助我
3	如果我建立健康档案、记录我的健康信息，我的健康状况和病情就会得到监测和控制

资料来源：王瑜超（2018）；Kankanhalli et al.（2005）。

隐私关注测量量表

1	当在线健康社区让我提供个人信息时，我会仔细考虑
2	在线健康社区应采取更多的措施，防止非授权用户非法访问个人信息
3	除非得到本人的授权，在线健康社区不应将个人信息用于其他用途
4	在线健康社区不应将个人医疗健康信息卖给其他公司

资料来源：朱光等（2022）；Malhotra et al.（2004）。

信息利用测量量表

1	我获取健康信息后想去医院确认自己的病情
2	我获取健康信息后想要寻求专业医务人员的帮助
3	我获取健康信息后及时去了医院就医（包括私人诊所、校医院、社区卫生机构、街道卫生院、市级医院、省级医院等）

资料来源：王文韬等（2021）。

第 4 章

在线健康社区信息主题与信息需求

基于 Web 2.0 的社会化互联网具有典型的包容性与交互性特征，PC 端与移动端的各类门户、论坛、社区和平台成为用户表达自我、寻找支持、满足需求的集中地，由此也产生了规模庞大的用户生成内容（User Generated Content，UGC）。在线健康社区作为 Web 2.0 的重要产物，是用户在线参与健康类信息构建、传播、消费过程的重要阵地。皮尤研究中心（Pew Research Center）的报告显示，80%的网络用户会参与在线健康信息的搜寻，其中 24%的用户会在线咨询药物使用、疾病防治等方面的诊疗信息，34%的用户会浏览他人发布在在线健康论坛及博客等媒体上的与健康和医疗相关的资讯，并参与评论、点赞等互动过程。海量的在线图片、文字、视频信息中隐藏着亿万用户潜在的表达主题与信息需求，利用丰富的编码、自然语言处理、主题分析等信息技术，我们能够将这些需求与主题从大量无关的信息中抽离，并以可视化的形式呈现出来，从而更好地了解在线健康社区中信息交流的运转模式和差异化需求产生的深层原因，同时更深入地思考在线健康社区中人与信息的关系。

本章将从在线健康社区中的信息主题和用户信息需求两个研究维度出发。围绕信息主题的研究，总结归纳了不同类型在线健康社区的热点主题，不同社区的主题差异，目前常用的主题识别技术，以及主题识别如何作为研究中的重要工具被应用到用户行为、匹配研究、信息标签等更深层次的研究中。围绕用户信息需求的研究，总结了不同用户群体的信息需求差异，用户信息需求与用户行为的关系，以及用户需求与信息系统设计的交叉结合。

4.1 信息主题研究

在线健康社区信息主题研究的主要目的是从大量杂乱、无规则的信息中，通过聚类分析、深度学习、主题模型等技术，识别并提取出典型的代表性话题与主题。对社区中信息主题的研究不仅可以帮助我们快速地了解一个社区的关注重点、交流模式与社区氛围，而且还能进一步了解平台信息的前端呈现结构以及信息背后的社区用户特征及行为，为平台的前端信息呈现结构优化及用户管理提供帮助。

4.1.1 信息主题识别

已有大量中外学者对社交媒体平台中的信息主题进行识别研究，本文综合前人的研究，根据是否考虑时间和用户维度的变化，将信息主题识别分为静态视角下的信息主题识别和动态视角下的信息主题识别来进行研究。

4.1.1.1 静态视角下的信息主题识别

静态视角下的在线健康社区信息主题识别是指研究者忽略社区主题在时间和用户维度上的变化情况，通过收集一定时间内社区内的相关健康信息，直接进行主题提取与归纳。在这种研究视角下，研究者往往更加关注社区内相对稳定与突出的话题，从而在短时间内迅速了解社区热点与氛围，发现社区的信息价值。

整体来看，在线健康社区中的静态主题分析所探讨的内容一般包括疾病诊疗、日常护理、情绪波动等。金碧漪和许鑫（2015）的研究认为，在线健康类论坛中有八大类主题，分别是：病因、诊断、治疗、疾病管理、并发症、社会生活、疾病预防、教育与研究。由于在线健康社区中的信息主要由用户产生，平台性质与用户类型的差异都会导致用户产生信息的差异。因此本文将根据平台性质的不同，梳理不同平台内的信息主题识别研究。

（1）“患者—患者”型在线健康社区的信息主题识别

“患者—患者”型在线健康社区是指不明确区分患者和医生的不同身份，更多是由广大患者自发组成，在患者与患者之间形成的社交网络。此类健康社区往往以某种疾病或某类健康信息为中心而建立，用户由于共同的兴趣或需求而聚集在论坛中，对不同的问题与答案畅所欲言，而不受“提问者”或“回答者”的身份限制。由于拥有相对开放的社区氛围，“患者—患者”型在线健康社区往往具有更强的时效性，当某个问题或热点出现时，便会迅速引来关注和讨论，从而加速信息的传播速度。同样，相对平等的网络身份也使得“患者—患者”型在线健康社区更加注重内容，强调讨论与辩论。对于“患者—患者”型在线健康社区中的大量文本信息，研究者大多采用编码的方式，在收集并充分清洗、理解数据后，制定适宜的编码规则，从而进行语义分析与主题统计。

Hur 等（2019）采用批判性话语分析技术（Critical Discourse Analysis，CDA）对线上儿童免疫论坛的话语文本进行了分析。在费尔克劳（Fariclough）的批评性话语分析框架下，研究者通过自上而下的编码，查询词语的出现频率并识别出关键词，生成搜索词列表。然后，通过自下而上的编码呈现出每个流派、风格和话语的突出主题，最终将五个儿童免疫的在线健康论坛中的内容分为感知、情绪、行为和政治四大类。Attard 和 Coulson（2012）从 4 个与帕金森疾病相关的谷歌论坛中获取了 1013 条讨论信息，通过编码将每一条原始的信息划分到不重叠的主题和子主题中，统计分析后最终提炼出了介绍个人信息、交流经验、分享情感等 6 个不同的主题。Attard 和 Coulson（2012）认为相比消极的主题信息，积极的主题占到了总数据集的 90%。论坛成员通过分享自己应对帕金森的策略、挣扎以及他们身体和心理上的变化，使得论坛成为一个理解和共情的社区。这与 Winzelberg（1997）、Buchanan 和 Coulson（2007）的研究观点有共通之处，同时也印证了 Davison 等（2000）提出的社会比较理论（Social Comparison Theory）。Coulson（2014）选取了谷歌平台上三个与饮酒/酒精相关的论坛，提取了 758 条信息，使用 Braun 和 Clarke（2006）描述的归纳主题分析程序进行数据分析，最终发现分享（Sharing）、支持（Supporting）和清醒（Sobriety）是饮酒类论坛中的三大主题，其中分享被认为是论坛成员的自我披露行为，而清醒则暗示着该论坛最大的价值与潜力，即通过共同的理解、支持和建议，论坛成员可能会变得有能力去尝试或改变自我行为，以克服对酒精的依赖和上瘾。

在对中国国内“患者—患者”型在线健康社区的研究中，于本海和卢畅（2022）通过编写基于 Selenium 的 Python 多线程爬虫代码，爬取了 2013 年 6 月至 2021 年 5 月百度痛风病吧的帖子信息。研究者将清洗完毕的语料转换为词袋稀疏矩阵，并计算对应的 TF-IDF 值，观测各个词项对该文档主题的贡献程度，然后过滤高频且区分度低的词项，以得到文档的特征向量。最后，将文档特征向量作为 LDA 模型的输入建立主题模型，将模型输出结果进行人工编码得到各类信息主题。研究结果显示，药物治疗类主题的健康信息是用户最为关注的信息，占比高达 33.57%，远超其他主题；情感支持类主题占比 18.30%，表明痛风患者可借助在线健康社区有效释放疾病带来的痛楚情绪，并通过彼此的情感互动和经验分享等行为提升治疗的信心和积极性；关注生活习惯和病理知识类相关信息的比重分别为 17.24% 和 16.42%，表明随着痛风发病率的不断增高，患者会更倾向于对痛风机理进行信息搜寻及病情交流；用户关注度最低的主题是疾病诊疗类信息，仅占14.45%，这表明患者对痛风疾病的确诊和治疗具有一定的滞后性，普遍无法在感染疾病前进行筛查与预防治疗。

在对“患者—患者”型在线健康社区的研究中，还有一些研究从特殊用户群体的视角出发，对社区的内容进行了探索。Johnston等（2013）关注了性少数女性癌症患者的在线交流主题，与以往研究直接爬取在线数据不同，研究者通过邮件的方式招募潜在参与者，并将其分布在8个不同的在线健康社区中。经过一段时间的社区运转后提取885个帖子信息，结合Pearson分析计算语言和LDA分析方法进行数据分析，结果发现了疾病应对、节假日、癌症诊断和治疗、日常生活、自我护理、亲人、身体恢复等十个主题。与传统健康社区中症状管理类主题火热的情况不同，性少数女性癌症患者更加关注心理和情绪状态。女性代词在不同话题中的高频出现也揭示了性少数女性癌症患者通过她们共同的女性性别认同与他人相连的特殊交流模式。Arden等（2014）则以孕期中女性关注的体重类论坛为研究对象，选取了400个相关帖子进行分析，通过内容编码分析和统计发现孕期体重控制是论坛中的热点话题。孕妇对论坛中关于妊娠期间体重管理的指导持有不同的态度。尽管有一些女性认同指导的价值和意义，但绝大多数女性对指导的有效性抱有一种怀疑的态度。同时，很多女性还会对其他潜在的现实风险产生担忧。一方面是因为许多女性都有过超重或减重失败的经历，另一方面是因为医生、护士、营养师等卫生专业人员仍然持有“肥胖来源于懒惰、不守纪律、意志薄弱”等对肥胖人群污名化的观念。

（2）“医生—患者”型在线健康社区的信息主题识别

“医生—患者”型在线健康社区中具有明显的“患者”与“医生”的身份区分，患者在社区中能获得相对权威和专业的健康信息，甚至能完成预约挂号、分诊、二次面诊等就医流程。随着大数据技术和健康信息数字化的发展，许多“医生—患者”型在线健康社区在国内兴起，如著名的好大夫在线、丁香医生、39问医生等。与“患者—患者”型在线健康社区相比，“医生—患者”型在线健康社区中的信息线程往往由一个患者提出的问题和一位或多位认证医生的解答组成，因此研究者在进行数据分析的过程中，往往也聚焦于问题和回答本身的内容。

司莉和舒婵（2019）用Python爬取好大夫在线问题条目中包含“糖尿

病”关键词的139361条问答记录，使用R语言中的LDA包对患者的提问进行聚类并可视化，分析糖尿病问答的主题特征。研究发现，用户讨论大多围绕糖尿病及其并发症展开，主要分为糖尿病治疗、糖尿病血糖控制、糖尿病心血管并发症治疗、糖尿病足治疗、妊娠糖尿病治疗等7个讨论主题。同样以糖尿病问答社区为主要研究对象，王煜等（2018）分析了寻医求药网中与糖尿病相关的帖子内容。他们采用矢量空间模型和K-means聚类算法进行主题分析，提取出“症状与并发症”和“治疗”两个热点主题。Jin等（2014）采用多维尺度（Multidimensional scaling，MDS）可视化方法进行跨类别的术语可视化聚类分析，对雅虎问答中的糖尿病帖子进行分析，最终总结出症状与器官、诊断测试、药物治疗三个主题类别。为了进一步揭示用户的糖尿病术语使用模式，Jin等（2014）还分别对任意两个主题类别中的术语进行提取、标准化与关联分析，发现了特定症状和身体某些部位之间的关系，以及特定诊断和适当的药物之间的关系。与Zhang和Zhao（2013）发现了12个糖尿病社区讨论主题并进行主题内术语关联分析相比，该研究进一步推动了跨类别关联分析的发展。

除研究糖尿病专题的“医生—患者”型在线健康社区之外，陆泉等（2019）抓取了求医网肿瘤板块全部问答文本，通过构建潜在语义模型对用户信息子主题进行MapReduce分布式聚类。研究发现用户主要关注“治疗”和“病理及病因”两大类别，且国内外用户存在较大的差异。与Cho等（2011）使用网络数据进行的肿瘤信息主题研究相比，国外用户对于预防信息的关注度最高（88.2%），紧随其后的是关于治疗的信息（48.0%）；而国内用户更加关注与治疗相关的主题信息（43.3%），对于肿瘤预防信息则没有太多关注。国内用户往往在出现明显病症后才去了解相关治疗手段和病理病因，但发病后的肿瘤往往已到达中晚期，错过了最佳治疗时间，这也从侧面揭示中国肿瘤发病率接近世界水平，但是致死率高于世界水平的原因。

（3）跨平台的信息主题识别

上文主要对围绕单个平台的信息主题研究进行了梳理，为了更好地对比平台差异、理解不同平台用户对信息关注的区别，一些学者进行了跨平台的社区信息主题分析。

Park等（2018）使用Reddit的官方应用程序编程接口（API）从三个Reddit社区——焦虑社区、抑郁社区和创伤后应激障碍（PTSD）社区中下载了7410篇文章和132599条相关评论，使用K-means技术进行文本挖掘，并结合定性分析和可视化技术，将聚类出的主题表示为维恩图以显示主题之间的重叠。通过 Gephi 提供的 Louvain 模块化算法，计算出不同主题之间的相似性，最终发现三个心理健康社区中的内容可以分为四个主题：分享积极的情绪、感谢获得情感支持、睡眠、与工作相关的问题。同时，研究还发现不同人群在社区中关注的内容也不尽相同。抑郁症群体倾向于关注自我表达，而焦虑症和创伤后应激障碍群体则更多地关注治疗和药物相关的信息。Lu 等（2013）以 Medhelp. org 作为数据源，选取肺癌、乳腺癌和糖尿病三个社区板块作为对比分析的对象，在向量空间模型（VSM）的框架下，利用主成分分析法（PCA）提取特征向量并作为 EM 聚类分析的输入进行主题识别。研究发现与健康相关的热点话题主要包括症状、检查、药物、治疗程序和并发症五类。而不同类型疾病论坛的讨论热点也存在显著差异，其中药物和治疗程序话题在三个疾病板块分布中的差异最大。药物话题在糖尿病讨论区所占的比例明显高于两个癌症讨论区，而治疗程序话题在糖尿病讨论区所占的比例则明显低于两个癌症讨论区，这是因为癌症主要通过化疗、放疗和手术进行治疗，而糖尿病作为慢性疾病则依赖于长期服药。同时，虽然症状和检查话题都是与疾病诊断相关的热点话题，但乳腺癌讨论区的成员更喜欢讨论检查，如活组织检查和乳房 X 光检查；而肺癌讨论区的成员更倾向于讨论症状，如胸痛和咳嗽。这反映了两种疾病早期的症状差别。同样将 Medhelp. org 作为分析对象，Liu 等（2018）对比了抑郁症、糖尿病和乳腺癌三个板块的主题内容，识别出了药物、检查、并发症、症状、治疗、日常与情感支持信息六个热点话题。在话题差异上，研究指出糖尿病患者更加关注药物，进一步印证了 Lu 等（2013）的研究结论。同时，研究还发现抑郁症社区的成员更关注症状，而在乳腺癌社区中，成员们更关注疾病检查。Stewart 和 Abidi（2017）使用了最先进的语义映射技术，将一个与儿科疼痛相关的社区和一个普外科医生社区的内容映射到 MeSH 医学词典中的术语，分别识别了 27924 个和 50597 个医学术语。语义映射技术确定了两个社区的用户都感兴趣的内容领域，分别是疾病、药物、解剖、诊断与治疗技术、症状与治疗过程，其中疾病话题在两个社区中分别占 22%和 24%。研究还发现两个社区对于话题的关注度存在差异，普外科医生社区对解剖更感兴趣（14%），而儿童疼痛社区则对药物更感兴趣（19%）。

除比较不同平台的主题内容差异之外，金碧漪和许鑫（2015）还关注了同一种疾病在不同平台中的主题差异，以 Yahoo！Answers 和 Diabetic Connect

论坛中的糖尿病社区为研究对象，经过数据编码提取了疾病管理、诊断和检查、治疗、社会生活等 8 个主题。研究结果显示，疾病管理是两类社区中共同的热门健康主题（分别占 26.0%和 24.1%），而两类社区所提供的健康信息服务的差异以及用户群体的差异直接导致了其他热门健康主题的不同。在 Yahoo! Answers 问答社区中，最为显著的主题是诊断和检查（占比 29.4%），在 Diabetic Connect 论坛中，该主题仅占 14.3%；在 Diabetic Connect 论坛中最为突出的热点主题是社会生活（占比 24.5%），而在 Yahoo! Answers 中该主题仅占 8.5%。

4.1.1.2　动态视角下的信息主题识别

在线健康社区内的热点主题并不是一成不变的，随着时间的推移和医疗技术的发展，用户在平台中关注的信息也会发生变化，因此也有学者对健康社区内主题的动态变化进行了横向与纵向研究。

从横向研究来看，Park 等（2016）基于 Hobbs（1990）提出的主题漂移理论（Topic Drift Theory），研究了 WebMD 中的注意缺陷多动障碍（ADHD）、乳腺癌、糖尿病等 7 个社区的主题漂移现象。研究者使用数据编码追踪主题的转变，并利用空间向量模型和余弦相似度评估同一线程内帖子的相似度，以衡量逐渐的或突然的主题变化。结果显示，在大多数帖子的线程中，主题漂移是逐渐产生而非突然转移变化的，即使话题发生了漂移，线程一般也保持在症状、治疗、副作用等社区热点话题内。但在某些特殊情况下，如成员开玩笑、分享个人故事或与社区成员互动也会导致主题突然转移。Zhang 等（2017）则将 CNN 分类器应用于乳腺癌社区 Breastcancer.org，结合了 LDA、支持向量机和卷积神经网络三种监督分类器，首先提取出个人治疗、临床、营养补充、个人生活等热点主题，其次进行横向分析，发现癌症早期成员更关心与诊断相关的信息，0 期的成员尤其关注某些迹象是否预示着癌症，而对于癌症晚期的成员，他们往往与社区成员建立了更密切的关系，因此更倾向于在社区中讨论与个人情感有关的信息与社会支持。

从纵向研究来看，范昊等（2021）收集了雅虎问答中与糖尿病相关的问答数据，利用 LDA 制定编码规则后，用 Python 中的 Gensim 工具包进行主题提取，提取到基础病理知识、疾病的诊断、治疗、日常饮食等多个主题。其中，与疾病治疗这一主题相关的内容随着时间推移呈下降趋势，而围绕情感支持这一主题的内容则随着时间推移呈上升趋势。Jo 等（2020）关注了新冠肺炎疫情暴发时在线健康社区讨论主题随疫情发展的变化情况，采用结构化话题模型对韩国最大的门户网站 Naver 上有关新冠肺炎疫情的问题和回答进行了分析，共识别出 50 个主题和 6 个有凝聚力的主题社区。研究者发现，在疫情初期，“焦虑与担心自己出现与 COVID-19 相似的症状”话题占比最大，而随着疫情的持续发展，“对工作条件的担忧”以及“卫生防护”成为人们更关注的话题，揭示了在公共卫生突发事件下健康社区话题的变化模式。Ni 等（2023）探究了百度自闭症贴吧中对于饮食干预的讨论情况，通过使用更适合检测短文本话题的 Biterm 主题模型（BTM），提取到奶粉选择问题、消除饮食、过敏与不耐受、自闭症原因等 7 个主题，使用 R 语言可视化主题变化后，发现在不同阶段讨论主题呈现相对规律的变化。研究者将用户采纳饮食干预的过程分为意识阶段（Awareness Phase）、说服阶段（Persuasion Phase）、决定阶段（Decision Phase）、实施阶段（Implementation Phase）和确认阶段（Confirmation Phase）。在意识阶段，家庭照顾者更有可能讨论自闭症的原因以及自闭症与饮食之间的联系（34%）；在说服阶段，用户主动寻求更多的饮食干预信息；在实施阶段，饮食干预措施和用户子女的饮食偏好则更受欢迎。

4.1.2 围绕信息主题的相关研究

无论是静态视角下的信息主题识别还是动态视角下的信息主题识别，都将信息主题识别作为研究的主要问题与最终目的。也有部分研究并不以信息主题识别为最终目的，而是将它作为研究的起点或中间产物，以完成其他更深入的探究，例如匹配研究、用户研究和信息标签研究等。

4.1.2.1 基于信息主题的匹配研究

Naderi 等（2020）探究了如何自动将在线健康社区中的问题分配给最合适的专家进行解答。研究者收集了 Netwellness 上 13 个健康主题中针对 38 位医学专家提问的 345 个问题，将 38 位专家的资料如特长、经验、知识等向量化。对于每个选定的主题，通过获取统一医学语言系统（Unified Medical Language System，UMLS）中与主题相关的消费者健康词汇构建 UMLS 概念列表，提升专家资料池中与 UMLS 概念列表中重合的概念的权重。研究结果显示，来自相同主题的问题之间的相似度显著高于来自不同主题的问题之间的相似度，其中“睡眠障碍”“眼睛和视力护理”“乳腺癌”主题的内在相似性最高，通过计算专家资料与问题主题间相似度进行专家匹配的方式被证实可以提高模型的准确性与效率。孟秋晴和熊回香（2021）也针对医生匹配的算法展开了研究，但与 Naderi 等（2020）的研究路径有明显差别。Naderi 等（2020）是通过计算医生加权向量与问题加权向量的相似度来为患者匹配合适的医生，而孟秋晴和熊回香（2021）则是通过计算与信息搜索，搜索与用户相似的用户和医生来进行医生推荐。在基于相似医生推荐的算法步骤中，研究者通过 LDA 主题模型训练，挖掘医生回答文本中的隐含疾病主题，以主题为依托，找到具有相似回答内容的医生。

Lin 等（2021）则站在信息消费者的角度，探究了如何从已有的回答中更高效地为搜索问题的用户提供高质量的答案。他们通过 LDA 模型为每一种疾病建立了主题模型，利用主题模型获得每个问题下被接受答案的主题向量及其他答案的主题向量，通过计算两者的相似度选取出积极答案与消极答案。Naderi 等（2020）也利用主题识别的方法设计了一种对用户提问进行分类并向用户推荐相似问题和答案的算法，以缓解在线健康社区中提问冗余的压力。他们以 NetWellness、WebMD 和 Yahoo Answers 三个大型在线健康社区的问答信息为数据源，使用 Metamap 抽取问题及答案中的诊疗类实体词，映射到 UMLS 中生成问题加权向量与专家加权向量，并分别计算主题内问题相似度、主题间问题相似度、主题内专家相似度和主题间专家相似度。研究结果显示，主题内相似度和主题间相似度之间存在相当大的差距，主题内相似度的平均值（分别为 0.095、0.192 和 0.110）高于主题间相似度的平均值（分别为 0.012、0.025 和 0.018）。

4.1.2.2 基于信息主题的用户研究

除了将信息主题识别技术应用到匹配研究与相似度计算的算法研究中，更多的学者把研究重心放在了对用户社交网络特征、行为模式、信息共享、社会支持、情绪心理等研究中，通过交叉研究的形式推动对用户行为的进一步思考。

在对用户行为的研究中，一些研究者关注了用户的参与互动方式。Liu 和 Lu（2018）在探索 HIV 在线社区用户群体的多维隐藏特征的过程中多次使用了主题识别技术，在将活跃用户聚类后利用 HDP 主题模型算法提取文档主题，衡量同一聚类内用户之间的主题相似度。为了探究 HIV 在线社区中的热点词汇，研究者利用文本分析技术抽取了热点关键词，并利用 HDP 算法提出了社区内用户的热点主题。结果显示，HIV 群体的话题主要与 HIV/AIDS 的诊断和治疗相关，平均话题相似度与用户互动程度呈正相关。Zhao 等（2019）则关注了自闭症社区中用户的信息共享行为，研究者将 341 个 Facebook 上与自闭症有关的小组分成了自闭症家属组、自闭症其他相关疾病、社会和教育等 10 大类，并从 5 个最大的类别中分别选择了一个最具代表性的小组收集数据，如社会与教育类别中选择了意识小组、治疗处方类别中选择了治疗小组。研究者借助 LDA 主题模型发现意识小组中的内容主要围绕四个话题展开：育儿、行为特征、诊断和视频分享；而在治疗小组的讨论中，用户则主要围绕电磁场污染、家庭装修和无线安全这三个话题展开讨论。Wang 和 Wills（2018）在研究减肥社区中用户互动与健康信息内容的关系时发现，用户互动的强度在不同话题中具有显著差异。关于减肥成功经验的讨论往往更具互动性，而关于消费者健康信息的讨论往往是非互动的。Feldhege 等（2020）以月独立访问量居美国第六位的 Reddit 抑郁症小组为研究对象，探究社区的流行话题以及与用户在线参与方式的关系。首先，他们利用 LDA 提取到了治疗（药物）、情感、认知等 26 个主题，其中最突出的话题是情感（占整个语料库的 7.5%），然后用探索性因子分析—最大似然法总结了识别出的主题，结果显示与人际关系和情感联系因子有关的主题往往占比更高。最后用帖子评分、帖子的平均评论数量、每位用户的发帖/评论数等五个指标衡量用户的参与方式，并通过 spearman 相关系数研究主题与用户参与方式之间的关系。结果显示“情感”“提供支持”“闲聊”这三个话题的帖子以帖子评分和评论的形式获得了更多的用户回应，谈论过去和恋情主题更常出现在较长的帖子中，而闲聊、提供情感支持和运用认知策略主题则更容易出现在简短的评论中，用户在讨论情感和恋爱关系时发帖频率更低。

关于用户参与社会支持的研究也是热点领域，吴江等（2017）设计了一个中文用户文本挖掘流程来探究“甜蜜家园”中的社会支持类型与用户参与，利用 LDA 主题模型对社区内的文本数据进行特征提取并构建低维度文本向量。研究者基于社会支持理论，将用户文本分为寻求信息支持、提供信息支持、寻求情感支持、提供情感支持和陪伴五类，用二元分类法为每一个社会支持类型的判别建立一个 0-1 分类器，将文本向量代表的每一个用户文本划分到不同的社会支持类型。最后，将分类结果按用户分组，统计用户的不同社会支持类型文本数量，利用 K-means 算法形成用户聚类来识别用户角色。研究识别出 50 个热点主题并根据主题将用户分为“信息需求者”“社区陪伴者”等参与角色类型。Buis（2008）以雅虎中一个小型的在线临终关怀社区为研究对象，研究了用户社会支持与主题的交互作用，在编码后得到了信息搜寻、个人观点、鼓励等主题类别，并发现情感支持互动的频率远高于信息支持交流。总体而言，鼓励与支持主题是最常见的情感支持类型，药物/治疗主题是最常见的信息支持类型。

在社交网络分析及用户情绪分析方面，Park 等（2018）将信息主题识别应用到用户社交网络分析和情绪分析中，以百度白化病贴吧中的信息为数据源，使用 LDA 模型对 5802 个帖子和 45181 条评论进行主题挖掘，构建 3188 个用户之间的交互拓扑以监测用户的潜在社区，最后利用朴素贝叶斯、支持向量机、卷积神经网络和长短时记忆进行情绪极值分析，最终发现了日常分享、家庭、社交生活等 8 个社区热点，并发现日常分享是表达情绪最活跃的类别且其中积极情绪出现频率最高（42. 15%）。郭凤仪和纪雪梅（2022）以百度新冠肺炎疫情贴吧为数据来源，探究了突发卫生事件下话题与用户情绪之间的关系。研究者通过计算话题特征词向量与上一时间单元内的总话题特征词向量的余弦相似度来衡量某一话题的突发强度，在话题特征词构成的网络节点基础之上，利用突发强度为话题加权，并将时间单元、情感词内嵌于网络中，构建了“话题—情感演化模型”，揭示了突发卫生事件下社区中不同话题的情感类型和强度存在较大差异。在公共卫生事件高突发性话题中，用户更倾向于表达“好”和“惧”等情感，随着话题突发性的增强，表达“好”“惧”“惊”的情感强度也越强，而“恶”情感类别在高突发性和低突发性话题下强度都较高，在中等水平的突发性话题下强度较低。Park 和 Conway（2017）探究了抑郁症社区中用户的心理是如何随着主题与语言的改变而变化的。通过 LIWC 程序对数据进行文本分析，研究者发现，长期参与在线健康社区可以带来显著且积极的心理情绪改变，使用情绪相关语言的社区用户与其他社区用户相比，心理状态改善效果更佳。尽管社区内词的使用是独立的，但不同成员对词的使用与帖子主题存在一定关系，在同一主题下的成员语言词汇更具有相似性而不太受成员的情绪影响。李旭光等（2021）对百度医疗健康类贴吧中用户的知识互动与情感互动的关系进行了研究。他们通过演绎式定性内容分析方法对提取的帖子进行系统化编码和归类，将用户知识互动内容划分为 6 个主题内容，并归纳为信息共享和知识共享两类，同时将用户情绪分为 4 组对立意义的情绪。对情感交互与知识互动的关系分析显示，个人想法陈述、除病情外的个人信息陈述及治疗经验主题类分享对负面情绪向正面情绪转化有促进作用，平静、接受和关心的正面情绪有助于用户间信任程度与情感联结加深，对知识互动有促进作用。

董伟和陶金虎（2021）则以医享网为例，使用作者主题模型 ATM 模型、海林格距离（Hellinger Distance）等模型与算法，分别进行了用户偏好主题识别、用户群兴趣识别、用户群主题偏好内容挖掘，识别出保健、症状、治疗三大热点主题。研究还发现，不同主题偏好下，用户的兴趣具有显著差异。偏好治疗类主题的用户更多关注关节、手术、输液等关键词，他们通过吃药、配合手术与输液等手段进行治疗，对其他主题的内容仅为泛泛而谈。而偏好保健类主题的用户更倾向于关注嘌呤、饮食、饮水等关键词，他们认为应当多注意饮食起居，通过吃嘌呤含量较少的食物、多加锻炼逐渐恢复健康。综合来看，三大热点主题下的内容具有一定的交集，如治疗、关节、摄入等关键词出现在了两个或者三个主题中。此外，通过不同主题内容也可以发现，三个主题也基本反映了痛风病程的发展阶段，用户会在很大程度上随着痛风病的发展状况出现兴趣的迁移，因此揭示了该类用户兴趣群体也存在着一定的动态性。

4.1.2.3 基于信息主题的信息标签研究

健康信息标签是指在线健康社区中专门标注健康信息的标签。用户在参与社区互动、进行信息搜集和传递的过程中会自主地定义与健康信息有关的标签来对信息进行标注和组织。信息标签不仅优化了社区内的信息组织结构，而且更加符合用户的使用习惯，提升了信息搜寻与消费效率。然而标签数量的不断增长也会造成冗余、模糊和错误等各种问题（Das et al.，2017），从而给在线健康社区建设造成困难。因此有不少研究学者将信息主题识别应用到信息标签的研究中，以寻找、设计更准确、清晰、有序的信息标签架构体系。

虽然目前国内针对在线健康领域的信息标签研究相对匮乏，但也有部分学者做出了有价值的尝试与探究。张军亮（2019）将中文医学术语与 UMLS 进行映射，关联语义概念后构建了多源医学信息资源发现服务系统模型。杨帅旗（2017）则创新性地将使用标签组织信息资源的在线健康网站 Patients-Likeme 进行了标签整合，提取网站中的主题词集与信息标签，并计算两者之间的相似度，构建树状主题标签集，对原有的标签分类系统进行了改造升级。主题图技术被广泛使用在信息标签研究中。主题图技术是指通过构建分布着不同主题节点的空间模型，计算不同主题节点间连接需要经过的中间节点的数量，来衡量不同主题间的距离及描述不同主题间建立关系的路径（Pepper et al.，2020）。主题图技术可以被应用于优化资源间的语义结构中，占沘等（2022）以39健康网中39问医生板块糖尿病专题中的标签为实验对象，为其定义了糖尿病类型、糖尿病症状等4个一级主题和18个二级主题。同时，他们用Ontopia环境中的Ontology工具进行主题的生成、关联关系及名称类型的定义，并通过主题图语义检测和主题合并功能建立了健康信息标签主题图。信息标签的可视化大大提高了用户的检索效率和使用效率。

4.2　用户信息需求研究

在线健康社区为用户提供了搜索信息和消费信息的新渠道，用户在社区中的信息查找与提问行为都反映了用户对获取社区中信息的潜在愿望与需求。信息需求是信息检索、信息推荐、信息服务以及人类信息行为等研究领域最基本的概念，用户信息需求分析则是上述领域的研究基础，它对于了解用户信息需求并提高信息服务质量起到至关重要的作用。20世纪60年代，Taylor（1968）将用户的信息需求划分为内在需求（Visceral Need）、意识到的需求（Conscious Need）、形式化的需求（Formalized Need）、折中的需求（Compromised Need）四个层次。虽然信息需求研究与信息主题研究都是对社区内用户信息的抽取，但与信息主题研究不同的是，信息需求的分析对象更聚焦于用户的提问和搜索等反映用户主动寻找信息的内容。Ekberg等（2013）研究在线健康社区满足了用户和公共健康的哪些需求，发现最突出的健康信息需求与食物、运动和福祉有关，在线健康社区既能满足用户群体的需求，又能满足公共卫生机构的服务需求。

本章将围绕在线健康社区中的用户信息需求研究展开，重点关注不同用户群体的特征如何影响他们对信息的需求，以及由此而造成的需求差异又呈现怎样的特征。由于信息需求往往隐藏在用户的搜索行为背后，因此本章也会探讨信息需求与用户搜索行为的交叉研究。本章最后，综述了用户信息需求研究被应用到信息系统的设计与优化中的情况。

4.2.1　基于用户群体的信息需求研究

Park和Park（2014）以韩裔美国人为研究对象，对他们在在线健康社区中对癌症信息的需求进行了研究。通过整理MissUSA上2013年1月至6月发布的与癌症相关的问题，基于编码进行人工分类，发现乳腺癌、宫颈癌、肝癌和胃癌是韩裔美国人最关心的四种癌症类型。他们对有关治疗尤其是手术信息的需求最强烈，其次是诊断和症状、药物信息。但由于语言障碍，多数韩裔美国人也对英语医学术语的信息具有搜索需求。同时，研究还揭示了在线健康社区中，除医疗信息外，社会与情感支持也是用户的重要需求。老年人群体是对健康信息需求最大的群体之一，Qian 和 Gui（2021）的研究聚焦于老年人。通过爬取在线社区中的帖子，采用归纳的方法确定了老年人对应对衰老、饮食营养、体育锻炼和心理健康四类信息的需求最旺盛。同时，研究者在文本分类结果的基础上，对各类健康信息的数量和增长趋势进行了描述性统计分析。结果显示，老年用户的信息需求涉及各种健康问题，虽然西医帖子数量更多，但应对衰老和体育锻炼相关的中医类信息也很受欢迎。Wang 等（2021）对新冠肺炎疫情中的中国用户在线信息需求进行了调查。研究者针对在线健康社区中问答文本较短、特征稀疏、共现信息不足等造成 LDA 模型无法产生高质量主题的问题，提出了一个基于词汇共现和 LDA 的 CL-LDA 主题模型。词汇共现的基本观点是如果两个单词出现在语料库的同一单元窗口中，则它们在情感上相关，越高的共现频率代表越紧密的关系。共现矩阵是标识语料库中所有单词之间关系的矩阵，通过分析语料库中的词汇共现，可以用共现矩阵替代原有的文本词汇矩阵，并作为语料库的特征向量。由于共现矩阵保留着整个语料库层面的词汇共现信息，因此可以避免短文本稀疏的问题，从而提升主题模型的提取质量。研究结果显示，新冠肺炎相关信息需求主要集中在症状、预防、检查和治疗四个方面，而对于提高免疫力的信息需求很少，这意味着预防 COVID-19 的主要方法是切断和消除病毒。同时，研究者还发现了性别、年龄和实践层面的信息需求差异。总体而言，男性更关心症状信息，而女性和年轻用户则更关注预防类信息。

孕产妇群体也是信息需求研究中被重点关注的人群。Mercer（2004）的研究表明，女性在怀孕期间和产后早期寻求信息的行为是其向母亲身份转变的重要生命阶段的关键部分。Lagan 等（2010）的研究显示有 97%的孕产妇会在怀孕期间使用在线健康社区作为信息搜寻的方式。Guerra-Reyes 等（2017）衡量了产后女性的信息需求与所获得的信息之间的差距，通过二进制变量编码程序对每个参与者表示需要信息但并没有获得信息的话题确立了产后信息应用程序，发现产后女性更倾向于了解母乳喂养、自我护理、婴儿护理、心理健康等信息。其中，关于性问题和心理健康信息的需求呈现出供不应求的情况，大量需求没有得到满足。该研究为相关产后健康社区进一步加强建设、丰富信息、满足产后女性群体的需求提供了研究佐证。Cheng 等（2006）对孕妇信息需求的研究则显示许多信息资源并没有明显延伸到产后阶段。尽管女性已经能够从社区中获得大量关于怀孕、分娩的信息，但涉及新生儿的日常产后生活的信息依然存在缺失。同样聚焦于孕产妇群体的信息需求，Wexler 等（2020）用自然语言处理的方法分析了来自 Whatto Expect. com 上七个生育俱乐部论坛的帖子。研究发现，疼痛在整个孕期都是一个受关注的话题。在孕产的不同时期，孕妇的信息需求会有显著的差异：妊娠期前三个月，孕妇往往更加关注流产类信息；从第三个月起，孕妇的关注点逐渐转移到分娩类信息上；而产后的产妇更希望在社区中获得与婴儿睡眠有关的知识。成全和邓婷燕（2022）用迭代编码的内容分析法对在线母婴社区中孕妇的信息需求展开了研究。研究发现，孕妇除了关注分娩、胎教与新生儿护理等主题信息外，随着怀孕时间的增加，孕妇会更加关注自身的生理变化和症状。尤其是在身体出现变化、不适或异常时，她们往往希望从网络社区中获得相关症状的解释与建议的信息。Ruthven（2019）对英国母婴社区 NetMums 用户发帖提问内容进行编码分析，发现用户信息需求的 3 个主要类别是环境创造、个人社交关系、儿童发育与健康。Porter 和 Ispa（2013）对在线留言板中用户探讨的问题进行研究，发现年轻母亲最关心的问题包括喂养、睡眠、认知、语言、身体和社会发展、纪律、如厕训练、母子关系等。

盛姝等（2021）则对不同用户角色群体下的在线健康信息需求差异进行了跨群组分析。研究通过信息流检测和主题模型聚类衡量了用户在性别、年龄等不同画像下的信息需求差别。结果显示，男性更关注疾病治疗指南、疾病预防等资讯类信息，女性更倾向描述症状并寻求情感支持，其中，年龄在 36~60 岁的中年群体用户信息需求高于其他年龄段用户。李重阳等（2016）对时间和主题两个维度下的信息需求进行了综合测度。研究将数据按照时间维度分为 3 组进行测度，发现癌症用户的信息需求主要集中在基础病理知识、预防、诊断、治疗等方面，且在时间维度上呈现出一定的变化规律。随着时间的推移，用户对基础病理知识的需求始终保持着一个较大的比例，但总体呈现出下降趋势，而关于癌症预防和治疗方面的信息需求则呈现上升趋势。

4.2.2 信息需求与用户搜索行为

研究用户搜索行为是理解用户潜在动机与信息需求的重要部分。王锰（2013）在构建的网络健康信息获取行为概念模型中探究了信息需求与用户搜索行为的关系，结果显示高学历的用户具有更高的信息需求，往往会更加积极地获取信息。Xie 等（2021）基于信息世界理论（The Theory of Information World）研究了在线社区中母亲搜索与怀孕及养育有关的资讯的行为。通过元民族志和扎根理论的方法将在线社区的母亲分为以下三类：希望怀孕的女性搜索与性和怀孕相关的信息、妈妈或准妈妈寻找产前或产后如何分娩或养育孩子的信息、妈妈或准妈妈搜索与自身的健康问题相关的信息。Ma 等（2021）在研究用户信息需求的同时还考虑了用户搜索行为背后的动机因素。他们通过演绎—归纳混合定性内容分析法对中国的一个在线癌症社区进行了探究，发现用户对治疗类的信息需求最强烈。当患者的家属通过观察或检查发现患者的症状向某一方向发展，却不知道该如何应对时，会更倾向于主动搜索相关信息，以寻求治疗方案或建议。此外，向家庭中的患者披露癌症诊断、应对患者的负面情绪等压力事件也会增加用户的信息需求。Yao 等（2021）则对糖尿病社区中的用户搜索与分享模式进行了调查。通过社交网络分析、文本分类、主题建模等多种分析方法，研究者挖掘出了用户寻求信息的方式可以分为信息搜索、情境搜寻、客观信息共享和经验信息共享，并且总结出社区内存在的十大信息搜索主题。

4.2.3 信息需求与信息系统

用户信息需求还可以作为信息系统整体框架中的一个层级，与其他层级一起共同组成一个高效检索信息、满足用户需求的融合框架。Sanders 等（2020）认为患者在不同信息需求的驱使下，会通过在线搜索行为来获取不同形式的社会支持。基于上述假设，他们设计了一个在认知需求和情感需求驱动下，由信息支持（Informational Support）、社交支持（Network Support）、尊重支持（Esteem Support）和情感支持（Emotional Support）构成的社区支持需求模型，来衡量在线癌症社区中的潜在需求和社会支持类别。成全和蒋世辉（2022）结合用户围绕在线医疗的信息需求，构建了一个多层级的在线医疗健康信息融合框架。他们将用户健康信息需求划分为语法表达层、语义探索层及语用服务层，通过链接数据仓库与知识库的实体支持，根据输入信息的特征进行对应的数据级、特征级以及决策级融合，最后输出经过整理的、融合的、重塑的满足用户需求的信息资源。

分面设计也是用户信息需求应用在信息系统设计中的一个重要领域。借助分面设计，可以对海量、多源、异构的健康信息进行有效分析和组织序化，使孤立、散落的健康信息形成可供检索的有序结构，从而解决在线健康社区中存在的用户检索效率低下、准确率不高等问题。张鑫和王丹（2017）从用户信息需求与信息搜索任务的角度出发，从切面和属性特征两个维度对在线健康信息搜寻方式进行了分类，构建了分面分类理论模型。翟姗姗等（2021）则针对在线医疗社区中分面体系普遍存在的分面维度低、体系层级浅、分面焦点词不合理等问题，提出一个结合用户信息需求的网络健康分面类型框架。该研究以有问必答网为数据来源，从用户对健康信息的关注主题和网络健康信息质量评价两个维度建立了分面类型基本框架，形成了疾病、患者、信息需求、信息质量 4 个基本范畴 18 个类别的分面类型。其中，研究者将信息需求分为检查方式、治疗方式、日常护理、医生推荐和医院推荐。该研究成果有利于在线医疗社区分面导航的改进，从而提升健康信息服务质量。

4.3　常用研究方法

目前针对在线健康社区中的信息主题和用户信息需求的研究方法包括：主题模型、聚类分析、深度学习。具体方法的原理，在第 2 章已有介绍，此处不再赘述。

主题模型又称概率主题模型，Chen 等（2018）在此模型的基础上进行了创新尝试，在 LDA 模型的基础上融入领域发现、术语编码和潜在知识挖掘三种技术，构建了一个知识主题模型（Knowledge-Involved Topic Modelling，KI-TM）。他们将该模型应用于对在线健康社区的综合性知识发现之中，以一家国外大型在线健康社区的数据为数据源，发现该模型提高了提取确定主题的医疗保健相关词汇的准确性，具有显著的技术进步。Liu 等（2018）也在传统 LDA 主题模型的基础之上，针对在线医学社区中的短线医学文本具有的三个主要特征——词数服从幂律分布或长尾分布、主题相关性、语境相连性，提出了医学句子 LDA 模型（The Medical of Sentence LDA，MS-LDA），经过困惑度指标（Perplexity）检验后，该模型的性能表现得到证实。杨磊等（2019）

则针对传统 LDA 模型在主题挖掘中对信息质量考虑不足的缺点，通过评估信息的相关性、信息量和复杂度构建了信息质量的评价方法。他们通过对用户生成的具体健康信息加权，构建 Q-LDA 模型，对糖尿病社区中的健康信息进行主题挖掘。通过对比 Q-LDA 模型与传统 LDA 模型，研究者发现改进后的模型不仅在相关性及语义可解释性方面有了较大的性能提升，在挖掘效率方面也相对提升了 16%。

基于文本的聚类分析也是信息主题识别中的常用方法，包括基于划分的 K-means 算法、基于密度的 DBSCAN 算法以及基于高斯混合模型的 EM 算法等。司莉和舒婵（2019）、王煜等（2018）、Zhang 等（2017）、Park 等（2018）等都采用了聚类分析的技术进行主题识别和提取。一些学者采用了分类技术进行主题研究。Lu（2013）结合多项式支持向量机、C4.5 和朴素贝叶斯三种分类技术执行分类任务，提出了一种能够自动识别在线健康社区中与健康相关的信息主题的方法，旨在帮助患者高效地查询最相关的信息。

在深度学习方法的运用方面，廖开际等（2021）针对在线医疗社区问答文本复杂程度高、结构化程度低的特点，结合卷积神经网络（CNN）和双向长短期记忆神经网络（BiLSTM）两种深度学习模型以及条件随机场（CRF）模型，提出了一套适用于在线医疗问答文本的实体识别方法。研究者将该方法应用于寻医问药网问答模块中关于乳腺癌的 12000 条患者提问及其对应的医生回复中，把社区中的医疗实体分为疾病、症状、药物等五项基础类别。

4.4 实证研究：基于文本分析的心理健康类 APP 用户需求及用户评论主题研究——以壹点灵平台为例

随着经济社会的快速发展，中国居民的生活节奏逐渐加快，部分居民在生活、工作、学习等方面的压力无法排解，导致心理障碍及心理问题的产生。但由于病耻感，部分心理疾病患者羞于和医生以及亲友当面交流。在这样的背景下，以心理健康类 APP 平台为重要渠道的网络心理咨询服务应运而生并且发挥了巨大作用。

心理健康类平台作为在线健康领域的垂直分类，研究内容相对较少且较新颖。本文对心理健康平台的咨询数据和用户评论文本进行分析，探索用户心理咨询需求热点和对现有咨询服务的关注重点。本文以壹点灵平台为研究对象，借助 Python 网络工具，采用数据爬取技术从不同主题分类中获取用户咨询的人数，数据表明，“恋爱情感”“情绪压力”“婚姻家庭”“个人成长”四类主题为用户的心理咨询需求热点；在对评论文本进行爬取和预处理后，基于 LDA 模型进行主题挖掘，最终形成“促进信心”“认真负责”“专业耐心”“善于倾听”“纾解情绪”“提供建议”“和蔼可亲”“效果明显”“积极引导”九个评价主题词，此为用户对于心理咨询服务的关注与评价重点。

本文直接获取用户的精准信息和评价内容，真实反映在线健康平台使用现状，致力于为平台提供建议以优化咨询服务，切实解决用户心理问题并提升用户体验。

4.4.1　引言

随着我国经济快速发展，工作和生活中的压力也随之而来，由此给人们带来的心理问题逐渐增多。根据互联网心理咨询行业市场调研报告，中国各种精神障碍和心理障碍患者高达 1600 多万，并且有 1.9 亿人需要心理咨询和心理治疗。在此背景下，心理健康逐渐成为大众关注的热点。而传统的线下心理咨询早已不能满足人们的需求，互联网的便利性和私密性为心理咨询创造了新的渠道和契机，网络咨询服务应运而生。然而尽管有明显的发展趋势，但国内的互联网心理咨询行业发展还不成熟，心理咨询体系以及平台建设还有待完善。围绕心理咨询类平台的平台设计机制和用户行为研究的学术探讨也尚属少数。

心理咨询壹点灵是中国具有代表性的创新型互联网+心理服务平台，根据 2019 年中国心理咨询行业研究报告（王则烨，2020），2019 年壹点灵已经拥有注册用户 200 万人，日活用户 8 万人，入驻心理咨询师超过 1 万人。因此本研究选取壹点灵 APP 作为研究对象，对平台数据进行分析。

本研究以心理咨询壹点灵平台的用户数据和评论文本为数据来源，首先分析不同主题分类中获取的用户咨询的人数，探索用户对于心理问题的需求热点，展现当代群众真实的心理现状，其次对大量评论文本进行主题挖掘和分析，形成用户评价主题，并与平台原有标签作比较，给予平台建议和思考，也给用户提供更为准确的参考信息。具体研究架构如图 4-1 所示：

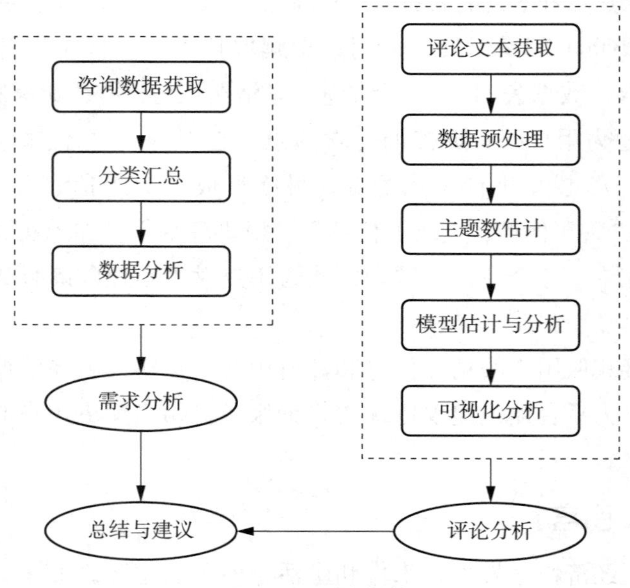

图 4-1 研究架构

从理论意义上说，网络心理咨询平台作为在线健康领域的垂直分类，研究内容少而新，且研究大多以用户为视角，探究用户的使用影响因素。本文以心理咨询壹点灵平台为数据来源，直接获取用户的精准信息和评价内容，真实反映平台现状。LDA 模型在评论研究中具备广泛的理论基础，因此本文将 LDA 模型应用于在线健康的新分支领域具有一定的理论意义，扩展了在线健康领域的研究范畴。

从现实意义上说，互联网作为一个开放性的平台，网络评论内容会在很大程度上反映大众对产品或服务的反馈和态度，并对其他用户产生较大的引导作用。对于在线咨询平台而言，这些评价能够引导平台完善服务和体系；而对于用户来说，大众对咨询师和平台的评价更有利于自身的选择，同时也能够加深认知和理解。本文的研究结论将为心理咨询类平台的平台设计和用户管理提供借鉴。

网络心理咨询平台的需求数据和评论数据作为反映用户的真实需求和满意程度的直观数据，其价值还没有被完全挖掘，本文利用数据爬取技术和 LDA 模型对用户需求和关注主题进行探索，针对平台评论进行主题挖掘产生主题词，反映主题内容，从而进行可视化分析，提炼出评论标签词，并与平台原有的评价标签作比较，给予平台建议和思考。

4.4.2 文献综述

4.4.2.1 LDA 模型

主题模型是以非监督学习的方式对文集的隐含语义结构进行聚类的统计模型。对主题模型的研究最早来自 1998 年 Christos H. Papadimitriou、Prabhakar Raghavan、Hisao Tamaki 和 Santosh Vempala 提出的潜在语义索引（Latent Semantic Indexing，LSI）（Papadimitriou et al.，1998）。Blei 等（2003）提出了潜在狄利克雷分布（Latent Dirichlet Allocation，LDA）模型，这是首个得到验证的主题模型。作为一种非监督学习算法，它可以将文档集中，并将每篇文档的主题按照概率分布的形式给出，从而挖掘潜在主题，并且对于每一个主题均可找出词语进行描述。LDA 模型提出后得到了广泛使用，并衍生出了很多改进版本。比如 Blei 和 Lafferty（2006）再次提出的相关主题模型（CTM）是 LDA 模型的一种改进模型，它从 Logistic Normal 分布中提取隐含主题，可以在不丢失重要信息的基础上大幅度地降低文本数据的维度。随后为了在主题模型中融入时间、地点等外部变量，Steyvers 等（2004）提出了作者—主题模型（Author-Topic Model），以及 Zhao 等（2011）提出了 Twitter-LDA 模型等。随着研究的不断深入，主题模型又有了新的突破和发展。比如田东平和史忠值提出了用于完善图像标注的两阶段混合概率主题模型（Tian and Shi，2020），Magnusson 等（2020）提出了基于正则化思想的新主题建模框架。

发展至今，LDA 模型成为文本聚类中应用最广泛的主题模型，具有 3 层贝叶斯结构，分别为文档层、主题层和主题词层，可实现文档主题的生成。其原理公式如（4-1）所示。

$$P(\text{Word}\mid\text{Document})=\sum P(\text{Word}\mid\text{Topic})\,P(\text{Topic}\mid\text{Document}) \quad (4-1)$$

其中，P（Word | Document）表示每篇文档中各特征词出现的概率，P（Word | Topic）为主题词语分布，表示每个主题内各特征词出现的概率，P（Topic | Document）为文档主题分布，表示每个文档中不同主题的分布概率。

主题数的选取对于 LDA 模型的主题分类存在重大影响，决定 LDA 模型最终的质量。目前应用比较广泛的主题数选取的方法大致有四种：困惑度、贝叶斯模型、文本聚类和层次狄利克雷过程（HDP）。其中困惑度方式相对客观，结果比较直观，但产生的主题数往往较大，导致主题间相似度较大；文本聚类随意性大，聚类的方式可信度较低；层次狄利克雷过程和贝叶斯模型泛化能力不确定，效率较低（赵凯和王鸿源，2020）。综合以上特征，贝叶斯模型、文本聚类和层次狄利克雷过程这三种方法难度较高，效率较低，产生的模型结果可能存在较大的偏差。困惑度虽然产生的主题数较大，但通过主题内容分析可以得到更为全面的结果，因此本文选择困惑度作为 LDA 模型主题数选取的方法。

4.4.2.2 在线评论中主题模型的应用研究

Salton（1975）提出向量空间模型（Vector Space Model，VSM），该模型把对文本内容的处理简化为向量空间中的向量运算，即使用向量来表示词和评论内容，并通过向量间的关系（如夹角）来判断词及文档间的关系，直观易懂，但不能处理自然语言的模糊性问题。Deerwester 等（1990）在此基础上提出了潜在语义分析模型（Latent Semantic Analysis，LSA），将词和文档映射到潜在语义空间，从而去除了原始向量空间中的一些噪声，提高了信息检索的精确度。

但在线评论中主题模型应用最广泛的还是 LDA 模型，通过引入主题和词汇的潜在狄利克雷分布，解决了传统主题模型中的过拟合问题。在此基础上，很多学者开始将主题模型应用于在线评论中的研究中去，比如特征挖掘（阮光册，2014）和提取垃圾评论（刁宇峰等，2011）。由此可以看出将 LDA 模型应用于评论研究中具备广泛的理论基础，给本文研究提供了参考。

4.4.2.3 关于网络心理咨询的研究

网络心理咨询作为一种新型的心理咨询形式，最早由 Mitchell 和 Murphy 在 1995 年提出，随后受到越来越多学者的关注。目前针对网络心理咨询的研究热点主要集中在伦理规范、理论取向和发展现状三个方面。在伦理规范方面，Barak（1999）将伦理规范中的主要问题总结为：保密性，心理服务的质量，技术困难或需要特殊技术以运作在线服务以及使用网络工具评估个人情绪，精神状态的局限性会引起某些伦理问题；在理论取向方面，王智弘和杨淳斐（2001）做了相关研究，他们指出目前网络咨询工作中建议采纳的理论取向包括：叙事治疗、焦点解决、多重模式与认知行为治疗等；在发展现状方面，彭雅楠等（2017）总结了心理咨询类 APP 的相对优势和存在的问题。

通过梳理国内外学者对网络心理咨询的研究可以看到，关于网络心理咨询平台评论和需求情况的研究较少，这些直观数据的价值还没有被挖掘出来。为了能够直观深入地分析用户的真实需求、关注热点和满意程度，本文专注于用户需求分析以及利用 LDA 模型对用户评论进行探索。

4.4.3　研究模型构建及数据分析

4.4.3.1　用户信息需求分析

（1）数据收集

本部分研究数据是通过 Python 从壹点灵 APP 爬取得到的。如图 4-2 所示，APP 界面的首页有不同主题的咨询分类，如心理健康、婚姻家庭、亲子教育等，点击后出现咨询师列表，每个咨询师的标签内都显示咨询次数。然而，由于大部分咨询师都提供多主题咨询服务，直接爬取平台中的“咨询次数”会导致重复数据。所以本研究采用每个咨询师的不同分类的销量作为数据来源，以确定用户心理需求的关注热点。

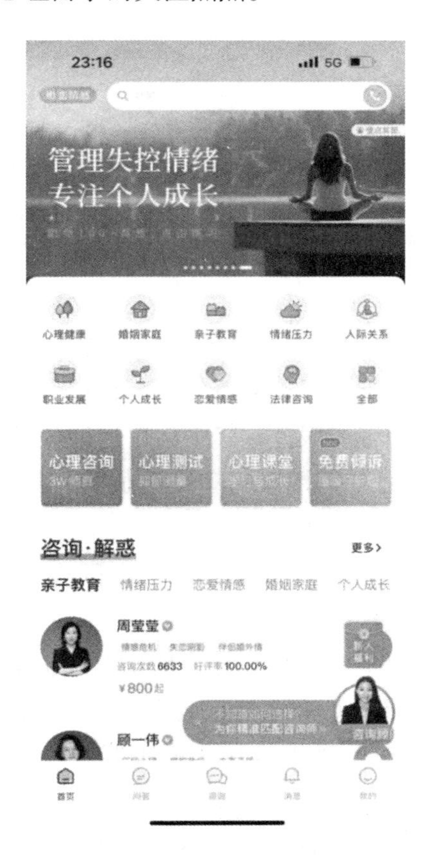

图 4-2　壹点灵 APP 界面

（2）数据整理

通过数据透视表对源数据进行分类汇总，得到以下结果，如表 4-1 所示。

表 4-1 不同主题分类咨询人数汇总表

咨询主题分类	咨询次数	占比
恋爱情感	146497	31.45%
情绪压力	112912	24.24%
婚姻家庭	74225	15.94%
个人成长	65562	14.08%
亲子教育	25302	5.43%
人际关系	23170	4.97%
职业发展	9467	2.03%
精神咨询	5235	1.12%
性心理	1187	0.25%
心理解梦	1135	0.24%
法律咨询	1069	0.23%

（3）数据分析

心理咨询壹点灵 APP 平台给用户提供恋爱情感、情绪压力、婚姻家庭、个人成长、亲子教育、人际关系、职业发展、精神咨询、性心理、心理解梦和法律咨询等不同主题的咨询服务。其中用户咨询数量排在前四位的主题分别为恋爱情感、情绪压力、婚姻家庭和个人成长，这四项心理咨询内容占比分别为 31.45%、24.24%、15.94%和 14.08%，可见当代民众对恋爱情感、情绪压力、婚姻家庭和个人成长普遍存在困惑，需要得到相应的专业咨询解惑服务。

2021 年民政统计数据显示，2021 年中国结婚登记 763.6 万对，此数据为民政部自 1986 年开始公布结婚登记数据以来的历史新低。2017 年、2018 年、2019 年、2020 年结婚登记对数分别为 1059.1 万、1010.8 万、926 万、813.1 万，呈逐年降低趋势，直至 2021 年，达到历史新低。同时，2021 年离婚登记对数为 213.9 万。2017 年、2018 年、2019 年、2020 年离婚登记对数分别为 369.3 万、380.1 万、404.3 万、373.1 万。单身者虽然渴望幸福，害怕孤独，但由于快节奏生活、不信任感等因素不愿意走入恋爱情感；恋爱中的人也因为住房贵、生活成本高等现实问题害怕进入婚姻生活；而部分已婚者因为追求独立，不想再忍受婚姻中的琐事也开始萌生离婚的想法。恋爱情感或婚姻家庭作为生活中非常重要的组成部分，给人带来了幸福，也给人带来了困惑，这也解释了为什么恋爱情感和婚姻家庭会成为民众的咨询热点。

2020 年，“打工人”一词走红网络，微博数据显示，仅仅在 24 个小时之内，“打工人梗为什么会爆火”的话题就产生超过 5 亿次的阅读量，讨论量超过 13 万条。而“打工人”流行的背后，体现了年轻一代对于工作重担的调侃。根据国家统计局发布的信息，2020 年第二季度我国企业就业人员每周平均工作时间长达 46. 8 小时，高强度的工作让年轻人不仅对于个人成长心生忧虑，更没有时间享受生活，没有精力脱离单身，走进恋爱和婚姻状态。而这些都转化为无形的情绪压力，成为导致民众产生精神障碍和心理问题的主要原因。

4. 4. 3. 2　用户评价主题识别

用户使用了咨询服务之后，通过文本的形式在平台中留下对咨询师的评价。其评价内容对于咨询师以及其他用户都至关重要。本部分研究将通过文本分析的方法，将用户评价内容进行聚类，提炼主题，并将其与平台提供的标签进行比较。

（1）数据获取

本部分研究的实证数据从壹点灵 APP 直接爬取，获取了自 2018 年 6 月至 2021 年 1 月的用户对咨询师的服务评价文本，共计 175585 条，部分评论数据集如表 4-2 所示。

表 4-2　部分评论数据集

doctor ID	user ID	nick_ name	star	creat_time	content
1193	1345917	比＊＊	100%	2021/1/15	非常感谢，用心，专业，谢谢
1193	11535926	四＊＊	100%	2021/1/15	非常棒，比八百一千的咨询师还要棒，直入要点，共情能力也很棒，谢谢老师
1193	5973559	y＊＊	100%	2021/1/14	很善于倾听，也很温柔
1193	5461643	不＊＊	100%	2021/1/13	刚开始，看以后怎么样了
1193	8436110	小＊＊	100%	2021/1/12	本来很焦虑，聊完就想开很多
1193	1915160	R＊＊	100%	2021/1/10	谢谢老师的倾听和陪伴

续表

doctor ID	user ID	nick_ name	star	creat_time	content
1193	4703366	甜＊＊	100%	2021/1/10	声音好听，幽默风趣，咨询很开心。喜欢姐姐
1193	4384759	一＊＊	100%	2021/1/8	姐姐很好，很专业，期待下次咨询，借钱也要咨询
1193	13279077	步＊＊	100%	2021/1/5	谢谢张老师，更想叫姐姐，姐姐很亲切。慢慢接受自己，慢慢来
1193	6031003	y＊＊	100%	2021/1/4	666666666666 专业技术很强
1193	13237730	茫＊＊	100%	2021/1/3	感谢老师的细心指导和讲解

（2）数据预处理

获取 json 数据中的 content 字段，使用 jieba 分词后，通过编码判断是否为中文（‘\u4e00’<=word<=‘\u9fff’），若落在区间范围内，则保留。同时为了进一步确保研究的精确度，本次研究也保留英文内容，通过编码判断是否为英文（word. encode（‘utf-8’）. isalpha（）==True），若为 True，则保留。

爬取的数据是 json 格式，一般不会产生乱码，而在保存 csv 表格的时候采用 ANSI 编码可能会出现乱码情况，所以本次处理中文编码问题时采用 utf-8 编码格式。

本文采用 jieba 的分词方式，可以有效将句子精确分开，提高分词精度。文本经过分词之后，还存在一些语气助词、连词和标点符号等无效内容，本文选择知网停用词词库，将文本中的语气助词、连词和标点符号删除。

（3）LDA 模型估计及分析

为了将语料库转换成满足 LDA 模型的输入格式，先将评论文本转换成词向量存储在列表中，通过编码创建词典，最终形成词频表。经整理发现词频表中存在频率较高的“老师”“王老师”“李老师”“咨询师”等称谓，“一次”“这次”“这个”等代词，以及其他不具有感情色彩的词项。为了提升建模效果，特将这些词项自定义为停用词，并予以剔除。同时去除词频小于 5 的词项，共计删除 23363 个词项，剩余 9303 个词项作为模型的输入数据。

本文通过 LDA 模型进行主题挖掘，LDA 模型中需要评估的选项一般是主题数量，而主题数量需要根据具体任务进行调整。本模型通过计算困惑度来衡量主题数量，如公式 4-2 所示。

$$\text{Perplexity}(\text{Dtest}) = \exp\left\{\frac{-\sum_{d=1}^{M}\log(p(Wd))}{\sum_{d=1}^{M}Nd}\right\} \tag{4-2}$$

其中，M 是测试语料库的大小，Nd 是第 d 篇文本大小（即单词个数），如公式 4-3 所示。

$$\sum_{z} p(z)\, p(w \mid z, gamma) \tag{4-3}$$

其中，z 是主题，w 是文档，$gamma$ 是训练集学出来的文本—主题分布。

本文通过 Python 编写代码生成主题数量—困惑度折线图（如图 4-3 所示），随着 K 值的增大，训练困惑度逐渐减小。根据手肘法，并且当 K 约为 9 的时候，存在一个显著的拐点：当 K 属于（1，9）时，曲线急剧下降；当 K 属于（9，16）时，曲线基本趋于平稳。故拐点 9 就是 K 的最佳值，因此在本模型中，LDA 主题的生成数量也选定为 9。

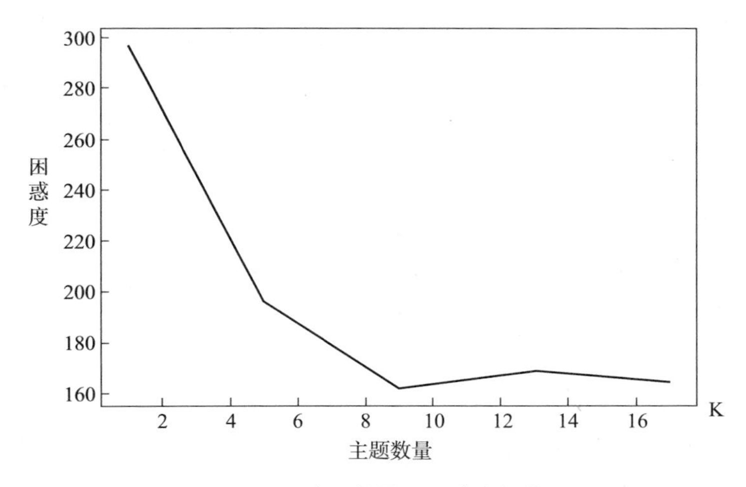

图 4-3　主题数量—困惑度折线

确定主题数量后，本文通过 Gibbs 抽样技术估计 LDA 主题模型，形成 9 个主题，并选取主题中出现概率最高的前 10 个词项作为主题的描述词，词项概率分布如表 4-3 所示。

表 4-3 词项概率分布

主题	主题词	词项频率	主题	主题词	词项频率	主题	主题词	词项频率
主题 1	内心	0.036	主题 2	感谢	0.196	主题 3	专业	0.159
	成长	0.033		耐心	0.106		耐心	0.152
	生活	0.030		倾听	0.062		交流	0.090
	舒服	0.027		专业	0.054		用心	0.088
	人生	0.020		满意	0.053		认真负责	0.071
	面对	0.019		负责	0.041		效果	0.069
	希望	0.018		到位	0.039		态度	0.062
	力量	0.015		谢谢您	0.032		声音	0.046
	信心	0.014		细心	0.028		温柔	0.031
	感谢	0.013		开导	0.023		好听	0.027
主题 4	谢谢	0.342	主题 5	沟通	0.073	主题 6	建议	0.112
	耐心	0.061		心情	0.062		好好	0.090
	喜欢	0.059		聊天	0.047		方法	0.043
	陪伴	0.039		开心	0.047		改变	0.038
	指导	0.035		很棒	0.045		希望	0.029
	倾诉	0.026		轻松	0.034		意见	0.021
	倾听	0.024		期待	0.030		有用	0.018
	值得	0.016		加油	0.029		服务	0.013
	鼓励	0.015		准确	0.020		走出	0.012
	开导	0.014		好评	0.019		中肯	0.012
主题 7	很好	0.223	主题 8	情绪	0.071	主题 9	不错	0.122
	耐心	0.037		希望	0.056		理解	0.046
	愉快	0.025		收获	0.041		引导	0.043
	学习	0.022		明白	0.033		感恩	0.034
	调整	0.020		解决问题	0.029		方向	0.032
	专家	0.020		心情	0.021		更好	0.019
	过程	0.018		焦虑	0.020		清晰	0.018
	回答	0.017		轻松	0.020		体验	0.018
	辛苦	0.016		情况	0.019		困惑	0.017
	梳理	0.016		妈妈	0.017		思考	0.015

整体而言，从这 9 个主题的描述词中可以初步判断它们讨论的内容主要包含了“感谢”“耐心”“建议”“专业”“认真负责”等。具体来看，对不

同主题的描述词进行分析，可以得出每个主题表达的中心内容，这些主题可以体现用户对咨询师以及平台的服务评价与关注点。

主题1中，“内心”“成长”“生活”“希望”“力量”“信心”等词汇集中表达该平台咨询师给予用户希望，帮助用户塑造信心。在中国的现代社会，独生子女一代的孤独以及不断渗透国内的西方价值观和传统东方价值观带来的冲突使得大多数人对于“如何在这个社会上安身立命”“如何找到一种‘好’的生活”是没有答案的，因此他们渴望从心理咨询服务中得到希望和信心，得到生活的动力，得到面对内心的勇气。

主题2中出现频率最高的主题词是“感谢”，由此可以看出用户在接受心理咨询服务后对咨询师充满感激之情。通过进一步分析发现，主题2出现的“满意”“负责”“到位”这三个词汇集中体现了该平台的咨询师是认真负责的。

主题3主要出现了“耐心”“专业”“用心”等词汇，表达了用户对该平台咨询师的整体印象是专业并且耐心的。就用户心态而言，等级越高的咨询师象征着更高的专业性和耐心，得到的心理咨询服务也就越专业。而中国目前的高级心理咨询师仅约有2.5万人，且心理咨询服务收费偏高，难以满足多数心理患者的需求。尤其在互联网模式下，信息良莠不齐，用户对咨询师的信任度降低，因此咨询师的专业度和耐心程度成为用户极其关注的特性。

主题4中“陪伴”“指导”“倾诉”“倾听”等词汇体现了用户认为该平台的咨询师在提供服务时能做到善于倾听，用心交流。“倾听”作为心理咨询师的基本技能，一直以来都受到广泛的关注。学会倾听不仅能够帮助咨询师建立沟通的桥梁，也是影响整个咨询过程的重要因素。在咨询过程中的各个阶段，咨询师都要保持对来访者专注、积极、客观、中立的倾听。

主题5中“心情”“开心”“轻松”“很棒”等词汇描述了用户认为接受心理咨询服务能够获得愉悦的心情和轻松的体验。由于网络心理咨询具有匿名性，用户不必在平台上提供真实的身份，相比传统的线下心理咨询，所承受的心理压力要小；同时，用户还可以跨越时间和空间的限制，自主选择咨询师，选择范围广泛，成本也较低。这些特点让用户在心理咨询时缓解了紧张情绪，获得轻松的体验。

主题6中出现的“建议”“方法”“改变”“意见”“中肯”等词汇表达了用户能从心理咨询服务中得到中肯的建议和意见。《中国心理学会临床与咨询心理学工作伦理守则（第二版）》（2017）关于心理咨询的定义是“消除或缓解求助者的心理问题，促进其个体的良好适应和协调发展”，可见心理咨询的最终意义在于帮助患者解决心理问题。所以在纾解患者情绪的基础上，咨询师还需要为用户提供中肯的建议，长期促进用户心理健康。

主题7中“很好”“耐心”“愉快”这三个词总体表现出该平台的咨询师的服务态度是和蔼可亲的。Roe（2002）提出了心理学专业工作能力的房状模型，即由知识、技能和态度三个成分构建成“房墙”，其中态度就包括共情、宽容、亲和等方面特质。当咨询师表现出这几项特质时，也就意味着其向咨询者传达了暖意的信号，从而咨询者会产生愉快的体验。

主题8中“收获”“明白”“解决问题”等主题词表现出用户从咨询服务中有所收获，效果是明显的。目前全世界共有500余种心理咨询流派，各流派都有自己的基础心理理论，但流传范围最广的还是人本主义大师罗杰斯对心理咨询的解读。罗杰斯认为，心理咨询是“某个参与者意欲使另一方或者双方发生某种变化，使个体的潜力更多地得到欣赏，更多地得到表达，更好地发挥作用”。而发挥的作用便体现在精神层面的释怀和实际层面的问题解决。

主题9中出现的“引导”“方向”等词汇表现了该平台的咨询师对用户的积极引导作用。在某乎平台上，追问“35+去哪儿”的话题有超6万的关注者和近3000万的浏览量。这样的数据证明了很多同龄人都处在同样的迷茫中，而某乎上关于这个问题的各种讨论带来的也许并非正确的引导，而是增加了迷茫和焦虑。对于心理咨询患者而言，他们在现实生活中可能无法获取真正所需的精神指引。而专业权威的心理咨询师具备精神领袖般的光环，在安静的氛围和温柔的指导下，用户认为咨询师并不属于焦虑迷茫的千万群体，而是不受世间纷扰的“局外人”，指引着前进的方向。

为了将以上主题挖掘的结果与平台原有的评价标签作比较，特将以上分析结果总结为九大标签词，分别为“促进信心”“认真负责”“专业耐心”“善于倾听”“纾解情绪”“提供建议”“和蔼可亲”“效果明显”“积极引导”。

（4）可视化分析

根据以上LDA模型分析结果，描绘出主题描述词的词云图。词云图通过形成“关键词云层”或“关键词渲染”，视觉上凸显网络文本中出现频率较高的关键词。词汇出现的频率越大，在图中的字号越大且位置相对居中。图4-4显示了该平台用户评论的主题词汇词云。

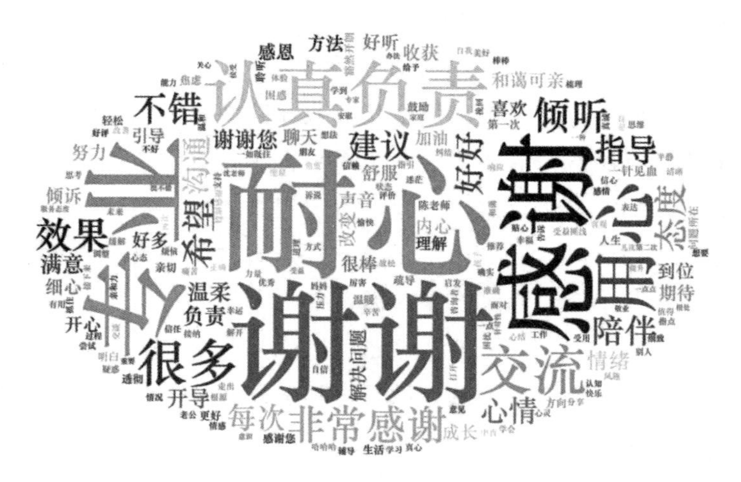

图 4-4　主题词汇词云

从图中可以直观地看到该平台评论的主要标签内容为“谢谢”“耐心”“专业”“认真负责”“感谢”“用心”等。总体而言，该平台咨询师的好评率基本能达到99%以上，说明用户对心理咨询师的满意度较高，认为咨询师整体比较专业，有耐心且认真负责。

（5）主题挖掘结果与平台标签比较

目前，壹点灵 APP 平台提供的咨询师正面评价标签包括“态度很好”“用心交流”“声音好听”“响应迅速”“风趣幽默”“和蔼可亲”“很专业”“效果明显”“耐心”“认真负责”。

通过比较，发现主题挖掘结果和平台评价标签出现相似的词汇有“专业”“耐心”“认真负责”“和蔼可亲”“效果明显”。

本文认为“态度很好”和“和蔼可亲”语义重复，建议该平台保留其中一个词汇。

主题挖掘结果没有出现“用心交流”“声音好听”“响应迅速”“风趣幽默”这四个词语的原因可能在于自定义新增的去词项会导致部分语义信息的丢失，后续研究工作将会做进一步验证。

主题挖掘的结果中包含“促进信心”“善于倾听”“纾解情绪”“提供建议”“积极引导”。这几个词汇不仅关注咨询服务的过程，也同时刻画了咨询服务所产生的结果，这往往是浏览评价的用户更加关注的。这几个词汇能够丰富咨询师的画像，让用户能够把握咨询师的立体形象，从而掌握更加精准的评论信息。因此本文建议该平台将这几个词汇添加为评论标签词，或者尝试进一步提炼出精准全面的标签词。

（6）差评内容分析

虽然该平台的好评率较高，但是从部分评论内容可以观察到，也有少许用户认为心理咨询服务没有效果。为了对平台进行更加全面综合的分析，特从爬取的评论数据中筛选出差评内容。由于爬取的每一条评论内容都有平台赋予的评论标签，所以本文筛选差评的方式是通过识别具有差评含义的标签进行评论分类。其中能够标识差评的标签有“不够友好”“不用心”“没效果”“声音不好听”“不专业”“没耐心”“态度不好”“响应不及时”。

通过这些标签进行数据筛选，最终得到差评 237 条。部分差评数据集如表 4-4 所示。

表 4-4　部分差评数据集

doctor ID	user ID	nick_ name	star	creat_ time	content
3118	2705351	2＊＊	40%	2019/3/10	没有效果，应该是老师还太年轻的原因吧
3118	2707825	于＊＊	60%	2019/1/2	我知道短时间心理咨询一般不会对问题起太大作用，但是这位朋友是真的让我怀疑她有没有学过心理学
7799	2612994	y＊＊	20%	2020/2/19	希望吴老师今后用同理心想想来访者的处境，忍耐自己对号入座的情绪和迫切想改变别人来证明自己专业能力的企图心
2287	3293971	追＊＊	60%	2020/5/12	还算用心，但是感觉不太专业
2287	4520237	y＊＊	40%	2019/11/1	不专业也不用心，应对问题只有一个回答：因为不了解当事人，没有任何建议，以此为借口搪塞耗时
2287	2463379	1＊＊	60%	2018/11/9	好几次用嘲讽的语气说我，好像是我纠结的问题很好笑，不值得一提，后来甚至说我就该认怂
7151	3704302	你＊＊	20%	2019/11/20	服务态度恶劣，说一堆无足轻重的话
7151	4534317	4＊＊	40%	2019/9/6	一言难尽，唉，有这么咨询的吗
1261	1477485	从＊＊	60%	2017/10/13	不专业，没我说的到位

从评论“没有效果，应该是老师还太年轻的原因吧”可以判断用户认为该咨询师是不专业的，且没有效果；从评论“希望吴老师今后用同理心想想

来访者的处境，忍耐自己对号入座的情绪和迫切想改变别人来证明自己专业能力的企图心”可以判断用户认为该咨询师是不专业且不友好的；等等。为了从整体上分析该平台存在的问题，本文对每条差评进行分析，提炼关键词，形成以下条形图（如图4-5所示）。

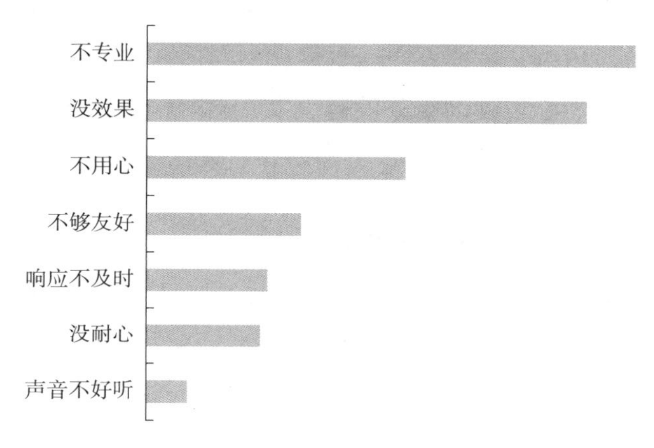

图4-5 差评分析条形图

从图中可以看出，平台部分咨询师存在以下问题：“不专业”“没效果”“不用心”“不够友好”“响应不及时”“没耐心”“声音不好听”。其中“不专业”“没效果”“不用心”是用户差评反映的主要问题。因此为了提升用户的满意度，该平台需要进一步加强对咨询师的督导，促进咨询师提供更加专业的、用心的服务。

4.4.4 结论与建议

本文首先通过数据爬取技术获取壹点灵APP不同心理咨询分类的需求数据，分析用户对心理咨询服务的需求重点，其次采用LDA模型对该平台的评论内容进行分析，揭示用户对心理咨询师的关注热点，力争为平台提供建议以优化咨询服务，切实解决用户心理问题并且提升用户体验。本文得到以下两点结论：

从需求分析来看，目前大众在“恋爱情感”“情绪压力”“婚姻家庭”“个人成长”这四大类主题存在较大的咨询需求，心理咨询类APP可以重点关注这四个方面的心理咨询服务，精耕课程，提升咨询师技能，从而提供与用户相匹配的咨询师和有效的解决方案。

从评论分析结果来看，LDA模型形成的9个主题提示了心理咨询用户对网络心理咨询平台的满意度，如：主题 1 表明用户希望咨询师提供的心理咨询服务能够帮助自己塑造信心；主题 2、主题 3、主题 4 和主题 7 表明用户希望咨询师具备认真负责、专业耐心、善于倾听、用心交流、和蔼可亲的特性；主题5 表明用户希望获得愉快轻松的体验；主题6 和主题8 表明用户希望获得中肯的建议并且有所收获；主题 9 表明用户希望咨询师能够起到正确的引导作用。整体来看，用户对该平台的满意度较高，但从部分评论内容可以观察到也有少许用户认为心理咨询服务没有效果。同时，通过比较本文主题挖掘模型产生的评价标签和平台原有的评价标签，发现两类标签存在部分不符，尤其是目前平台评价标签中缺少刻画咨询服务结果的评价。

从以上分析结果出发，本文对网络心理咨询平台提出以下建议：

（1）心理咨询类 APP 具有独特的互联网优势，从平台中获取的用户需求信息可以反映和预测更多人的心理问题。所以建议该平台利用数据预测用户数量和市场需求，提供心理健康的课程学习，比如目前平台上恋爱和职业是咨询的热点问题，平台可以精耕这两方面的产品，开拓更优质、更有效的心理健康课程，同时也可以采用短视频+小故事的方式吸引用户，让用户以低成本方式获取有效信息，得到最大程度的暖心帮助。此外，平台可以通过用户的注册信息定位不同年龄段、不同性格、不同性别人群的心理咨询需求，提供相匹配的咨询师和有效的解决方案。

（2）增设直播功能，给用户提供轻松愉快的服务体验。平台直播可以引入心理学界大咖入驻，通过大咖自带的粉丝，吸引业内人士的关注。同时专业的心理咨询师、心理达人可以在平台上进行心理咨询、心理课程及催眠的现场直播，采用 PGC 模式，帮助心理咨询师建立个人品牌。通过这样的方式可以消除用户的紧张感，从而促进心理咨询服务的展开。

（3）把控咨询师服务质量，保障咨询师的专业性。平台可以采取督导师徒制，通过高级咨询师帮助初、中级咨询师获得职业成长，为高级咨询师创造更大价值。壹点灵 CEO 徐颖奇称，“中国目前的高级心理咨询师约 2.5 万人，初、中级咨询师约有 91.2 万人，而在基层推广心理服务的志愿者超过 200 万人。约 100 万的心理咨询师，去应对约 10 亿需心理帮助的人群，数量比例远不对称。一个咨询师每日能服务的人数仅有 3~4 个，因此在保证服务的基础上，未来心理市场的占有率取决于心理咨询师的数量”。在获取咨询师资源上，平台还可以通过与心理培训机构合作来培训咨询师，初期让他们更多参与公益工作，后期通过督导师徒制，帮助他们快速成长。由于咨询师的培训费用不低，平台可以设定咨询师成长金融计划，通过先学习、后分期付款的形式来帮助他们。当线上平台的咨询师达到一定规模后，平台还可以通过大数据分析，根据用户的评价，将咨询师划分到其最擅长的领域，如婚姻情感、亲子教育等领域，帮助用户寻找更匹配的咨询师。

（4）建立监督模式，促使咨询师成长以提供给用户有效的心理帮助。平台可以提供有客服全程跟进的心理咨询服务，不仅有售前、售中，还有售后服务。用户付费咨询完后，客服会进行跟踪，如果用户心理问题依然未得到解决，咨询师需要继续跟进。此外，用户可以采取先服务后付费的形式，如果用户觉得服务内容毫无帮助，可以无条件退款，保证100%客户满意度。同时，平台应该深耕内容，解析现代社会所存在的普遍焦虑问题，提供给用户“探索自我”的框架和表面现象背后的思考，锻炼咨询师培养直击用户内心的感知能力，而非标化式的询问“你最近发生什么了?”“你有哪些症状?”，只有这样才能够给用户带来真正的精神力量，指引用户前进。

（5）为了让用户能够全面了解咨询师，从而掌握更加精准的评论信息，本文建议该平台将“促进信心”“善于倾听”“纾解情绪”“提供建议”“积极引导”这几个词汇添加为评论标签词，或者尝试通过技术提炼出精准全面的标签词。

4.4.5　不足与展望

网络心理咨询是一个新兴的领域，所以目前关于心理咨询类APP评论内容的研究较少。本文在评论文本的基础上通过LDA模型分析得出用户对线上心理咨询的评价，反映现存问题，给予网络咨询平台现实的参考意义。但研究中尚且存在不足，比如分词效果的不准确导致部分词项不能明确反映主题；自定义新增的去词项可能会导致部分语义信息的丢失；没有与其他主题模型做对比分析。

在后续工作中期待学者采用贝叶斯模型、文本聚类、层次狄利克雷过程（HDP）等其他方法进行主题词提取，对提取结果进行比较分析，以进一步提升LDA模型的泛化能力和结构稳定性；同时也期待在网络心理健康领域能产生多维度的研究内容，比如加入情感分析，进一步得到用户对于平台的态度和感情色彩，从而完善网络心理健康体系，提升心理服务质量，让用户能够接受到专业有效、温暖有爱的心理帮助。

4.4.6 参考文献

[1] Barak, A. (1999). Psychological applications on the Internet: A discipline on the threshold of a new millennium. Applied and Preventive Psychology, 8, 231-246.

[2] Blei, D., Ng, A. and Jordan, M. (2003). Latent Dirichlet allocation. Journal of Machine Learning Research, 3 (4-5), 993-1022.

[3] Blei, D. and Lafferty, J. (2006). Dynamic topic models. Proceedings of ICML, 99, 113-120.

[4] Deerwester, S., Dumais, S. T. and Furnas G. W. (1990). Indexing by latent semantic analysis. Journal of the Association for information Science and Technology, 41 (6), 391-407.

[5] Mitchell, D. L. and Murphy, L. J. (2002). Ethics, e-mail, and the counselling profession. Cognica: The Canadian Counselling Association's Newsletter, 34 (2), 10-14.

[6] Magnusson, M., Jonson, L. and Villani, M. (2020). DOLDA: A regularized supervised topic model for high-dimensional multi-class regression. Computational Statistics, 35 (1), 175-201.

[7] Roe, R. A. (2002). What makes a competent psychologist?. European Psychologist, 7 (3), 192.

[8] Salton, G. (1975). A vector space model for automatic indexing. Communications of the ACM, 18 (11), pp. 613-620.

[9] Steyvers, M., Smyth, P., Rosen-Zvi, M. and Griffiths, T. (2004). Probabilistic author-topic models for information discovery. Proceedings of SIGKDD, 306-315.

[10] Tian, D. P. and Shi, Z. Z. (2020). A two-stage hybrid probabilistic topic model for refining image annotation. International Journal of Machine Learning and Cybernetics, 11 (2), 417-431.

[11] Zhao, W. X., Jiang, J. and Weng, J. (2011). Comparing Twitter and traditional media using topic models. Proceedings of ECIR, 338-349.

[12] 刁宇峰，杨亮，林鸿飞．基于 LDA 模型的博客垃圾评论发现 [J]. 中文信息学报，2011 (1)：41-47.

[13] 彭雅楠，席居哲，左志宏．互联网+背景下心理服务类 APP 的现状、问题及展望 [J]. 中国临床心理学，2017（2）：333-336，309.

[14] 阮光册．基于 LDA 的网络评论发现主题研究 [J]. 情报，2014，33（3）：161-164.

[15] 王智弘，杨淳斐．网络心理咨询中可行之理论取向与实务技巧 [J]. 辅导季刊，2001，37（4）：20-27.

[16] 王则烨．2019 年中国心理咨询行业研究报告 [EB/OL]. 头豹科技创新网，https：//pdf. dfcfw. com/pdf/H3_ AP202010091420206592_ 1. pdf? 1602254023000. pdf

[17] 赵凯，王鸿源．LDA 最优主题数选取方法研究：以 CNKI 文献为例 [J]. 统计与决策，2020（16）：175-179.

参考文献

[1] Arden, M. A., Duxbury, A. M. and Soltani, H. (2014). Responses to gestational weight management guidance: A thematic analysis of comments made by women in online parenting forums. BMC Pregnancy Childbirth, 14, 216.

[2] Attard, A. and Coulson, N. S. (2012). A thematic analysis of patient communication in parkinson's disease online support group discussion forums. Computers in Human Behavior, 28 (2), 500-506.

[3] Braun, V. and Clarke, V. (2006). Using thematic analysis in psychology. Qualitative Research in Psychology, 3, 77-101.

[4] Buchanan, H. and Coulson, N. S. (2007). Accessing dental anxiety online support groups: An exploratory qualitative study of motives and experiences. Patient Education and Counseling, 66, 263-269.

[5] Buis, L. R. (2008). Emotional and informational support messages in an online hospice support community. Computers, informatics, nursing : CIN, 26 (6), 358-367.

[6] Chen, D., Zhang, R., Liu, K. and Hou, L. (2018). Knowledge Discovery from posts in online health communities using unified medical language system. International Journal of Environmental Research and Public Health, 15

(6), 1291.

[7] Cheng, C. Y., Fowles, E. R. and Walker, L. O. (2006). Continuing education module: Postpartum maternal health care in the United States: A critical review. The Journal of Perinatal Education, 15 (3), 34–42.

[8] Cho, J., Noh, H., Ha, M. H., Kang, S. N., Choi, J. Y. and Chang, Y. J. (2011). What kind of cancer information do Internet users need? Supportive Care in Cancer, 19, 1465–1469.

[9] Coulson, N. S. (2014). Sharing, supporting and sobriety: A qualitative analysis of messages posted to alcohol–related online discussion forums in the United Kingdom. Journal of Substance Use, 19 (1–2), 176–180.

[10] Das, D., Sahoo, L. and Datta, S. (2017). A Survey on Recommendation System. International Journal of Computer Applications, 160, 6–10.

[11] Davison, K. P., Pennebaker, J. W. and Dickerson, S. S. (2000). Who talks? The social psychology of illness support groups. American Psychologist, 55, 205–217.

[12] Ekberg, J., Timpka, T., Angbratt, M., Frank, L., Norén, A. M., Hedin, L., Andersen, E., Gursky, E. A. and Gäre, B. A. (2013). Design of an online health–promoting community: Negotiating user community needs with public health goals and service capabilities. BMC Health Services Research, 13, 258.

[13] Feldhege, J., Moessner, M. and Bauer, S. (2020). Who says what? Content and participation characteristics in an online depression community. Journal of Affective Disorders, 263, 521–527.

[14] Guerra–Reyes, L., Christie, V. M., Prabhakar, A. and Siek, K. A. (2017). Mind the Gap: Assessing the disconnect between postpartum health information desired and health information received. Women's health issues : Official publication of the Jacobs Institute of Women's Health, 27 (2), 167–173.

[15] Hobbs J. (1990). Topic drift. In: Dorval B, editor. Conversational Organization and Its Development. Norwood, N. J: Ablex : 3–22.

[16] Hur, I., Cousins, K. C. and Stahl, B. C. (2019). A critical perspective of engagement in online health communities. European Journal of Information Systems, 28 (2), 1–26.

[17] Jin, Z., Zhao, Y. and Dimitroff, A. (2014). A study on health care

consumers' diabetes term usage across identified categories. Aslib Journal of Information Management, 66 (4), 443-463.

[18] Jo, W., Lee, J., Park, J. and Kim, Y. (2020). Online information exchange and anxiety spread in the early stage of the novel coronavirus (covid-19) outbreak in south korea: Structural topic model and network analysis. Journal of Medical Internet Research, 22 (6), e19455.

[19] Johnston, A. C., Worrell, J. L., Di Gangi, P. M. and Wasko, M. (2013). Online health communities: An assessment of the influence of participation on patient empowerment outcomes. Information Technology & People, 26 (2), 213-235.

[20] Lagan, B. M., Sinclair, M. and Kernohan, W. G. (2010). Internet use in pregnancy informs women's decision making: A web-based survey. Birth (Berkeley, Calif.), 37 (2), 106-115.

[21] Lin, C. Y., Wu, YH. and Chen, A. L. P. (2021). Selecting the most helpful answers in online health question answering communities. Journal of Intelligent Information Systems, 57, 271-293.

[22] Liu, C. and Lu, X. (2018). Analyzing hidden populations online: Topic, emotion, and social network of HIV-related users in the largest Chinese online community. BMC Medical Informatics and Decision Making, 18 (1), 1-10.

[23] Liu, X., Wu, D., Peng, H. and Wang, R. (2018). Health topics mining in online medical community. 2018 IEEE Global Communications Conference (GLOBECOM).

[24] Lu, Y. (2013). Automatic topic identification of health-related messages in online health community using text classification. Springer Plus, 2 (1), 309.

[25] Lu, Y., Zhang, P. Z. and Deng, S. S. (2013). Exploring health-related topics in online health community using cluster analysis. Hawaii International Conference on System Sciences, 802-811.

[26] Ma, D., Zuo, M. and Liu, L. (2021). The information needs of chinese family members of cancer patients in the online health community: What and why?. Information Processing & Management, 58 (3), 102517.

[27] Mercer R. T. (2004). Becoming a mother versus maternal role attain-

ment. Journal of nursing scholarship : An official publication of Sigma Theta Tau International Honor Society of Nursing, 36 (3), 226-232.

[28] Naderi, H., Kiani, B., Madani, S. and Etminani, K. (2020). Concept based auto-assignment of healthcare questions to domain experts in online q&a communities. International Journal of Medical Informatics, 137, 104108.

[29] Naderi, H., Madani, S., Kiani, B. and Etminani, K. (2020). Similarity of medical concepts in question and answering of health communities. Health Informatics Journal, 26 (2), 1443-1454.

[30] Ni, Z., Qian, Y., Yao, Z. and Zhang, S. (2023). Understanding the adoption of dietary interventions within a Chinese autism online community: A diffusion of innovations perspective. Health Communication, 38 (6), 1266-1277.

[31] Park, A. and Conway, M. (2017). Longitudinal changes in psychological states in online health community members: Understanding the long-term effects of participating in an online depression community. Journal of Medical Internet Research, 19 (3), e71.

[32] Park, A., Conway, M. and Chen, A. T. (2018). Examining thematic similarity, difference, and membership in three online mental health communities from reddit: A text mining and visualization approach. Computers in Human Behavior, 78, 98-112.

[33] Park, A., Hartzler, A. L., Huh, J., Hsieh, G. and Pratt, W. (2016). "how did we get here?": Topic drift in online health discussions. Journal of Medical Internet Research, 18 (11), e284.

[34] Park, H. and Park, M. S. (2014). Cancer information-seeking behaviors and information needs among Korean Americans in the online community. Journal of Community Health, 39 (2), 213-220.

[35] Pepper, J. K., Nguyen Zarndt, A., Eggers, M. E., Nonnemaker, J. M. and Portnoy, D. B. (2020). Influence of warning statements on understanding of the negative health consequences of smoking. Nicotine & tobacco research : Official journal of the Society for Research on Nicotine and Tobacco, 22 (10), 1805-1815.

[36] Porter, N. and Ispa, J. M. (2013). Mothers' online message board questions about parenting infants and toddlers. Journal of Advanced Nursing, 69

(3), 559-568.

[37] Qian, Y. and Gui, W. (2021). Identifying health information needs of senior online communities users: A text mining approach. Aslib Journal of Information Management, 73 (1), 5-24.

[38] Ruthven, I. (2019). The language of information need: Differentiating conscious and formalized information needs. Information Processing & Management, 55 (1), 77-90.

[39] Sanders, R., Linn, A. J., Araujo, T. B., Vliegenthart, R., Eenbergen, M. C. and Weert, J. C. (2020). Different platforms for different patients' needs: Automatic content analysis of different online health information platforms. Int. J. Hum. Comput. Stud., 137, 102386.

[40] Stewart, S. A. and Abidi, S. S. R. (2017). Leveraging medical taxonomies to improve knowledge management within online communities of practice: The knowledge maps system. Computer Methods and Programs in Biomedicine, 143, 121-127.

[41] Taylor, R. S. (1968). Question-negotiation and information seeking in libraries. College & Research Libraries, 29 (3), 178-194.

[42] Wang, J., Wang, L., Xu, J. and Peng, Y. (2021). Information needs mining of COVID-19 in Chinese online health communities. Big Data Research, 24, 100193.

[43] Wang, Y. and Willis, E. (2018). Supporting self-efficacy through interactive discussion in online communities of weight loss. Journal of Health Psychology, 23 (10), 1309-1320.

[44] Wexler, A., Davoudi, A., Weissenbacher, D., Choi, R., O'Connor, K., Cummings, H. and Gonzalez-Hernandez, G. (2020). Pregnancy and health in the age of the Internet: A content analysis of online "birth club" forums. PloS one, 15 (4), e0230947.

[45] Winzelberg, A. (1997). The analysis of an electronic support group for individuals with eating disorders. Computers in Human Behaviour, 13, 393-407.

[46] Xie, J., He, Z., Burnett, G. and Cheng, Y. (2021). How do mothers exchange parenting-related information in online communities? A meta-synthesis. Computers in Human Behavior, 115, 106631.

[47] Yao, Z., Zhang, B., Ni, Z. and Ma, F. (2021). What users seek and share in online diabetes communities: Examining similarities anddifferences in expressionsand themes. Aslib Journal of InformationManagement, 74 (2), 311-331.

[48] Zhang, J. and Zhao, Y. (2013). A user term visualization analysis based on a social question and answer log. Information Processing & Management, 49 (5), 1019-1048.

[49] Zhang, S., Grave, E., Sklar, E. and Elhadad, N. (2017). Longitudinal analysis of discussion topics in an online breast cancer community using convolutional neural networks. Journal of Biomedical Informatics, 69, 1-9.

[50] Zhao, Y., Zhang, J. and Wu, M. (2019). Finding users' voice on social media: An investigation of online support groups for autism-affected users on Facebook. International Journal of Environmental Research and Public Health, 16 (23), 4804.

[51] 成全，邓婷燕. 在线母婴社区的用户健康信息需求挖掘——基于妈妈网的实证 [J]. 现代情报，2022，42 (5)：50-57.

[52] 成全，蒋世辉. 面向用户需求的多源在线健康社区信息多层级融合框架研究 [J]. 情报理论与实践，2022，45 (3)：103-109.

[53] 董伟，陶金虎. 基于主题偏好的在线健康社区用户兴趣群体识别研究——以医享网为例 [J]. 情报科学，2021，39 (3)：88-93，119.

[54] 范昊，张玉晨，吴川徽. 网络健康社区中健康信息传播网络及主题特征研究 [J]. 情报科学，2021，39 (1)：4-12，34.

[55] 郭凤仪，纪雪梅. 突发公共卫生事件下在线健康社区突发话题与情感的共现关联分析 [J]. 情报理论与实践，2022，45 (4)：190-198.

[56] 金碧漪，许鑫. 网络健康社区中的主题特征研究 [J]. 图书情报工作，2015 (12)：100-105.

[57] 李旭光，李珊珊，刘一凡，肖思琪. 综合型社交平台上的在线医疗健康社区中知识互动和情感交互的关系研究 [J]. 情报理论与实践，2021 (8)：103-111.

[58] 李重阳，翟姗姗，郑路. 网络健康社区信息需求特征测度——基于时间和主题视角的实证分析 [J]. 数字图书馆论坛，2016 (9)：34-42.

[59] 廖开际，黄琼影，席运江. 在线医疗社区问答文本的知识图谱构建研究 [J]. 情报科学，2021，39 (3)：51-59，75.

［60］陆泉，朱安琪，张霁月，陈静．中文网络健康社区中的用户信息需求挖掘研究——以求医网肿瘤板块数据为例［J］．数据分析与知识发现，2019，3（4）：22-32.

［61］孟秋晴，熊回香．基于在线问诊文本信息的医生推荐研究［J］．情报科学，2021（6）：152-160.

［62］盛姝，黄奇，郑姝雅，等．在线健康社区中用户画像及主题特征分布下信息需求研究——以医享网结直肠癌圈数据为例［J］．情报学报，2021，40（3）：308-320.

［63］司莉，舒婵．在线医疗社区医患群体及问答记录特征研究——以“好大夫在线”糖尿病主题分析为例［J］．图书馆论坛，2019（7）：99-105.

［64］王锰．美国网络健康信息用户获取行为的影响因素研究［J］．信息资源管理学报，2013，3（3）：47-58.

［65］王煜，魏理，姜顺军．医患问答社区热点主题分析研究［J］．医学信息学，2018，39（11）：7.

［66］吴江，侯绍新，靳萌萌，胡忠义．基于LDA模型特征选择的在线医疗社区文本分类及用户聚类研究［J］．情报学报，2017（11）：1183-1191.

［67］杨磊，王子润，侯贵生．基于Q-LDA主题模型的网络健康社区主题挖掘研究［J］．数据分析与知识发现，2019，3（11）：52-59.

［68］杨帅旗．公众分类在医疗门户网站信息资源组织中的应用研究［D］．北京：北京交通大学，2017.

［69］于本海，卢畅．在线健康社区信息主题特征及其潜在价值研究——基于LDA模型对“百度痛风病吧”案例的分析［J］．价格理论与实践，2022（3）：195-198，206.

［70］翟姗姗，潘英增，胡畔，郑路．基于医学知识图谱的慢性病在线医疗社区分面检索研究［J］．情报理论与实践，2021（1）：195-203.

［71］占沘，熊回香，蒋武轩，李琰．基于主题图的在线健康信息标签语义挖掘研究［J］．情报科学，2022，40（1）：121-129.

［72］张军亮．基于语义关联的多源医学信息资源发现服务系统研究［J］．图书情报知识，2019（3）：113-122.

［73］张鑫，王丹．用户在线健康信息搜寻任务研究［J］．情报资料工作，2017（6）：74-83.

第5章

在线健康社区信息价值研究

互联网以其及时性、便携性和低成本等优点成为公众获取健康信息的首选渠道。中国互联网络中心（CNNIC）发布的《中国科普市场现状及网民科普使用行为研究报告》显示：我国公众在网络环境下对健康相关信息的需求不断提高，有41.6%的用户关注医疗健康方面的知识。在线健康社区中的信息价值，直接关系到用户的生命健康，也与社区平台的发展及未来密切相关。[①] 在这样的背景下，越来越多的学者开始关注在线健康社区的信息价值研究。本章从在线健康社区的使用者（用户）和监管者（平台）两个维度出发，对现有文献进行总结梳理，并辅以实证研究。

5.1 信息价值研究

信息价值，即信息的价值或有用性（Foster and Clough，2018）。Ahituv 等（1982）在《管理信息系统原理》一书中，总结了对信息价值的三种界定：标准价值、实际价值和主观价值（Ahituv et al.，1982）。Burnett 和 Jaeger（2010）则认为信息价值是一个普遍接受的，与不同类型信息重要性或者非重要性变量相关的层次结构。因此，信息价值是一个多维概念，包含多重影响因素和作用机理。一般来说，信息价值可分为期望使用价值（Expected Value-in-use）和感知使用价值（Perceived Value-in-use），期望使用价值指信息的使用与否往往取决于个体的预期，感知使用价值则用来描述个体利用信息的实际体验（孙晓宁和杨雪，2020）。

现有的信息价值研究常以信息质量（Information Quality）为考量，研究其评估方式和影响因素。此外，信息价值的其他角度，如信息可信度、信息流行度、信息感知有用性和信息情感价值等，也是目前研究关注的重点。在在线健康社区的背景下，信息价值的相关研究主要从用户视角和平台视角两个维度出发。用户视角下的信息价值研究重点关注不同角度下的信息价值的影

---

① 中国互联网络信息中心（CNNIC）. 中国科普市场现状及网民科普使用行为研究报告.

响因素和作用机理；平台视角下的信息价值研究则重点关注平台信息服务质量评价及平台质量管理。

5.1.1 用户视角下的信息价值研究

用户在对信息价值进行评价时，往往倾向于从信息质量、信息可信度、信息感知有用性和情感价值这四个角度出发。

5.1.1.1 信息质量

随着 Web 2.0 时代的到来，用户从被动的信息接收者变为信息的创造者，可以不受时间和地域的限制在网络上分享自己的观点，这也使得网络上的信息呈现出几何倍数的增长。然而，互联网的开放性和便捷性也造成了如今网络信息良莠不齐、质量水平差异较大的现状。在线健康信息也未能幸免，存在大量真伪信息混杂的情况。Eysenbach 等（2002）对 170 余篇全世界范围内较权威的研究文献进行了元分析，发现 70%的文献认为在线健康信息质量存在问题，22%的研究结论保持中立，持乐观态度的研究只占 8%。随着学术界对于网络健康信息质量问题的不断重视，越来越多的学者开始关注信息质量相关研究。

首先是关于在线健康社区信息质量的评估与评价，由于研究对象和侧重点的不同，学者们进行评估的模型也各不相同。1997 年，Silberg 等（1997）参考适用于实体印刷的标准，提出了判断健康网站内容质量的四种指标：作者（Authorship）、信息归属（Attribution）、财务公开（Disclosure）和货币（Currency）。Eysenbach 等（2002）在 Silberg 的指标基础上提出了以技术（Technical）、设计（Design）、可读性（Readability）、准确性（Accuracy）和完整性（Completeness/Comprehensiveness）为维度的信息质量评估标准。邓胜利和赵海平（2017）探讨了用户视角下的网络健康信息质量评价指标，并尝试构建评价标准框架。该研究构建了由 2 个一级指标、7 个二级指标、7 个三级指标组成的评价标准框架，并且通过分析性别差异和年龄差异对健康网站质量和内容评价标准的影响，发现不同性别和年龄的群体对网络健康信息质量评价标准有所差异。钱明辉等（2018）尝试搭建针对在线健康咨询平台的信息质量的评测体系，通过现有文献确定了评价体系的一级、二级、三级指标，从选定的在线健康咨询平台采集数据，对于客观性指标采取哑变量方式，对于主观性指标采取专家打分方式，最后对数据结果进行 PCA 主成分分析，确定各在线健康咨询平台的信息质量，最终从权威性、归因性、全面性、补充性、保密性、交互性、可读性、及时性、广告诚信性九个维度构建起了针对我国在线健康咨询平台信息质量的评价指标体系。Hu 等（2018）基于协作决策策略建立了一个深度学习框架，并创新性地在信息质量评估中加入了时间特征，来评价在线问答平台中回答问题的质量。他们从医生的个人资料中提取出了时间特征，包括特定时间间隔内患者的推荐程度、特定时间间隔内的就诊次数、特定时间间隔内的贡献等，用于反映医生在特定时间间隔内的表现。

在实践中，为了实现在线健康信息质量的评估，多种基于上述质量评估指标的评价工具被开发出来，常见的包括 DISCERN、HONcode、JAMA 等。DISCERN 是一份简短的调查问卷，用于帮助健康消费者和信息提供者评估有关健康信息的质量，并提供相应健康问题的治疗方案（Charnock，1998）。HONcode 是瑞士健康在线基金会于 1996 年提出的一个道德准则，共包含八个原则，要求网站管理者根据用户的需求来提供健康信息。JAMA 是 Silberg 等（1997）确定的一套核心标准，用于评判印刷品和数字健康信息的质量。大量标准的存在和不同的分类方法反映了学界目前对于信息质量的定义及测量仍然缺乏共识。这种概念上的不清晰导致了一个重大的实际挑战，即缺乏有效且权威性的工具对信息进行质量评估。使用不同质量评价工具得出的结果往往难以得到认可（Barnes et al.，2009；Hendrick et al.，2012；Khazaal et al.，2010；Wilson，2002）。

就在线健康社区信息质量的影响和作用机理方面，王文韬等（2021）基于 S-O-R 理论对在线健康信息搜寻与线下就医行为关联机理进行深度分析，发现信息质量对用户的风险感知存在显著影响，而用户感知风险的高低又显著影响其线下就医行为。钱明辉等（2018）选择在线健康咨询平台的日均用户访问量测量平台的市场占有率，研究平台的信息质量与其市场占有率之间的关系，发现在线健康咨询平台的信息质量与其市场占有率正相关。

5.1.1.2　信息可信度

West（1994）提出，信息可信度是信息接收者对信息源或传播媒介品质的一种主观感受。Tseng 和 Fogg（1999）进一步强调受众对信息传播者的信任主要来自个人特质和对信息来源可信程度特征的主观感受。Cline 和 Haynes（2001）认为信息可信度包括信息可信赖性和信息权威性两个方面。可信赖性通常用于判断信息是不是出于正直的动机而发布的，即使是权威的信息源也可能是存在偏见的。权威性通常用于判断信息来源是否正式，用户往往会更倾向于有证据支撑或是专家的建议，比如医学工作者和健康组织人员所提供的信息通常会被认为是具有权威性的。高可信度的信息被认为是更加有用的，而且更加利于知识转移。Metzger（2007）认为信息可信度既包括对信息源的专业性、吸引力以及可信赖性的主观信任度，也包括对信息内容质量和精确度的客观评判。

就信息可信度的评价和度量而言，Miyamori 等（2008）开发了一个 WISDOM 系统，从信息的内容、传播者、表面特征和社会价值四个方面来度量信息的可信度。Castillo 等（2011）提出了一个基于多级社交网络的信息内容可信度评价指标体系，其中一级特征指标包括信息内容、接收者、话题和传播 4 项，二级指标共有 74 项，为信息内容可信度测量奠定了重要的分析基础。Lederman 等（2014）基于突出解释理论（Prominence－Interpretation Theory）和双重过程理论（Dual Process Theory）探究了在线健康社区中用户衡量信息可信度的标准，识别出了五大标准——信息源可信度、论证质量、信息可验证性、信息贡献者的知识水平及群众共识，同时还通过实验量化验证了这五大标准的信度及效度。陆泉等（2021）的研究指出，信息可信度与信息源、传播媒介权威性之间并不是一个简单的线性关系，具体而言，当信息的信息源和传播媒介权威性高的时候，信息本身往往有着较高的可信度，但低权威性的信息源与传播媒介却并不意味着低信息可信度。

就信息可信度的影响因素而言，张星等（2015）基于信息采纳理论和显著性—阐述性理论，结合媒介信息处理的有限能力模型和精细加工可能性模型，针对在线健康社区中信息可信度的影响因素展开研究。研究发现，论据质量、信息完整性、表达质量、一致性和来源可信性对信息可信度均有显著影响。此外，研究还发现自我效能正向调节中心路径变量对信息可信度的作用，负向调节外围路径变量对信息可信度的作用。

此外，宋士杰等（2020）基于启发式信息处理视角，对高中生群体这一典型的数字原住民展开实验研究，探索启发式信息线索与健康信息可信度判断之间的内在关联。研究发现，数字原住民对在线健康信息的可信度评价受到个体特征、话题类型、论证强度、信息来源等因素影响。各类健康信息来源中的启发式信息线索对数字原住民的可信度判断具有显著影响，机构信息源线索的出现会显著提高数字原住民的可信度评价。数字原住民对机构信息源的可信度评价显著高于商业信息源与社会化媒体信息源，而他们对商业信息源与社会化媒体信息源的可信度评价没有显著差别。同时，宋士杰等

（2019）探究了失真健康信息的表征框架与用户感知的信息可信度之间的关系，并研究了话题的积极与否对这种关系的调节作用。通过问卷调查，研究发现在用户对失真健康信息做可信度判断时，话题类型本身对可信度判断的影响并不显著，但信息框架方式对可信度判断始终呈现显著影响。

就信息可信度的影响和作用机理而言，徐孝婷等（2020）基于计划行为理论与前景理论研究了在线健康社区中信息框架对HPV疫苗接种的影响。研究选择了南京两所大学的本科生作为研究对象，研究结果显示，当大学生面对不同的信息框架时，会根据不同的信息框架效应判断其可信度，进而做出是否接种HPV疫苗的决策，信息可信度在信息框架和HPV疫苗接种意愿之间发挥中介作用。

5.1.1.3 信息感知有用性

基于技术接受模型（TAM）中的感知有用性变量，Watts和Siegal（2003）提出了信息采纳模型（IAM），从理论视角解释了网络环境下人们采纳信息时如何被影响，并且着重强调了感知有用性在信息采纳中的中介作用。此后，两位研究者又参考认为信息接收者对信息加工存在两种路径的精细加工可能性理论（ELM），将接收者专业性和接收者涉入度作为调节变量，对原有的信息采纳模型进行修正。根据信息采纳模型，信息的感知有用性主要受信息质量和来源可信度影响。接收者专业性和涉入度的不同也会使信息质量和来源可信度对感知有用性的影响效果产生差异（邓胜利和管弦，2016）。

张敏等（2018）发现信息的准确性、相关性和及时性能够促进在线诊疗信息求助感知有用性。用户对诊疗信息准确性、及时性、一致性的感知越高，对通过在线健康社区获取帮助的感知有用性程度也越高，进而产生更强烈的求助意愿。

在电子商务环境中，用户评价通常被视为卖方服务质量和可信度的评判标准。一般来说，正面口碑能够降低消费者的风险、提高消费者的信任（Kim et al.，2008），而差评会显著降低消费者的购买意愿（Sillence et al.，2007；刘跃文等，2007）。在线健康社区中的用户感激行为，如医师收到的患者感谢信、礼物等，体现了患者对医师诊疗水平和服务态度的认可（吴江和周露莎，2017）。此类用户感激行为，将会给其他用户提供信息有用性帮助，从而影响其后续择医和就医决策。吴江和周露莎（2017）基于信任理论和信任传递过程，探究了医师的好评率、收到患者礼物的数量和用户网络健康信息服务的购买决策之间的关系。研究结果显示，好评率和礼物数量均对未来一个月医师电话订单的数量有显著正向影响，二者均正向调节用户网络健康信息服务的购买决策。曾宇颖和郭道猛（2018）借助信任源可信度模型，基于信任传递理论，探讨了医师收到感谢信的数量与患者择医行为之间的关系。研究结果显示，医师收到的感谢信数量正向调节患者的择医行为。

5.1.1.4 情感价值

情感是指人们就客观事物是否满足自己的需要而产生的一种态度体验（黄希庭等，2003）。情感不仅指人的喜怒哀乐，而且泛指人的一切感官的、机体的、心理的以及精神的感受（张志平，2006）。所谓情感价值，是指一个人在情感上感受到的事物品质的呈现（Hatzimoysis，2003）。情感价值由情感、记忆和自我组成，追踪这些点并将其联系起来会显示出自身的反射感，即当自身遇到过去的物体或情境时所产生的当下的某些情绪。

在众多学者的研究中，情感价值被当作信息价值体系的一部分。Kim 等（2007）使用内容分析方法研究社交问答平台最佳答案选择标准，结果表明内容价值居于首位，同时社交—情感价值（Socio-emotional Value）也是显著因素。龚主杰等（2014）的研究发现，社区成员知识共享感知价值的维度包括实用价值、情感价值、社会价值和利他价值，其中情感价值是指社区成员通过知识共享活动所触发的某些积极情绪或正向情绪转变，如高兴、愉快、轻松、满足等。孙晓宁和杨雪（2020）基于知乎平台，通过对用户的半结构化访谈，利用扎根理论得到了信息价值的43条影响因素，并将其归纳为情感价值、用户价值、系统价值与内容价值四个维度。其中情感价值分为系统—情感价值、回答者—情感价值、提问者—情感价值和内容—情感价值四个主范畴。系统—情感价值包括系统忠诚度、意见领袖效应、社交性、系统信任、精神慰藉五个次范畴；回答者—情感价值包括移情作用、兴趣偏好、性格特征、共鸣心理四个次范畴；提问者—情感价值包括求知欲、主观先验两个次范畴；内容—情感价值包括文字的正面外部性和正反两面观两个次范畴。

就情感价值的影响和作用机理而言，大量研究发现，用户在参与在线健康社区互动时，不仅可以获得信息上的支持，还能获取精神上的慰藉（Zhou and Wang，2020），即情感价值，从而对自身健康管理产生积极的影响。Uden-Kraan 等（2009）通过问卷调查的方式，对乳腺癌、纤维肌痛、关节炎患者的线上支持小组的活跃用户展开了研究。研究结果表明，参与线上支持小组能够让用户加深对自身健康状况的了解，并获得更高的社会幸福感。因此，参与在线健康平台一方面可以让用户掌握更多健康信息，从而有利于个人健康的管理；另一方面，也能帮助用户在与社区中其他用户的互动中调节自身情绪、获取情绪价值，从而对用户的生理和心理健康产生积极影响。Mo和Coulson（2010）在一项关注艾滋病患者的在线支持团体的研究中发现，积极发帖参与互动的用户（Poster）和只阅读信息的成员（Lurker）在孤独感和抑郁情绪方面均有正向改善，虽然这两种用户的改善程度并没有明显差异。Turner等（2013）以41名美国印第安人、阿拉斯加原住民和夏威夷原住民的糖尿病患者作为实验样本，以实验研究法探讨社会支持对用户健康状况的影响。研究结果表明，包含情感支持的信息对患者健康状况的改善发挥了重要作用，在情感支持的背景下，信息的表达比信息的接收更有利于患者的健康。Han等（2011）招募了231名来自威斯康星和底特律的乳腺癌患者作为实验对象，基于公平理论和缓冲假说，对乳腺癌群体展开了研究。研究结果表明，患者更倾向于接受而不是表达情感支持，而与没有接受情感支持的患者相比，接受情感支持的患者的健康状况更好，情感支持的接受和表达为那些经历了癌症诊断和后续治疗的病人提供了有益的帮助。

此外，移情作用也是衡量情感价值的重要指标。Priya（2011）基于趋同理论探讨了在线健康社区的信息寻求和社会支持功能对患者感知到的移情作用（Perceived Empathy）的影响。研究结果显示，在医疗保健组织（Healthcare Organizations）运营的在线健康社区中，影响病人感知移情性的是用户在信息搜寻过程中是否能够高效准确地定位到所需信息。也就是说，用户寻找到高质量健康信息所花费的时间越短，他们所感知到的移情作用越高。因此，将高质量的信息定向投送给有需要的用户能够最大程度实现这些信息的价值，它不仅满足了用户的信息需求，也发挥了信息的情感价值。

5.1.2　平台视角下的信息价值研究

平台视角下，学者关注如何基于信息价值研究，更好地衡量平台服务质量以及提升平台服务质量。

5.1.2.1　基于信息价值的平台质量评价

围绕对平台质量的评价与度量，牛津大学的“衍生”公司Minervation提出评价工具LIDA，从一个较为全面的角度评估网页的质量（Tavare et al.，2012）。Kim等（1999）则提取了165个标准，并将它们归为13个类别：内容

(Content)、设计和美观性(Design and Aesthetics)、财务公开(Disclosure)、货币(Currency)、权威性(Authority)、易用性(Ease of Use)、可访问性和可用性(Accessibility and Availability)、链接(Links)、归属(Attribution)、预期受众(Intended Audience)、联系地址或反馈机制(Contact Address or Feedback Mechanism)、用户支持(User Support)和杂项(Miscellaneous),其中,易用性、预期受众和用户支持,反映用户对于信息质量的主观认可。

围绕在线健康平台的评价,Rains 和 Karmikel(2009)指出健康网站的结构特征与网站可信度的感知呈正相关,存在的结构特征越多,如导航菜单和外部网站的链接,则参与者对网站的可信度评价就越高。钱明辉等(2019)借助 SITEQUAL 模型和 WebQual 模型,构建针对我国在线健康平台信息服务质量的评价指标体系,认为平台的信息服务质量对用户参与度有一定影响,其中信息服务的隐私保护性、全面性、可接触性和平台响应性均对提升用户参与度有显著的积极作用。秦琴等(2022)根据 HONcode 的八项原则,从权威性、保密性、公开性、广告政策、补充性、归因性、透明性、合理性这八个角度对平台信息质量进行评估。研究结果表明,用户会更多地关注医生的认证资质和广告,即用户最关注网站的权威性。在反映健康信息质量的页面元素中,广告是否与健康信息内容明确区分会影响用户对网站诚信的感知。为了评价健康信息的补充性和保密性,大部分用户都关注了在线咨询窗口和用户信息,但并没有在这两种页面元素上有较多的注视次数和较长的注视时间。治疗方法和用药指导影响用户对健康信息合理性的感知,约一半的用户对治疗方法和用药指导的注意力分配较多。健康信息来源、网站主办方和网站联系方式分别反映健康信息的归因性、公开性和透明性,但很少有用户注意到这三种页面元素。

5.1.2.2 信息价值视角下的平台服务质量提升

随着数字化技术的迅速发展,越来越多的人通过在线平台发布、传播、收集健康信息,使得在线健康信息经历了几何倍数的增长。然而,由于网络的开放性及信息审核机制的不完善,网络健康信息真假难辨、质量参差不齐。李月琳和张秀(2018)的研究发现,微信朋友圈传播的与健康相关的信息中,超过半数的为伪健康信息。网站的可信度与其提供健康信息的准确性关系不大,即便看起来可信的网站提供的健康信息也不一定可靠(Buhi et al., 2010)。这严重影响了公众对相关信息的有效利用。另外,用户的健康素养水平也会很大程度上影响用户对健康信息的搜索和使用。侯筱蓉等（2016）在一项基于微信平台的调查中发现大多数用户难以识别健康信息的真伪。在浏览过的健康信息中，仅有21.55%的受访者能够完全识别信息的真伪，有4.44%的受访者完全无法识别信息的真伪。同时，由于互联网的便利性以及其庞大的用户群体，健康信息在互联网上的传播速度极快，影响也就更为广泛。在信息泛滥且用户普遍难以辨别信息真伪的背景下，如何才能最大程度保证用户权益，降低伪健康信息的危害？

综上，在线健康平台面临着三项亟须完成的任务：①识别健康信息的真伪，使用有效的信息过滤手段，从源头上提升和改善信息质量；②在纷繁芜杂的健康信息中有效提取出高质量信息，并推送给有需要的用户群体，最大程度提升信息效能；③控制伪健康信息的传播，从整体上引导正确的舆论走向。

首先，在线健康平台第一项待解决的问题是帮助用户识别信息的真伪。李月琳等（2018）基于CARS分析框架，从可信度、准确性、合理性和相关支持四个维度出发，探究真伪健康信息的特征。他们认为，伪健康信息具有的显著特征体现在缺乏可信度、准确性、合理性及相关支持等方面，其中包括标点问题、不当空格、诱导性文字、文题不符、强烈的个人观点、内容重复、内容不完整、假借权威等中文语境下独有的特征。Zhao等（2021）基于详尽可能性模型，针对在线健康社区中的错误信息展开研究。研究者利用编程软件从百度贴吧中获取数据，包括帖子内容、跟帖回复、回帖时间、回复数量等，采用Richards和Hemphill提出的六步法对数据进行编码，并使用Krippendorff 's alpha检验验证编码间的可靠性。针对数据的语言特征，研究者首先使用NLTK工具包的Python脚本进行文本编制，之后使用Jieba对文本进行分割，随后使用修正后的余弦相似性公式衡量内容相似性，针对主体特征，使用LDA模型进行衡量，针对行为特征，采用节点级中心性措施进行衡量。在结合详尽可能性模型进行数据分析后，研究者搭建了可以有效识别在线健康社区中误导信息的模型，研究结果同时显示，在检测错误信息方面，行为特征比语言特征更有参考价值。

其次，在线健康平台第二项待解决的问题是如何有效对用户生成内容进行筛选，并对筛选后的内容实现定向投送，提升用户信息搜索的效率。Fernandez-Luque等（2012）基于链接分析，设计了一个用于评估社交媒体内容可信度的指标HealthTrust。研究表明，使用该检索指标进行关键词搜索，得出的结果能够更加准确地定位平台上的视频。Lin 等（2021）认为在线问答平台中存有大量没有被提问者采纳的优质回复，这大大降低了信息搜寻者获得高质量健康信息的效率。研究者利用深度学习方法（Bi-LSTM 和 CNN）训练出一个计算信息质量的模型，用于用户生成信息质量评估，旨在从未被采纳的用户回答中筛选出高质量信息。Yang 和 Gao（2021）则从用户维度出发，利用用户生成内容、用户资料和用户互动记录来构建用户潜在的行为网络和用户影响关系网络，提出一种用户推荐算法。研究者认为促进兴趣相近或处境相似的用户沟通互动能够使得用户获得更多的社会支持。

最后，在线健康平台第三项待解决的问题是从整体上引导正确的信息传播和舆论走向。一方面，平台在识别出伪健康信息的传播时要及时予以提醒和制止，以及时、客观、准确的言论提供辟谣信息。另一方面，平台还要把握平台整体的舆论走向，做好情绪疏导工作。尤其是在面对突发话题时，平台应密切关注用户的情感表达。郭凤仪和纪雪梅（2022）指出，话题突发性强度对情感表达的强度存在正向影响作用。平台应及时对消极情感较集中的话题进行分析，确定引起消极情感表达的核心原因，并有针对性地进行话题回应。

5.2 常用研究理论

由于研究侧重点不同，不同学者在理论的选择上存在较大差异。围绕在线健康社区的信息价值研究，常用研究理论总结如下。

（1）公平理论（Equity Theory）

公平理论的重点是确定资源的分配对关系伙伴双方是否公平。公平是通过比较每个人的贡献（或成本）和收益（或回报）的比例来衡量。公平理论被认为是正义理论之一，最早由 J. Stacy Adams（1963）提出。他认为，员工寻求在他们为工作带来的投入和他们从中获得的结果与其他人的感知投入和结果之间保持公平。根据公平理论，为了使个人的回报最大化，人们倾向于建立一个系统，使资源可以在系统成员之间公平分配。关系中的不平等会导致其中的部分人不高兴，其程度与不平等的程度成正比。该理论认为，人们重视公平的待遇，这使他们有动力在他们的同事和组织的关系中保持公平的状态。Han 等（2011）基于公平理论和缓冲假说，对乳腺癌群体展开了研究，以探索患者对情感支持的接受与表达行为。

（2）缓冲假说（Buffering Hypothesis）

缓冲假说最早由 Sheldon Cohen 和 Thomas Ashby Wills 于 1985 年提出。缓冲假说认为，在某些条件下，社会支持可以使个人免受压力状况的有害影响。这种特定类型的社会支持有时被称为工具性支持（Cohen and Wills，1985），其中的例子包括财政援助、物质资源和所需服务。缓冲假说已经在人类功能的各个领域（如抑郁症、药物滥用、身体健康）和猴子的免疫反应功能研究中得到了评估，包括上文提及的 Han 等（2011）针对乳腺癌群体信息行为的研究。

（3）计划行为理论（Theory of Planned Behavior）

计划行为理论是一种将信念与行为联系起来的心理学理论。该理论认为，态度（Attitude）、主观规范（Subjective Norms）和行为控制认知（Perceived Behavioral Control），共同塑造了个体的行为意向。计划行为理论认为，行为意向是人类社会行为的最接近的决定因素（Ajzen，1985）。徐孝婷等（2020）基于计划行为理论与前景理论研究了在线健康社区中信息框架对 HPV 疫苗接种的影响。

该理论是 Ajzen 对理性行为理论（Theory of Reasoned Action，TRA）的进一步拓展。1975 年，Martin Fishbein 和 Icek Ajzen 提出了理性行为理论。然而，Ajzen 在后续的研究中发现，人的行为并不是百分百地出于自愿，而是处在控制之下。因此，他将理性行为理论予以扩充，增加了一项对自我“行为控制认知”（Perceived Behavior Control）的新概念，从而发展成为新的行为理论研究模式——计划行为理论。

（4）详尽可能性模型（Elaboration Likelihood Model）

该模型由心理学家 Petty 和 Cacioppo 于 1988 年共同提出。模型的基本原则是，不同的说服方法依赖于对信息做精细加工的可能性高低。当精细加工的可能性高时，说服的中枢路径特别有效；当这种可能性低时，说服的边缘路径有效。作为消费者信息处理中最有影响的理论模型，详尽可能性模型指出，信息处理和态度改变的一个基本量纲是信息处理的深度和数量。Zhao 等（2021）基于详尽可能性模型针对在线健康社区中的错误信息展开研究。Zhou（2022）基于详尽可能性模型检验了在线健康社区用户的信息采纳意愿。

（5）前景理论（Prospect Theory）

前景理论是由 Daniel Kahneman 和 Amos Tversky 于 1979 年提出的一个行为经济学和行为金融学理论。在该理论的最初表述中，前景（Prospect）是指购买彩票的可预测结果。该理论认为个人基于参考点的不同，会有不同的风险态度，即人的决策取决于结果与展望（即预期、设想）的差距，而非结果本身（Tversky，1979）。人在做决策时会在心里预设一个参考点，然后衡量每个结果是高于还是低于这个参考点。对于高于参考点的收益型结果，人们往往表现出风险厌恶，偏好确定的小收益；对于低于参考点的损失型结果，人们又表现出风险喜好，寄希望于好运气来避免损失。

前景理论引申出四个基本结论，即：大多数人在面临获利的时候是风险规避的（确定效应）；大多数人在面临损失的时候是风险喜好的（反射效应）；大多数人对得失的判断往往根据参考点决定（参照依赖）；大多数人对损失比对受益更加敏感（损失效应）。

徐孝婷等（2020）基于计划行为理论与前景理论研究了在线健康社区中信息框架对 HPV 疫苗接种的影响，表明信息可信度在信息框架和 HPV 疫苗接种意愿之间发挥中介作用。

（6）趋同理论（Theory of Homophily）

Monge 和 Contractor（2003）总结了支持趋同理论的两条主要推理路线，包括 Byrne（1971）提出的相似性—吸引力假说（Similarity-attraction Hypothesis）和 Tuner 等（1987）提出的自我分类假说（Theory of Self-categorization）。相似性—吸引力假说预测，人们更有可能与那些与他们有相似特质的人互动。自我分类假说提出，人们倾向于在种族、性别、年龄、教育等方面对自己和他人进行自我分类，并利用这些分类来进一步区分相似和不相似的他人。由于人际间的相似性增加了行为的可预测性并减少了交流的忧虑，因此相似的人之间的交流更容易发生。

结合这两个理论，趋同理论的原理也显而易见：相似性引发交流与联系，以及物以类聚、人以群分。多项实证研究为趋同理论提供了强有力的支持，在年龄、种族、教育水平和地位方面具有同质性的人比在这些方面具有异质性的人更容易相互交往。Priya（2011）基于趋同理论探讨了在线健康社区的信息寻求和社会支持功能对患者感知到的移情作用的影响。

（7）社会认知理论（Social Cognitive Theory）

社会认知理论认为，人们并不被动地面对世界中的种种事物，相反，他们把自己的知觉、思想和信念组织成简单的、有意义的形式，不管情境显得多么随意和杂乱，人们都会把某种概念应用于它，把某种意义赋予它。对于世界的这种组织、知觉和解释，影响着我们在所有情境尤其是社会情境中的行为方式（Holt，1933）。

Miller 和 Dollard（1941）提出了对 Holt 的认知理论和模仿理论的修正，认为有四个因素有助于学习：驱动力（Drives）、线索（Cues）、反应（Responses）和奖赏（Rewards）。加拿大心理学家 Albert Bandura（1977）对社会认知理论的主张进行了扩展和理论化，他认为一个人的自我效能感和行为改变之间有直接的关系，自我效能感来自四个方面：业绩成就（Performance Accomplishments）、替代经验（Vicarious Experience）、口头劝说（Verbal Persuasion）和生理状态（Physiological States）。金帅岐等（2020）以信息搜寻行为理论为指导，结合社会认知理论，探究用户健康信息搜寻行为的影响因素。

（8）信任理论（Trust Theory）

德国社会学家、哲学家 Georg Simmel 在其著作《货币哲学》（Simmel，1989）中开创性地提出了信任理论。他认为社会开始于人们之间的互动，在当代，互动的主要形式是交换，尤其是以货币为中介的交换，这种交换离开信任就无法进行，因而，整个社会的运行离不开信任。Simmel 认为，信任是重要的社会综合理论，信任不同于弱归纳性知识，不仅包含认知性因素，还包含一种类似于信仰的超验的因素。

Simmel 认为，现代社会中占支配地位的互动形式或社会关系是交换；他认为交换不仅存在于有货币参与的经济领域，这一点在资本主义时期表现得尤为突出，而且社会交往本身也是一种交换，每一次互动都可以被看作一个交换，只不过是交换的评价标准不同而已。现代社会中，交换是人们之间的内在联结和有机团结的前提条件之一。交换的最重要的条件是信任，社会的运行离不开信任。在在线健康研究领域，吴江和周露莎（2017）基于信任理论和信任传递过程，研究了医师的好评率、收到患者礼物的数量和用户网络健康信息服务的购买决策之间的关系。

5.3 实证研究：在线健康社区用户评论价值影响因素研究——以好大夫在线为例

随着价值共创理念的普及，基于用户生成内容的价值共创行为推动着在线健康社区的迅速发展，从用户需求角度出发，了解用户生成内容的价值具有重要的现实意义。而用户生成内容的重要构成就是在线评论，较高价值的在线评论不仅有助于其他用户迅速判别与获取有用信息，还能提高整个平台系统产出价值的效率。

本文立足于在线健康平台中的高质量评论，从评论的结构属性和内容属性两个维度出发抽取自变量，将评论的获赞数量作为因变量来衡量该条评论的价值，搭建了一个在线健康社区用户评论价值影响因素研究模型，并使用Python语言等数据挖掘和文本分析工具，爬取整理好大夫在线平台的用户在线评论数据，最后通过SPSS进行描述性统计分析和OLS回归分析。研究结果表明：高质量评论往往具备突出刻画医生态度、时效性强、篇幅短小精练等特点；结构属性中的发表时间和文本长度对于评论价值未表现出显著的线性关系；内容属性中的用户态度对评论价值有显著影响，评论的内容类型对评论价值的影响存在差异。

本文以用户在线评论的双重属性为框架，以期明确提升或者抑制在线评论创造价值的关键因素，并为在线健康社区平台建立评论价值评估体系提供理论借鉴。

5.3.1 绪论

5.3.1.1 研究背景

随着互联网技术蓬勃发展，信息技术渗透进人们生活的各个领域，人们使用互联网获取信息已是常态，在线医疗健康行业也应运而生。根据2021年第49次《中国互联网络发展状况统计报告》，截至2021年12月，我国网民规模达到10.32亿，互联网普及率达73.0%，同时农村及老年群体也加速融入网络社会，在线医疗用户规模达2.98亿，同比增长38.7%，是除在线办公之外用户规模增长最快的应用。[①] 与传统医疗方式不同，在线医疗是一种以互联网为媒介，利用在线问答、实时通信、图文传输等技术手段，将症状咨询、预约挂号、疾病诊断等线下医疗服务转移到线上的全新医疗模式（史达等，2020）。这意味着偏远农村的居民也可以接受到更好的医疗资源，意味着腿脚不方便的老人不用舟车劳顿也可以接触到优秀的医生，医患双方打破时间和空间双重壁垒，极大地便利了人们的生活。在线健康社区成为医生与患者、患者与患者、医生与医生交流互动和获取健康信息的重要平台。2019年底突发的新冠肺炎疫情更是刺激了人们使用在线医疗健康平台的需求，由于疫情

① 中国互联网络信息中心（CNNIC）. 中国互联网络发展状况统计报告.

期间线下就医困难，在线健康社区用户呈现出爆炸式增长（王帅，2022）。

5.3.1.2　研究问题

伴随着在线医疗健康行业的快速发展，学术界也围绕着在线医疗健康的各个领域展开研究，主要包括平台机制设计、用户行为、平台信息与知识等研究范畴。基于文献整理与行业观察，本研究发现有两个问题值得关注：

问题1：在线健康社区的高质量评论有哪些特征？

大量研究显示，在电商、旅游、社交平台中，用户的评论信息确实能够潜在地影响其他用户对于产品或服务的购买意愿和交易行为，增加用户对社区的黏性，带来巨大的商业价值与利润（陈蕾，2019）。由此可见，用户评论是平台中重要的用户产出内容，尤其是对于在线健康平台而言，用户评论明确表达了用户对受到的医疗服务的实际体验和情感倾向。但目前在线健康社区的关注点大部分聚焦于用户产生内容中的首发帖、原创文章等，而忽略了用户的在线评论，对于高质量评论的定义没有统一的规定，更鲜少有研究者关注到在线健康领域中的用户评论的特征。

问题2：哪些特征使得高质量评论产生更高价值？

研究表明，在线健康社区中的“90-9-1”的现象普遍存在，意为社区中90%的用户长期处于潜水状态，而9%的用户偶尔会有一定的参与行为，只有1%的用户会经常性地参与社区的活动与讨论（Carron-Arthur et al.，2014）。因此，用户评论数量尤其是点赞量都保持在较低的水平。但是，我们迫切需要了解用户需要什么特征的评论，何种特征的评论能为用户带来有益的价值，给予他们更好的引导和帮助。

为解决上述两个研究问题，本文选择好大夫在线平台作为研究社区，其丰富的用户评论和庞大的用户数量给我们提供了数据来源。本文的研究对象仅限于高质量评论，研究高质量评论具备何种特征，并研究影响用户评论价值的关键因素。

5.3.1.3　研究意义

（1）理论意义

纵览学者们围绕在线评论的研究，从研究角度划分，包含评论文本特征、评论用户特征、评论文本情感分析、评论对用户行为动机的影响、评论有用性等；从行业领域划分，包含旅游业、电商业、社交媒体、音乐等，由此可看出学者们对于在线评论的研究较为多维。然而，尽管评论有用性的话题已被多次研究，但是涉及在线健康领域的评论有用性或评论价值的研究为数尚少，较难找到适用于普遍在线健康社区的用户评论价值模型以及提高其价值的影响因素的文献。本文主要探索在普遍状态下适用于大多数在线健康社区的用户评论价值模型，进而弥补在线健康板块文献的不足，创新并发展现有的研究成果。

（2）实践意义

从实践看，对该问题的研究对行业发展具有重要意义。第一，从在线健康平台的角度出发，该研究有助于社区平台优化管理与运营机制，通过本次研究结论探索用户最关心的评论特征来引导用户发布更有价值的信息，以提高社区黏性，保证社区内容与评论的高质量，营造更为活跃的社区；第二，从医院和医生的角度出发，该研究有助于其改进服务质量，增强医患之间的信任，以整体改善患者的治疗体验；第三，从用户的角度出发，社区用户通过平台改进之后的精准推送来快速获得所需信息，提高搜寻有价值信息的效率，帮助用户在选择合适的医生时做出最优决策。

5.3.1.4 研究创新点

本文的创新之处在于：第一，创新性地提出适用于本研究的高质量评论的定义，缩小研究范围，提高研究效率，便于快速分析出高质量评论的特征；第二，提出划分评论类型的新视角——结构属性和内容属性，其中结构属性包括评论长度和发表时间两个变量，弥补了以前学者们大多只考虑内容属性的不足；第三，本文不仅对用户评论抓取关键词并进行分类，研究其特征，还合理地量化了评论价值，研究用户评论特征与价值之间的相关性。

5.3.2 文献综述

5.3.2.1 在线健康社区

随着“互联网+医疗”的快速发展，国内外越来越多的研究学者将目光聚集于此并进行了一系列研究。国外研究学者认为，在线健康社区是指在互联网环境下，利用信息技术，联合医疗健康行业，为在线用户提供医疗与健康的相关信息、互动交流的网络平台（Hong et al.，2021）。安初滢（2020）认为我国在线健康社区已经存在多种应用，主要具备在线咨询医生和健康档案管理功能。在线健康社区中用户分享行为机制也引起了学者们的广泛关注，葛幸幸和刘慧（2021）基于扎根理论，研究得出当用户在社区中的能力感知、归属感知、自主感知这三种基本内在需求得以满足时，就会形成分享动机。Fan 等（2014）研究了在线健康社区用户之间的信任对用户参与在线健康知识分享意愿的影响，发现其具有显著影响。基于社会支持理论，李梦宇（2020）以甜蜜家园和白白手拉手两个社区为研究对象，得出在线健康社区的情感支持、信息支持、陪伴支持对用户参与行为具有一定的正向影响。通过构建激励机制下用户之间、社区与用户之间两类有限理性的博弈模型，姚志臻和张斌（2021）的研究表明，用户参与行为转化与发帖成本、隐私成本、读帖收益系数呈负相关，与发帖收益系数、其他用户贡献量、情感支持呈正相关。但同时研究者也发现了在线健康社区发展中的一些问题，比如用户操作使用困难、检索结果缺乏精准性、用户隐私安全保障问题、缺乏对心理健康的重视等（安初滢，2020），除此之外还有医生服务质量参差不齐、服务收费秩序混乱、信息不对称等，而这些因素均是影响社区用户非持续使用行为的重要因素（袁静和郭玲玉，2022）。

5.3.2.2　用户评论的特征

在线评论是指消费者享受到产品或服务之后主动发表的个人观点。在社交、电商等领域，用户会对某一产品或服务做出评论，以表达自己的满意度与体验感。同样，在线健康社区也包含大量用户所撰写的对于线上医疗服务的评价，其中包含着用户的现实体验与情感表达（吴江和周露莎，2017）。向菲和谢耀谈（2018）基于关联规则的方法，将用户评论拆分为特征词（如医生、态度）与观点词（如好、差），进而挖掘用户观点特征以及内容情感倾向，补充了医院评论领域观点—情感标注语料库，为后续机器学习方法奠定了基础。吴广玉（2021）则是使用 ROST CM 软件对数量相近的好评样本集和差评样本集拆分为特征词集合，进而得到患者评论关注的重点，包括医生服务态度、技术水平、医院诊疗流程、患者期望。

5.3.2.3　用户评论的价值

研究指出，在在线社区中，消费者明显易受到影响力较大的在线评论及其发布者的影响，而在线评论自身因素（包括质量、数量、效用）是影响在线评论影响力的重要因素之一（Hong et al.，2021）。金加卫等（2017）遴选出评论人等级、评论质量、被转发数、被回复数、关键词数、字数六个指标，并基于 KNN 的主题分类算法对评论涉及的主题进行分配，从而构建了一套度量在线评论影响力的计算方法。田韶存（2014）则从分类和排序算法两种角度比较研究了评论有用性，其结果表明，排序算法更为合理。以上研究都是以用户投票或点赞数作为有用性的量化标准，然而 Liu 等（2007）发现用户投票并不能准确反映评论的质量，主要原因是用户具有一定程度的趋众性，即评论原有投票的数量会影响用户的判断，也可称为羊群效应。在电商领域，王海娇（2018）以小红书为研究对象进行探索，结果表明，评论长度和评论者声望对评论有用性有正向影响，评论者专业性对评论有用性起负向影响，同时从众心理对评论有用性有显著的正向影响。

在在线健康社区中，患者接受医生的服务之后对医生的态度、医术、诊疗过程等各方面进行文本说明，其他用户则可以借鉴并做出决策。但就目前而言，对于在线健康社区用户评论的研究数量较少，其价值也被忽略。周欢等（2022）选取数据方便获得的好大夫在线平台，通过文本分析法得到评论的有用性特征，接着根据用户对评论的有用性投票以及文本关联网络结构特征的关联性，实现评论有用性分析。本文把评论有用性定义为评论价值，以期探索在线健康社区中影响用户评论价值的关键因素。

5.3.3 在线健康社区用户评论价值影响因素模型构建

为研究影响在线健康社区用户评论价值的关键因素，本文将好大夫在线中患者对医生的在线评论作为研究对象，从用户评论的结构属性和内容属性两个维度出发提炼自变量，其中结构属性选择文本长度和发表时间两个因素，内容属性选择用户态度和内容类型两个因素，将该评论获得的点赞数作为因变量，同时将医生的自身因素作为控制变量，建立如图 5-1 所示的理论模型。

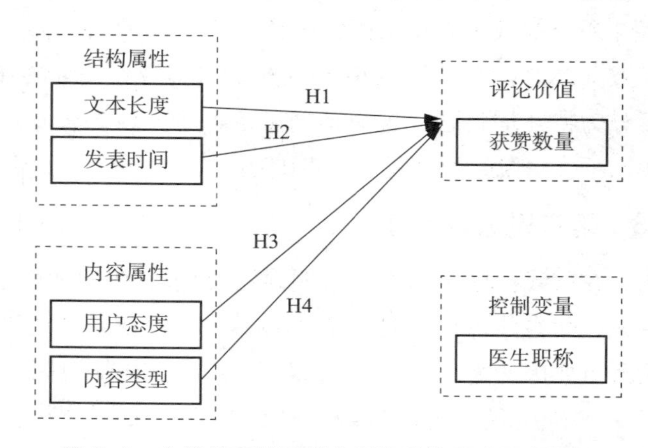

图 5-1 在线健康社区用户评论价值影响因素模型

5.3.3.1　用户评论的价值

用户评论的价值指的是该条评论对于其他用户的有用性，本文用该条评论所获得的点赞数量来衡量其价值。一条评论所获的点赞数量越多，意味着对于浏览平台的用户而言，这条评论对他们的帮助越大，其价值越大，反之亦然。

5.3.3.2　用户评论的结构属性

本文从文本长度和发表时间两个维度描绘该评论的结构属性。

文本长度指的是该用户评论的文本字数，Racherla 和 Friske（2012）认为文本长度对评论价值存在积极影响，因为评论的文本长度代表了评论包含的信息量，是影响平台用户做出医生选择决策的重要因素，侧面反映其价值程度。本文认为长篇文本具有较丰富的信息量、较强的故事性和瞩目性，因此具有更大的价值。由此，提出以下假设：

H1：用户评论的文本长度越长，此评论的价值越高。

本文定义的发表时间指的是该条用户评论发表的日期距数据爬取之时所相隔的月数。社交媒体的在线评论一般都是按照时间顺序倒序显示，用户进入评论界面首先看到的是最近发布的评论，若评论因发表较早缺乏时效性而被其他评论淹没，则会出现无人点赞或较少点赞的情况，视为其价值随时间贬值。由此，本文提出以下假设：

H2：用户评论的发表时间越近，此评论的价值越高。

5.3.3.3　用户评论的内容属性

本文从用户态度和内容类型两个维度描绘该评论的内容属性。

用户态度是指用户在发表此条评论时表达的满意或者不满意的态度。有文献指出，面对大量好评和少量差评时，差评更易使得他人感同身受，从而取得更高价值（史达等，2020）。也就是说，差评在一定程度上比好评传达了更丰富的信息，对于其他用户的启发和引导作用更大。由此，本文提出以下假设：

H3：当用户评论表达的是该用户不满意的态度时，此评论的价值越高。

内容类型是指该评论内容所属的主题类型。社交媒体中，可根据不同标准将评论中的内容划分为不同的主题。例如，在在线健康社区中，可将评论划分为病情相关、治疗相关、饮食相关或者运动相关等。某些特定主题的评论，更容易被其他用户关注和采纳，此类评论具有更高价值，由此，本文提出以下假设：

H4：评论的内容类型对评论价值的影响存在差异。

5.3.3.4 控制变量

在以医生和患者为主要用户构成的在线健康平台中，医生职称不仅可以反映医生的专业水平的高低，而且可以代表医生接待患者的经验多少，一定程度上可反映医生在线服务的经验和在在线健康平台的影响力，因此会影响患者对其的评论，也会影响患者评论的价值。本文将医生职称作为控制变量加入模型，使得用户评论价值避免受到医生自身因素的影响，保证自变量的稳定性。

5.3.4 数据收集与数据分析

5.3.4.1 数据收集

本文将好大夫在线作为研究平台，同时为保证数据的综合性和代表性，需选取规模较大、科室较全、医生水平较为平均的三甲医院的医生作为用户评论对象，经过前期小范围数据测试，本文最终将北京协和医院作为研究范围，选择平台患者对北京协和医院的医生的评论作为研究对象。本文利用 Python 编程语言和 Anaconda 软件，通过下载 cv2、selenium 等工具包，并安装 Chrome Webdriver 以控制浏览器自动化操作，最终爬取了 2021 年 1 月 1 日至 2022 年 4 月 12 日的 1010 条好评墙评论和 195 条意见墙评论，共计 1205 条数据。

5.3.4.2 数据清理

随后对数据进行结构化与规范化的处理，剔除不需要的冗余数据，统一日期格式，详见图 5-2 的数据示例。

另外，本文专注研究高质量评论，即获赞数目大于 0 的评论，因此剔除点赞数为 0 的评论，最终筛选出所有高质量评论共 277 条数据作为本次研究的对象。

5.3.4.3 变量的测量

对于因变量评论价值，本文使用该评论所获得的点赞数作为测量，点赞数越多，该评论的价值越高。

1	医生姓名	医生职称	发表时间	评论文本	点赞数量	用户态度
2	董振华	主任医师	2022.04.10	在西医的各个专家都比较棘手的情况下，董老的诊治如和	0	满意
3	黄久佐	副主任医师	2022.04.10	瘦脸针＋额头眼角除皱，大夫审美棒棒，效果刚刚好。个	0	满意
4	潘博	副主任医师	2022.04.10	保险公司帮我预约了协和国际部的乳腺外科挂号，随机约	2	满意
5	潘博	副主任医师	2022.04.10	态度很好，过程很快，一定认真听好，否则，不好挂号	0	满意
6	马东来	主任医师	2022.04.10	刚吃药，治疗中，感谢马教授讲解清楚，看诊细心，体谅	1	满意
7	龙飞	主治医师	2022.04.10	飞哥挺给力的，只会推荐你该做的项目，医德高，敬业爱	0	满意
8	董德鑫	副主任医师	2022.04.10	非常感谢董老师的帮助，现在恢复正常，谢谢您。	0	满意
9	王迁	主任医师	2022.04.10	王主任细心耐心地解答我的疑问，对待病人亲切。	0	满意
10	杨治坤	副主任医师	2022.04.09	杨大夫很温柔，给出了最适合的手术方案，提出的问题能	1	满意
11	庄乾宇	副主任医师	2022.04.09	我是来自辽宁的一个患者。今天满怀着万分感恩的心情。	0	满意
12	黄久佐	副主任医师	2022.04.11	医术非常好，手术过程也很轻松。伤口恢复也很好。非常	0	满意
13	李永强	主治医师	2022.04.11	这是我见过的最好医生，耐心，细致，面面俱到	0	满意
14	李政	副主任医师	2022.04.11	我因为工作的原因一年前出现右腿麻疼，长时间行走后加	0	满意
15	魏俊吉	主任医师	2022.04.11	我母亲是2022年3月挂上魏教授的专家门诊号，做颅骨修复	0	满意
16	李政	副主任医师	2022.04.11	在遇到李政医生之前，我母亲有十几年没有像正常人一样	1	满意
17	王迁	主任医师	2022.04.11	王迁大夫问诊详细，和善又严谨，对病人病情有解释，也	1	满意
18	黄久佐	副主任医师	2022.04.11	医生问诊详细，态度可亲；目前等待手术日期，沟通顺畅	0	满意
19	潘博	副主任医师	2022.04.11	在本地做的检查，去到协和没做多余的检查，手术方案很	0	满意
20	刘海元	主任医师	2022.04.11	海大夫能理解病人的焦虑，尊重病人的选择，对后续治疗	2	满意

图 5-2　数据示例

对于文本长度，本文使用 Excel 中 LEN 函数计算用户评论文本的字数，文本越长，该数值就越大，反之，数值越小。

对于发表时间，本文使用 Excel 中 DATEDIF 函数计算评论发表日期距离 2022 年 4 月 12 日之间的月间隔数，评论发布得越早，该数值就越大，反之，数值越小。

对于用户态度，好大夫在线平台中设置了好评墙和意见墙机制，本文认为用户将评论发表在好评墙或者意见墙的行为，能够表达其对医生满意与否的态度。因此，本文将发表在好评墙中评论的用户态度视为满意，记为 1；同理，将发表在意见墙中评论的用户态度视为不满意，记为 0。

对于内容类型，通过观察发现，好大夫在线平台的用户评论内容较为相似，很难做出类型区分，且每条评论同时包含几个主题，区分度较差，最终本文采取人工编码的方式进行分类，对每条评论进行主题标注。本文邀请两位资深在线健康平台用户和两位相关领域学者，同时借鉴前人文献，将患者对于医生的评论的内容最终确定为五种类型，分别是：医生能力、医生态度、治疗成本、治疗过程、治疗效果。

对于医生职称，数据显示，医生职称为“医师”的数据仅有 1 条，不具有普遍代表性，因此删去。最终医生职称包含主治医师、副主任医师和主任医师。

整理之后的数据示例请见图 5-3。

1	医生职称	发表时间	文本长度	用户态度	内容类型	点赞数量
2	主任医师	1	100	满意	治疗效果	1
3	副主任医师	10	217	不满意	医生态度	6
4	主任医师	7	11	不满意	医生态度	7
5	主任医师	9	168	不满意	医生态度	8
6	副主任医师	6	44	不满意	治疗成本	2
7	副主任医师	1	181	满意	治疗效果	1
8	主任医师	12	172	不满意	治疗效果	3
9	主任医师	5	29	不满意	医生态度	4
10	主治医师	0	660	满意	治疗过程	1
11	主治医师	0	32	满意	医生态度	1
12	副主任医师	0	1042	满意	治疗过程	1
13	副主任医师	6	26	不满意	医生态度	4
14	主任医师	0	25	满意	治疗效果	1
15	主任医师	1	50	满意	医生态度	2
16	主任医师	1	24	满意	治疗效果	1
17	副主任医师	12	89	不满意	医生态度	6
18	副主任医师	0	22	满意	治疗效果	2

图 5-3　整理数据示例

5.3.4.4　数据描述性统计

在最终筛选的 277 条高质量评论中，在文本长度方面，短篇评论（0，200］占比高达 71.84%，说明用户大概率倾向于发表较为精简短小的评论，因为长篇评论需要占用太多时间和精力去组织信息和措辞，这符合移动互联网时代用户生成内容的便捷性与快速性的特征；在发表时间方面，间隔［0，4］月的评论占比高达 75.09%，充分体现了在线评论的时效价值；在用户态度方面，用户表现为满意的概率大于不满意的概率，说明对于目前的在线健康平台服务，用户总体还是持有正面的、肯定的态度；在内容类型中，刻画医生态度的评论诸如“医生面带微笑”“对病人温柔”“关心病人”等评论占比更大，说明相比治疗成本等方面，用户当前更倾向于关注在线医疗服务过程中的医生态度，并就医生态度如何而发表评论。具体描述性统计请见表 5-1。

表 5-1　评论的描述性统计

高质量评论		频数	占比	总数
文本长度	短（0，200］	199	71.84%	277
	中［201，1000］	74	26.71%	
	长［1001，2697］	4	1.45%	
发表时间	间隔［0，4］月	208	75.09%	277
	间隔［5，10］月	48	17.33%	
	间隔［11，15］月	21	7.58%	

续表

高质量评论		频数	占比	总数
用户态度	满意	174	62.82%	277
	不满意	103	37.18%	
内容类型	医生能力	29	10.47%	277
	医生态度	129	46.57%	
	治疗成本	7	2.53%	
	治疗过程	54	19.49%	
	治疗效果	58	20.94%	

5.3.4.5　数据可视化分析

为进一步分析用户评论的文本特征，本文利用 jieba 工具包对文本进行预处理和文本分词，引入常用停用词表以去除停用词，最后通过人工复核得到表 5-2，并使用 wordcloud 工具包绘制如图 5-4 所示的词云图。

表 5-2　高质量评论分词展示

高质量评论分词
预约，乳腺，外科，挂号，大夫，候诊，评价，零差评，优秀，宽广，胸襟，极高，教养，万里挑一，难能可贵，人才
吃药，治疗中，感谢，教授，清楚，细心，体谅，患者，负责，辛苦，晚上，回复，问题
大夫，温柔，方案，问题，解答，放心，紧张，安抚，鼓励，第二天，眼睛，清楚，没有，不适感
医生，之前，母亲，十几年，腰间盘突出，疼，直觉，现在，术后，效果，身体，恢复，医德，技术，调整，手术，方案，术后，询问，关心，温暖
大夫，问诊，详细，和善，严谨，病人，病情，解释，安抚，值得，信赖
大夫，理解，病人，焦虑，尊重，后续，治疗，方案，解释，清楚，值得尊敬，好

图 5-4 为仅包含高质量评论的词云图，由图可见“医生”“大夫”“手术”“主任”“治疗”“术后”等高质量评论所涉及的方面。

5.3.4.6　回归分析

本文使用 SPSS 进行 OLS 回归分析，进行共线性诊断之后，回归结果输出如表 5-3 所示。

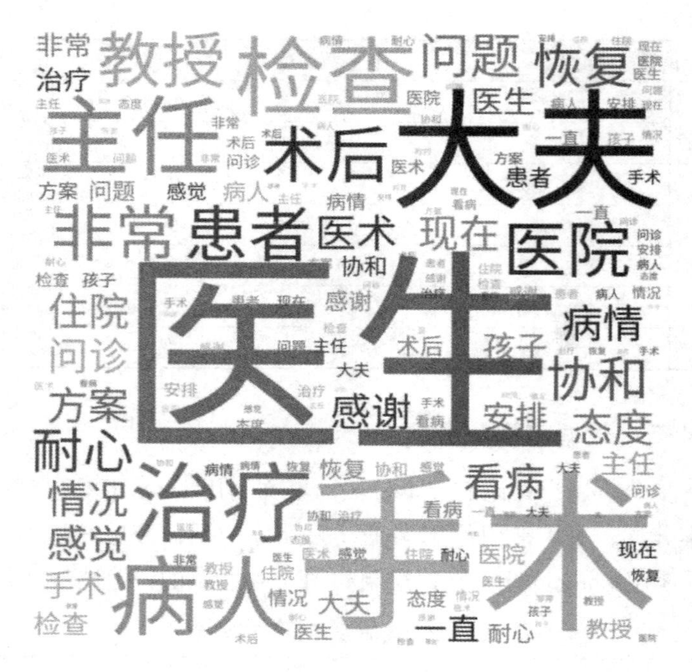

图 5-4　高质量评论的词云

表 5-3　回归分析结果

模型			非标准化系数 B	非标准化系数 标准错误	标准系数 Beta	t	显著性	共线性统计 VIF
常量			1. 854	0. 335		5. 541	0	
自变量	文本长度		0	0	0. 039	0. 956	0. 340	1. 209
自变量	发表时间		0. 257	0. 031	0. 515	8. 338	0	2. 830
自变量	用户态度	满意	−0. 992	0. 261	−0. 238	−3. 806	0	2. 901
自变量	用户态度	不满意	0					
自变量	内容类型	医生能力	−0. 681	0. 256	−0. 104	−2. 662	0. 008	1. 122
自变量	内容类型	医生态度	0					
自变量	内容类型	治疗成本	−3. 091	0. 487	−0. 241	−6. 351	0	1. 066
自变量	内容类型	治疗过程	0. 148	0. 217	0. 029	0. 682	0. 496	1. 353
自变量	内容类型	治疗效果	−0. 888	0. 198	−0. 179	−4. 478	0	1. 189
控制变量	医生职称	副主任医师	0. 417	0. 281	0. 104	1. 486	0. 138	3. 599
控制变量	医生职称	主任医师	1. 226	0. 285	0. 300	4. 296	0	3. 612
控制变量	医生职称	主治医师	0					

续表

模型	非标准化系数		标准系数	t	显著性	共线性统计
	B	标准错误	Beta			VIF
R^2			0.640			
F			52.739			
P			<0.001			
因变量：获赞数量						

研究结果表明：

文本长度与获赞数量即评论价值之间不具有显著线性关系，H1 未获得验证。用户评论的发表时间越远，评论价值越高，H2 未获得验证。用户态度为不满意时，相较于用户态度为满意时，评论价值更高，H3 获得验证。

关于内容类型，本文选择占比最高的医生态度作为参照，医生能力（p<0.05 且 Beta<0，即负向影响）、治疗成本（p<0.05 且 Beta<0，即负向影响）、治疗效果（p<0.05 且 Beta<0，即负向影响）对获赞数量的影响均显著低于医生态度的影响，有明显差异，而治疗过程（p>0.05）对因变量的影响与医生态度相比差别并不显著，H4 获得验证。

5.3.5 结论与建议

5.3.5.1 研究结论

本文将评论价值的影响因素分为结构属性（文本长度、发表时间）和内容属性（用户态度、内容类型），同时控制医生的自身因素即医生职称，探索并建立了在线健康社区用户评论价值影响因素模型，经过实证研究，得到如下结论：

文本长度不能显著影响获赞数量，即文本长度与评论价值并非显著线性相关，若文本长度较短，用户可以快速获取有效信息，但由于篇幅限制导致所获信息价值有限；若文本长度较长，用户或可获取大量有价值信息，但长篇需耗时浏览且可读性降低，从而影响其价值。但本次研究并不能说明两者无关，在本次研究的样本数据中，两者之间可能是非线性关系。

发表评论的日期距离当前时间越久，该评论的价值就越高，这表明在一段时间范围内，时间的积累有助于获赞数的积累，该条评论尚未因为时间间隔过于久远而淹没在评论区中最终导致贬值。这是与本文假设不相符的一条结论，也是本文比较有趣的一个发现。

就用户态度而言，差评在一定程度上比好评更有价值。可以理解为，用户接受过医院和医生的服务与产品但感到不满时，会在公开平台发表负面评论以揭示医生对病人的不良行为或病人在医院的极差体验，从而抒发自己遭遇不幸的感慨，同时提醒平台用户避免重蹈覆辙，也希望医院和医生能承担起应有的责任从而不断完善服务（Qiang et al.，2018）。与此同时，有一部分用户在决策之前往往会阅读意见墙中的评论，相比好评而言，这些用户更在意过往患者对医生的不满意态度，从而将该医生排除在决策之外，该部分用户倾向于相信意见墙中的差评，并认为其为自己提供了较多的价值。

不同类型主题的评论价值确实存在差异。患者对医生态度类的评价较医生能力、治疗成本和治疗效果三种类型的评价而言，更易影响获赞数量，即突出刻画医生态度的评论更容易被其他用户关注。这表明平台用户在进行对医生选择的决策时，首先考虑的并不一定是医生的专业水平与能力，往往是医生的态度好坏，是否具有医者仁心的人文修养，面对病人是否面带微笑，是否想患者之所想、忧患者之所忧，与之伴随的治疗过程是否顺利、愉悦。另一个可能的原因是，患者分享医生态度的评论，往往具有一定的故事性、描述性和可读性，易使平台用户感同身受，此类评论也因此具有更高的价值。

5.3.5.2 管理建议

本研究的现实意义在于对在线健康平台和医生、医院提出管理建议，帮助他们各自完善其管理运营机制与质量评估机制，从而真正为患者提供最优的服务，治愈患者的疾病，达到价值最大化。

首先，对于在线健康平台而言，要努力完善在线平台界面功能。在线健康社区中，仍有部分社区不具备对用户发表的评论进行点赞或者点“有帮助”按键的功能，导致量化评论价值面临困难。若在线健康社区平台拥有为评论点赞的功能，则可更大程度上汇总、统计并跟踪用户生成内容的价值。

其次，平台要建立用户评论激励制度。部分在线健康平台通过授予虚拟勋章或积累积分的方式肯定评论发布者的参与度与信誉度，同时优先推送优秀评论给浏览者，而不是仅仅按照时间顺序展示评论，这一做法不仅可以激励评论者发表更多有质量保证的评论，创造更多价值，还能节省浏览者的阅读成本，大大提升其决策效率。

最后，对于医生和医院而言，最重要的是要端正自身治病救人的态度，医生不仅要具备极强的专业素养，同时还应具备医者仁心的人文素养，对待病人时需安抚其紧张的情绪，关心病患，增强医患信任，综合提升医生与医院整体的服务水平。

5.3.5.3 研究不足与展望

虽然本文从评论的多个属性维度对评论价值进行影响性分析，且获得一些结论，但仍然存在几点不足，希望能够在未来的研究中得到完善。

（1）本文仅选择好大夫在线平台作为数据来源，研究对象的范围较窄，所获取数据的数量较少。

（2）本文研究对象仅包含被点赞的高质量评论，而忽略了零赞的普通评论中的有价值信息。

（3）由于好大夫在线的用户评论存在主题界限模糊和多重主题交互的情况，受到专业技术水平的限制，故难以实施科学的模型或算法进行主题聚类，而以人工编码代替，存在量化依据主观的问题。

在未来的研究中，可以从多种渠道与平台获得更为广泛、具有代表性的数据，并利用其他的算法加以改进，合理评估零赞的普通评论的价值。此外，还可以通过多种主题聚类方法进行对比，深入研究与分析，从而选择对在线健康社区用户评论的最优聚类算法，获得客观最优主题数，以构建更为完善的用户生成内容价值研究模型。

5.3.6 参考文献

[1] Carron-Arthur, B., Cunningham, J. A. and Griffiths, K. M. (2014). Describing the distribution of engagement in an Internet support group by post frequency: A comparison of the 90-9-1 Principle and Zipf's Law. Internet Interventions, 1, 165-168.

[2] Fan, H., Lederman, R. M., Smith, S. P. and Chang, S. (2014). How Trust Is Formed in Online Health Communities: A Process Perspective. CAIS, 34, 28.

[3] Hong, Y., Wan, M. and Li, Z. (2021). Understanding the Health Information Sharing Behavior of Social Media Users: An Empirical Study on WeChat. J. Organ. End User Comput., 33, 180-203.

[4] Liu, J., Cao, Y., Lin, C., Huang, Y. and Zhou, M. (2007). Low-Quality Product Review Detection in Opinion Summarization. Conference on Empirical Methods in Natural Language Processing. 334-342.

[5] Qiang, Y., Zhou, S. and Wu, S. (2018). The Influences of Tourists' Emotions on the Selection of Electronic Word of Mouth Platforms. Tourism Management, 66, 348-363.

[6] Racherla, P. and Friske, W. (2012). Perceived "Usefulness" of Online Consumer Reviews: An Exploratory Investigation across Three Services Categories. Electronic Commerce Research & Applications, 11 (6), 548-559.

[7] 安初滢. 在线健康社区发展状况及未来展望研究 [J]. 产业创新研究, 2020 (14): 32-33.

[8] 陈蕾. 在线旅游社区高质量评论特征及其评论用户特征研究 [D]. 成都: 电子科技大学, 2019.

[9] 葛幸幸, 刘慧. 在线健康社区用户潜水向分享行为转变的动机机理分析 [J]. 信息与管理研究, 2021 (Z2): 60-68.

[10] 金加卫, 王占凤, 李玲玲. 基于主题划分的在线评论影响力度量方法研究 [J]. 巢湖学院学报, 2017 (3): 35-41.

[11] 李梦宇. 基于社会支持理论的在线健康社区用户参与行为研究 [D]. 淮北: 淮北师范大学, 2020.

[12] 史达, 王乐乐, 衣博文. 在线评论有用性的深度数据挖掘——基于 TripAdvisor 的酒店评论数据 [J]. 南开管理评论, 2020 (5): 64-75.

[13] 田韶存. 在线社区用户评论有用性研究 [D]. 济南: 山东大学, 2014.

[14] 王海娇. 移动社交化电商中用户社区的在线评论有用性研究 [D]. 北京: 北京外国语大学, 2018.

[15] 王帅. 突发公共卫生事件情境下在线健康社区用户画像与分群研究 [J]. 情报科学, 2022 (6): 98-107.

[16] 吴广玉. 基于文本挖掘的在线医疗社区患者评论关注点研究——以好大夫在线为例 [J]. 科技和产业, 2021 (1): 56-60.

[17] 吴江, 周露莎. 在线医疗社区中知识共享网络及知识互动行为研究 [J]. 情报科学, 2017 (3): 144-151.

[18] 向菲, 谢耀谈. 基于特征规则的在线医疗社区用户评论观点挖掘与情感分析方法 [J]. 医学信息学, 2018 (11): 9-14.

[19] 姚志臻, 张斌. 激励机制下在线健康社区用户参与行为演化博弈分析 [J]. 情报科学, 2021 (8): 149-155, 163.

［20］袁静，郭玲玉．在线健康社区用户非持续使用行为影响因素分析［J］．现代情报，2022（2）：81-93.

［21］周欢，刘嘉，张培颖，郭海军．复杂网络视角下在线健康社区评论有用性研究［J］．情报科学，2022（9）：88-97.

5.4　实证研究：以 Keep 为例的在线健康社区用户生成内容流行度研究

在线健康社区中用户生成内容类型多样，不同用户生成的不同内容的流行度也存在一定的差异性。本文将信号理论作为理论基础和分析框架，从帖子文本特征和发帖人特征两个维度出发，选择主题类型、文本长度、用户粉丝数和用户等级作为解释变量，将帖子点赞数、评论数和收藏数作为内容流行度的衡量指标，同时控制发帖时长和用户社区年龄，搭建了在线健康社区用户生成内容流行度影响因素研究模型，探究帖子文本特征和发帖人特征对内容流行度的影响。本文以 Keep 平台“减脂总动员”圈子的文本数据为研究对象，采用 Python 完成数据抓取、文本长度计算工作，并使用 LDA 模型和人工方法进行帖子主题分类，最后使用负二项回归模型进行实证分析。实证结果表明，相较于日常运动打卡类内容，经验与方法分享类话题内容流行度更高；文本长度对内容流行度有显著正向影响，且用户粉丝数显著促进用户生成内容的流行度。本文将信号理论较好地应用到在线健康社区领域，拓宽了用户生成内容流行度的研究范围，研究结果可以帮助在线健康社区有效筛选出流行度高的主题，进行内容推荐算法的优化，并提升整体帖子质量，也向用户提供了高效在线社交的建议。

5.4.1　绪论

5.4.1.1　研究背景

互联网已经成为人们信息交流与分享的主流方式，不仅解决了人们无法线下碰面的问题，而且丰富了网友虚拟社区的社交活动。同时，随着人们物质生活逐渐富足以及健康知识的普及，大众对自身健康的重视程度日益提升。因此，越来越多的在线健康社区得以出现并广泛使用，如医疗类的春雨医生、好大夫在线等，健康健身类的 Keep、FitTime 等。在在线健康社区中，用户可以获得更实时、更丰富的健康信息，还可以与其他用户交流经验、心得以及获得情感支持等（Rodgers and Chen，2005；吴江等，2017）。在线健康社区不仅提供给人们一个快捷获取医疗、健康等信息的途径，更是提供给同为患者或关注健康的用户进行交流、彼此支持和积极进行健康管理的平台。

用户参与在线健康社区互动的主要目的是获取实用性信息和进行情感交流，这对于用户本身起到了正向反馈作用，促进其持续使用在线健康社区平台和进行自我健康管理。在虚拟交流社区中，由于用户生成内容存在一定的差异性，因而导致用户的互动参与也会有所差异。不同类型的用户和主题不同的文本内容都会引起用户不一样的反馈，这也突出了在线健康社区用户生成内容的多样性以及流行度有所差异的特征。以往对在线健康社区用户生成内容的研究主要集中在统计分析何种主题发帖较多和用户关注较多，没有从用户生成内容的流行度出发考虑，所以本研究将聚焦于影响用户生成内容流行度的关键因素。

5.4.1.2 研究意义

（1）理论意义

前人主要从信息、用户和社区三个维度展开对在线健康社区的研究。近年来，随着在线健康社区的发展，用户开始积极地参与信息分享与情感交流等互动。众多学者因此而专注于在线健康社区的用户参与行为特点和动机研究，也有少部分学者对用户交互内容进行了归类整理，旨在探究用户线上参与行为的影响因素。本研究有助于加深对在线健康社区互动交流行为的理解，并聚焦于社区中用户生成文本内容流行度的影响因素，拓展了在线健康社区的研究范畴。

（2）实践意义

其一，帮助在线健康社区成员更高效地参与讨论和交流，实现自我健康价值提升。用户选择在线健康社区是希望可以通过该平台获得更高效、实用的信息或是获得情感上的支持与陪伴，进而合理规划锻炼计划，坚持自我健康管理行为。本文的研究成果给予在线健康社区成员参与互动的建议，提升个人参与感和满足感，也有助于个人坚持线下运动。其二，有利于Keep等在线健康平台优化平台交流机制，筛选热门主题，增加社区帖子讨论热度，提高用户线上互动意愿。根据以往调查发现，在线健康社区持续面临用户流失的挑战，甚至包括忠实用户，这制约了平台的有效运营和进一步发展。因此，本文旨在通过研究用户生成内容的主流主题类型，并分析其被讨论的热度，分析在线健康社区 Keep 中用户重点关注的话题类型，帮助平台打造良好的用户交流氛围，提升用户社区归属感和满意度，吸引、留住新老用户，最终在众多同质产品中生存下来。

5.4.1.3 研究路线与方法

Keep 社区用户在交流圈子中发布帖子的主题类型反映了用户对于交流的需求以及当下的健康话题热点。近年来，大众热切关注和讨论的是减肥这一话题。因此，本文从 Keep 平台中选取“减脂总动员”圈子内用户发帖作为研究对象，通过对用户发帖文本内容的主题分类，区分主题差异性，并爬取发帖时间和发帖用户的个人粉丝数量、用户等级和社区年龄，从发帖和回帖的交互信息中抓取用户互动中点赞数、评论数和收藏数的信息，以此来分析用户生成内容流行度的影响因素。综上，本文首先对关于在线健康社区用户参与行为相关文献进行分析研究；其次根据历史文献内容，进行研究假设的设计和研究模型的搭建；利用 Python 工具包从 Keep 平台“减脂总动员”圈子抓取所需的文本内容和用户信息数据；随后使用 LDA 模型对文本内容进行主题分类并手工调整；最后使用 Stata 13.1 软件进行描述性统计分析和负二项回归分析，技术路线如图 5-5 所示。

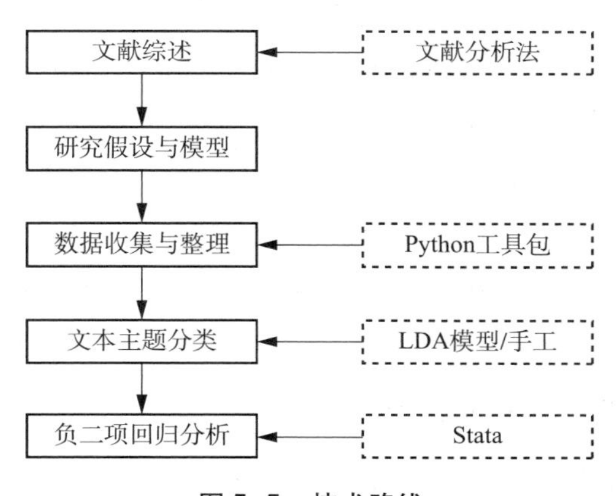

图 5-5 技术路线

5.4.2 文献综述

5.4.2.1 在线健康社区

在线健康社区是关注健康的网友们共享健康信息、知识、经验，并与其他用户进行互动和情感交流的平台。目前，主流在线健康社区大致分为两类：一是医生与患者互动类型，如好大夫在线；二是患者间交流互动类型，如百度戒烟吧等。前人的大量研究表明，国内在线健康社区可以有效帮助用户解决部分健康的问题，提升自我健康水平。赵栋祥（2018）总结国内文献主要是从信息、用户和社区三个要素展开对在线健康社区的研究。其中，从用户视角研究的文献又细分为用户关系网络、用户参与行为和医患互动、医生群体三个领域。张薇薇和蒋雪（2020）从信息人、信息、信息技术和信息环境四个维度分析影响用户参与社区行为的因素，并指出当前的研究重点是用户初始参与，而在持续参与方面的研究有所欠缺。

5.4.2.2 信号理论

信号理论最先是由经济学家斯宾塞在信息不对称的背景下提出的（Spence，1973），后被推广应用到社会经济学和信息管理系统等多个研究领域。信号理论的主要概念包含信号发出者、信号接收者和信号。王玉洁等（2022）发现信号理论在近几年来被应用于在线健康社区领域的研究。在在线健康社区中，发帖人即信号发出者，浏览帖子的用户即信号接收者，帖子本身的内容及语言特征代表信号。Chen 等（2020）基于信号理论研究在线健康社区帖子的语言特征对参与者提供社会支持和情感支持的作用，发现帖子的可读性、文本长度和拼写等语言信号显著正向影响其所受的信息支持。张瑞等（2022）通过情感信号和信息信号的传递对用户发表弹幕传达信息的影响进行研究，发现不同的文本主题特征传达不同的信息与情感，进而导致文本互动效果不同。韩冬梅和王涛（2021）从信号理论出发，进行折扣信息分享区的发帖人特征和帖子文本特征对内容流行度影响的研究。由此可见，在线虚拟交流社区的相关研究中，信号理论的应用较普遍且效果较好。

5.4.2.3 用户参与和流行度

用户参与包括浏览、发帖、回帖等行为，均贡献了社区活跃度。用户参与行为是各大在线健康社区得以持续发展的关键性因素，因此，许多学者开展了对虚拟社区用户在线参与、互动行为的研究。周军杰（2016）将在线社区用户参与行为划分为六种类型：知识分享、情感支持、实物支持、网络支持、尊重支持和离题行为。其中，在线健康社区中情感支持、知识分享和离题行为是最主要的三大行为类型。刘瑛和孙阳（2011）对在线社区“肝胆相照”中论坛成员的关系网络和成员活跃程度进行研究，发现用户社交网络关系中几名核心成员发帖互动较多，但处于网络边缘的用户发帖和回帖数量极少。Van Mierlo（2014）提出大多数虚拟社区中是1%的用户发布了大多数帖子，9%的用户偶尔参与互动，而近90%的用户既不发帖也不回帖。翟羽佳等（2017）利用社交网络分析的方法将百度戒烟吧中的用户分为短期用户和长期用户，一部分社区用户在获取到有价值的信息后，便会退出该社区的互动；另一部分用户则会通过高互动频率而成为具有影响力的核心成员，从而长期维持着在线交互行为。季璐和柯青（2021）通过眼动实验观察用户浏览在线健康社区网页的行为，发现用户对纯文本的关注更多，且广告未明显影响用户的注意力。翟志倬（2022）基于TAM技术接受模型对Keep社区用户信息发布行为进行了问卷调查，研究发现其影响因素有人际交往、用户个人需求和习惯、自我形象经营和周边社交活动环境等。王琳和梁孟华（2022）研究发现Keep社区内影响力越高、运动越多且交互性越强的用户越愿意在平台上提供和分享健康知识类信息。

在线健康社区帖子主题类型也有显著差异性与用户偏好性。李重阳等（2016）发现在线健康社区用户对于癌症信息有明显的主题偏好性。董伟和陶金虎（2021）以医享网为例探究出用户偏好的主题是保健、症状和治疗类话题。范昊等（2021）以Yahoo Answers平台为例，研究得出在线健康社区中用户最关注的是与疾病相关的咨询和诊断类帖子，同时情感支持类帖子的热度也在增长。董伟等（2020）以百度贴吧的鼻炎吧为研究对象，统计分析出治疗类和求助类交互内容是主要的互动类型。唐晓波和李津（2019）研究发现高血压问答社区逐渐注重交流健康习惯来进行疾病管理。张鑫（2019）研究得出百度乳腺吧中经历记述类和情感表达类主题帖更易引起社区用户参与互动讨论。李旭光等（2021）运用内容分析法对百度医疗健康类贴吧用户交互内容进行了分析，发现用户个人信息、想法及经验分享会促进用户间更深的情感交互。

流行度是指同一类事物中不同实例被关注、认可或偏爱的程度。流行度越高，则代表该网络内容传播越广、热度越高。不同的网络内容形式，其流行度的量化方法不同。胡长军等（2017）对社交网络信息流行度预测探究时指出论坛帖子的流行度可以用帖子回帖量度量，而视频类内容应该用观看次数衡量。胡颖等（2017）提出流行度是用户对某则网络信息在该时刻的关注度。多数研究者认为网络信息的流行度应由网络中积极行为次数来度量，如观看次数、点赞量、转发、评论数等。网络帖子点赞和评论的行为，表达的是用户对帖子的认可与喜爱，而收藏行为则表达的是用户对帖子内容的实用性的肯定。艾擎等（2020）指出社交网络信息流行度预测中包括内容、用户、结构和时序等几个特征维度。

5.4.3 研究模型构建

本文以Keep平台为研究对象，选择Keep平台中的“减脂总动员”圈子作为数据来源。Keep平台特点鲜明，社区圈子内用户发帖多为健康知识分享和运动打卡内容，交流话题较为集中并紧扣主流圈子的主题。“减脂总动员”圈子是Keep平台中讨论度和活跃度较高的圈子之一，用户交流目的较为一致，皆是为了更好地减脂减肥、塑造更好看的身材和养成更规律的运动习惯。

5.4.3.1 被解释变量

尽管目前对在线健康社区帖子的流行度研究还较少，但可以参照微博等社交媒体平台的研究，将点赞数、评论数和转发数作为其流行度的量化指标。李瑾颉等（2017）在探究微博话题流行度时，选取微博话题的转发量和评论数之和作为某时段内容流行度的量化指标。基于以往文献研究和对Keep平台帖子的特征分析，本文选取了公开的帖子点赞数、评论数和收藏数作为用户生成内容流行度的三个测量指标。

5.4.3.2 解释变量

在线健康社区用户发帖内容的主题类型具有一定的相似性，但是也存在差异，同时发帖用户自身特征也会影响帖子后续互动的程度，进而影响其内容流行度。胡颖等（2017）归纳了促进内容流行度增长的内部和外部因素：内容质量、用户社交影响力和社交特征等。赵蓉英和曾宪琴（2014）对微博信息传播进行了研究，发现用户粉丝数显著影响其微博转发数，且用户活跃度和发博时间对微博转发也有影响。

围绕本文的研究问题，本文从帖子文本特征和发帖人自身特征两个维度出发，并选择帖子文本主题类型和文本长度刻画帖子文本特征，选择用户粉丝数和等级级别刻画发帖人自身特征，探究以上因素对内容流行度的影响。

王新乐等（2020）在流行度预测模型中加入用户粉丝结构特征和内容主

题标签特征，研究结果表明预测效果良好。也有其他文献表明，用户生成内容的主题类型差异性会引起其他用户不同程度的互动行为，从而导致内容流行度不同，因此，本文提出以下研究假设：

H1：不同主题类型的帖子，其内容流行度有差异。

齐云飞等（2020）在研究在线问答社区用户信息交互行为时发现，原问题的长度负向影响免费回答的长度，正向影响免费评价的数量。据此，本文认为文本长度对内容流行度也存在一定的影响。由于 Keep 平台中帖子内容较为复杂，包含了表情、颜文字等特殊文本类型，故本文选择文本中的中文文字个数作为文本长度的度量指标，并提出以下研究假设：

H2：帖子文本长度越长，其内容流行度越高。

用户粉丝数是衡量在线社区用户影响力的指标，绝大多数社交媒体平台都把粉丝数作为判定指标，以反映一个用户的号召力和影响他人的能力。在在线健康社区中，大多数高影响力用户都是发布了有价值的健身内容或是长期坚持体育锻炼的用户，他们的发帖内容可以给其他用户带来健康管理的指导，也可以带来精神陪伴和鼓舞，从而受到其他用户的关注。因此，本文提出以下研究假设：

H3：用户粉丝数越多，其内容流行度越高。

用户等级是社交媒体中常见的积分制度。在 Keep 平台中，共有 0~5 个等级划分，完成相应的每日任务就可以获得相应成长值，每日任务包括了完成运动打卡、点赞他人动态、发表动态、评论他人帖子和记录身体数据五项。由此可知，用户等级水平在某种程度上代表了用户在 Keep 运动社区中的互动活跃度和参与程度。同时，Keep 用户等级体系规则中的成长值有效期仅为 3 个月，因此其用户等级更好地体现了用户持续使用和持续活跃的情况。基于此，本文提出以下研究假设：

H4：用户等级越高，其内容流行度越高。

5.4.3.3　控制变量

考虑到每条帖子发布时间不同，发布时间长短也将影响帖子的点赞数、评论数和收藏数，所以本文将帖子发布的时长作为控制变量加入研究模型。同时，为了排除用户使用 Keep 平台时长对于帖子流行度的影响，本文也将发帖人社区年龄作为另一控制变量。所有变量定义请见表 5-4。

表 5-4 变量定义

变量类型	变量名称	符号	变量定义
被解释变量	点赞数	Like	截至爬取时间，帖子的点赞数量
	评论数	Comment	截至爬取时间，帖子的评论数量
	收藏数	Collect	截至爬取时间，帖子的收藏数量
解释变量	主题类型	Topic	帖子所属的主题类型
	文本长度	Length	帖子文本内容的中文长度
	用户粉丝数	Fans	截至爬取时间，发帖人粉丝数量
	用户等级	Level	截至爬取时间，发帖人用户等级
控制变量	发帖时长	Interval	截至爬取时间，帖子发布时长
	发帖人社区年龄	Age	截至爬取时间，发帖人 Keep 社区年龄

5.4.3.4 研究模型

基于上述分析，本文构建研究模型如图 5-6 所示。

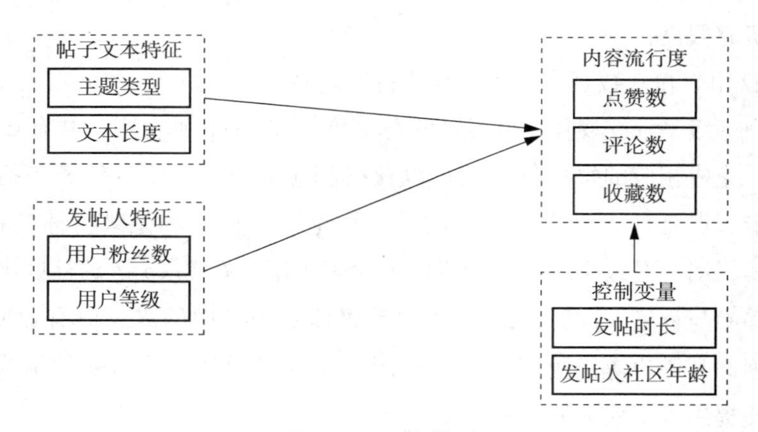

图 5-6 研究模型

5.4.4 数据收集与实证分析

5.4.4.1 数据收集

国内在线健康社区类型较多，以往的文献研究主要爬取“好大夫在线”“甜蜜家园”“百度戒烟吧”等平台的文本内容。本研究根据研究问题和平台特征，选择 Keep 运动社区为研究对象，并从帖子专业性、质量、互动程度和数据可得性等方面综合考虑，最终选取讨论热度较高且粉丝数量达 20.3 万的“减脂总动员”圈子作为数据来源，爬取帖子文本和对应的用户信息。

本研究使用 Python 和 Stream 抓包软件进行数据抓取。首先，使用 Stream 抓取 Keep 客户端的 API 数据接口，找到目标圈子的 ID，获取请求中的 authorization；其次，编写 Python 程序爬取所需数据；最后，本文爬取了截至 2022 年 3 月 21 日圈子内最新回复的 1000 条帖子内容及 219 个对应的用户个人信息。具体包括：帖子的文本内容，发帖人的发帖时间，点赞数、评论数和收藏数，发帖人的用户等级、粉丝数和注册时间等。

5.4.4.2　数据清洗与处理

本文主要研究对象是用户发帖的文本，无文本内容的帖子（如只分享图片或视频、网页链接等）暂不列入研究，故将此类数据剔除。同时，Keep 官方账号发布的公告类帖子，也作为特例数据剔除。经过文本数据清洗和用户数据去重后，共得到 981 条帖子和 210 个用户作为最终研究数据。根据研究需要，本文对原始数据做如下处理：

（1）由于数据收集过程中需要设置爬取时间间隔，同一用户的实时数据（如粉丝数）会随着时间而轻微浮动。于是，本文选择对用户粉丝数量进行取自然对数的操作，以最大程度减少爬取数据时间差所产生的影响。

（2）Keep 圈子和其他社交媒体类似，用户生成的帖子内容会包含与官方或好友的互动内容，此部分内容基本都是@官方或好友账号，对于本文研究问题没有明显帮助，因此在数据处理阶段删去互动@的文字部分。

（3）用户粉丝数量是数值型变量，通过观察发现用户粉丝数较其他变量的数量级有显著差异，有的高达百万数量级，所以本研究对用户粉丝数取自然对数处理。但由于此处粉丝数可以等于 0，所以将整体数据加 1 后再取自然对数。

（4）由于自变量中存在无序分类变量，所以设置主题类型 T_i 为虚拟变量。

5.4.4.3　帖子主题分析

在使用 LDA 模型进行文本分类之前，需要准备用户词典和停用词表。参照文本主题分析的相关文献，本文选取了较为权威的哈工大停用词表，同时在运行 LDA 模型程序时，导入了 jieba 中文分词库，实现良好的机器分词效果。在文本分词完成后，进入 LDA 分析程序。首先，使用 Python 库中的 CountVectorizer 统计文本中词语出现的频率，并转换为词频矩阵，同时获得所有文本的关键词。其次，选择基于 TF-IDF 法的 LDA 模型，使用 TfidfVectorizer 将文本的集合转化为 tf-idf 特征的矩阵，帮助削减高频但无意义的词汇出现带来的干扰，挖掘更有文本分析价值的特征。最后，根据经验设定抓取特征词语的个数和主题个数，并输出每个主题的主题词和每个文本对应的主题类型。

但在实际操作中发现，一些高频宏观词无法良好地突出主题中心思想，如运动、训练等，因此将这些词语添加至停用词表。经过参数修改与模型训练，参考主题困惑度计算结果（如图 5-7 所示），最终分出 5 个主题，每个主题关键词如表 5-5 所示。

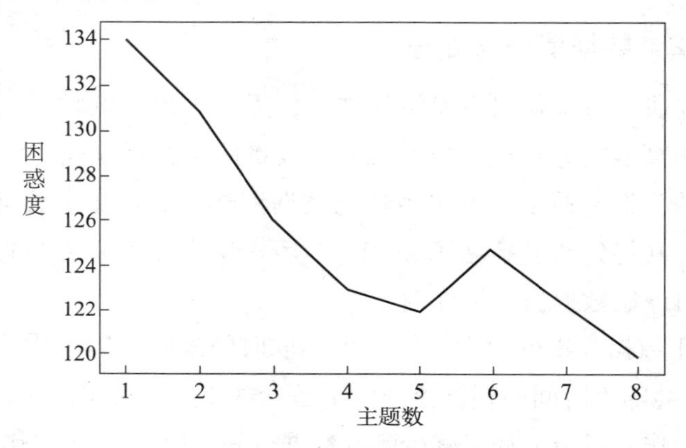

图 5-7　主题困惑度计算结果

表 5-5　LDA 模型提取的主题关键词

主题 1：
生活 跑步 饮食 体重 打卡 时间 瑜伽 身体 感觉 朋友 心情 目标 习惯 工作 方式
主题 2：
哑铃 燃脂 有氧 课程 热身 效果 杠铃 腹部 循环 全身 强度 跑步 塑形 衣服 弹力
主题 3：
肌肉 脂肪 减脂 身体 有氧 消耗 力量 小时 增肌 鸡腿 热量 体重 能量 饮食 臀部
主题 4：
挑战 肌肉 核心 跪姿 力量 腹轮 肌群 腹肌 身体 手臂 标准 羽毛球 发力 姿健 全身
主题 5：
早餐 鸡蛋 蔬菜 饮食 午餐 晚餐 食物 减脂 碳水 热量 全麦 水果 牛奶 主食 趣味

在 Keep“减脂总动员”交流圈子里，用户讨论的主题大部分都是围绕健身、运动和减脂等话题，导致主题 1、2、3 关键词相似性较高。同时，也有

少数用户分享与健身运动无关的生活类话题，但由于词频较低，未能单独分出一类。综上，本文在机器分类的基础上，进行人工复读和调整，最终得出 5 个主题类型，示例如表 5-6 所示。

表 5-6　帖子主题类型示例

情感鼓励
因为比你好的人还在坚持！
时间会成为我们努力的尺子，丈量着你每一寸用心和坚持。你在想什么呢？夏天到了！
不要因为一些人和事，停下你的脚步。毕竟没人能够时时刻刻都陪伴着你，只有你自己才能。
我觉得我可以瘦，只要坚持。
碎片时间随手练，所谓坚持即是如此，各位加油！
减脂经历和方法
关于减脂的几点不成熟小建议。
减肥方法，最重要的是够健康、能坚持，养成一个健康的习惯而不是一味求快。
首先要明确最终目标——降低体脂率。
今天给大家整理了一下快速瘦身的知识，减肥诀窍用对了，下一个变美变瘦的就是你了。
减脂饮食
健身餐，一说起来就觉得要吃得很素，白水煮菜之类的，实际上我们可以正常饮食就可以了。
吃不胖系列：凉拌海蜇皮、鼓眼鱼、格陵兰比目鱼、绿鳍鱼，都是我喜欢的海鲜。
买了一盒 keep 的高纤蛋白棒（蔓越莓口味）尝尝。
减脂运动记录
记录 2022 年 3 月份第一次北京骑行。
晨练已完成！ 1. 呼啦圈（30 分钟） 2. 跳绳（10 分钟）
下犬式俯卧撑 60 个，新年第一个运动成就。
其他生活话题
三八妇女节快乐
米饭没吃完
庆祝谷爱凌夺冠

其中，情感鼓励类 125 条，减脂经历和方法类 129 条，减脂饮食类 161 条，减脂运动记录类 475 条，其他生活话题类 91 条，具体分布如图 5-8 所示。

关于各类主题下的文本词频分析，本文使用 Nvivo 软件进行快速词频分析和词云绘制，以聚焦各类主题文本所使用的高频词语。以减脂运动记录类帖子作为示例，如图 5-9 所示。

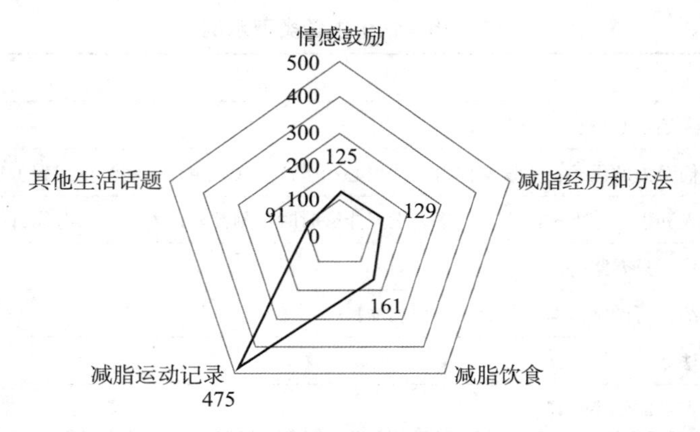

图 5-8 各主题类型帖子数量

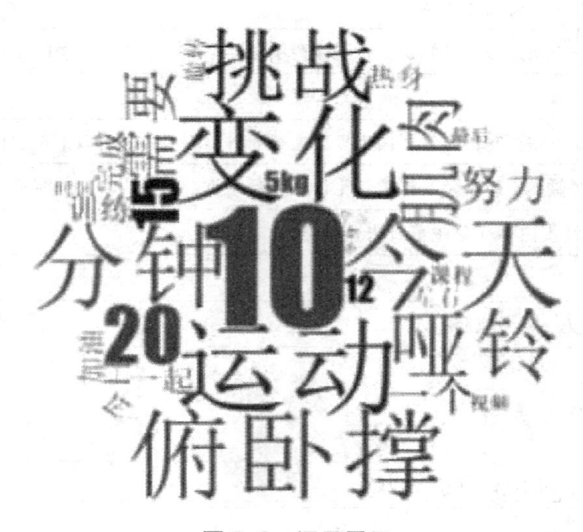

图 5-9 词云展示

5.4.4.4 负二项回归分析

（1）描述性统计分析

除主题类型变量外，其他数值型变量的描述性统计结果如表 5-7 所示。本研究的因变量是计数资料，且方差明显大于其均值，属于过离散数据。

表 5-7　变量描述性统计分析

变量	观测数	均值	标准差	最小值	最大值
点赞数	981	248.9	447.8	0	5242
评论数	981	40.34	82.61	0	1117
收藏数	981	15.72	55.83	0	1144
文本长度	981	132.1	201.9	2	3121
用户粉丝数	981	8.153	3.159	0	13.99
用户等级	981	4.153	1.145	0	5
发帖时长	981	56.53	60.59	0	475
发帖人社区年龄	981	4.078	1.625	0	7

（2）虚拟变量编码

由于帖子主题类型是无序类别变量，需要转化为虚拟变量再进行后续回归分析。根据上文分出的五个主题，设置四个虚拟变量（T1、T2、T3、T4），同时选取占比最高的减脂运动记录类的帖子作为参照组。如表 5-8 所示，对剩下四类主题分别进行 0-1 编码，生成对应的四个虚拟变量。

表 5-8　虚拟变量编码

主题类型	虚拟变量			
	T1	T2	T3	T4
情感鼓励	1	0	0	0
减脂经历和方法	0	1	0	0
减脂饮食	0	0	1	0
其他生活话题	0	0	0	1

（3）变量相关性检验与共线性诊断

在进行正式的回归分析之前，需要先进行变量间相关性检验和共线性诊断。由表 5-9 可知，解释变量与被解释变量具有一定的相关性，解释变量间相关系数均小于 0.5，不存在极强的相关性。共线性诊断检验结果如表 5-10 所示，VIF 值均小于 10，因此解释变量间不存在共线性问题。

表 5-9　变量相关性检验

变量	(1)	(2)	(3)	(4)	(5)	(6)	(7)	(8)
点赞数	1							
评论数	0.9050*	1						
收藏数	0.3946*	0.3251*	1					
文本长度	0.0694*	0.1583*	0.1105*	1				
用户粉丝数（ln）	0.3126*	0.2082*	0.1679*	0.0699*	1			
用户等级	0.016	0.0208	-0.0777*	0.0689*	0.3247*	1		
发帖时长	0.3872*	0.2920*	0.2276*	0.1173*	0.0172	-0.2401*	1	
发帖人社区年龄	0.1135*	0.0783*	0.1005*	0.0629*	0.4590*	0.3932*	-0.0451	1

注：* 表示均值差的显著性水平为 0.05。

表 5-10　解释变量共线性诊断

变量	VIF 值	1/VIF 值
发帖人社区年龄	1.38	0.722
用户粉丝数	1.32	0.758
用户等级	1.31	0.762
发帖时长	1.09	0.915
文本长度	1.03	0.975
均值	1.23	—

（4）负二项回归分析结果

由上文的描述性统计分析可知，因变量属于过离散的计数变量，因此，本文使用计数模型中的负二项回归进行分析。本研究对内容流行度的三个衡量指标（点赞数、评论数和收藏数）分开讨论，表 5-11 展示完整的负二项回归结果，其中模型（1）、模型（3）和模型（5）只包含控制变量，模型（2）、模型（4）和模型（6）包含所有解释变量。

负二项回归模型的伪判定系数 Pseudo R^2 不同于多元线性回归模型中的 R^2，但可大致表示解释变量对被解释变量的解释能力。Log likelihood 是对数似然值，乘以-2 后为-2L，通过比较模型的-2L 值大小可以判断模型拟合度，-2L 值越小，模型拟合程度越高。比较未加入解释变量和加入解释变量模型的 Pseudo R^2 和 Log likelihood 可知，加入所有解释变量的模型拟合程度更高。

表 5-11 模型回归结果

变量名称	模型（1）点赞数	模型（2）点赞数	模型（3）评论数	模型（4）评论数	模型（5）收藏数	模型（6）收藏数
Interval	0.009*** (0.001)	0.009*** (0.001)	0.008*** (0.001)	0.008*** (0.001)	0.012*** (0.001)	0.011*** (0.001)
Age	0.191*** (0.025)	−0.033 (0.023)	0.146*** (0.025)	−0.022 (0.025)	0.323*** (0.037)	0.086* (0.035)
T1		0.192* (0.096)		0.228* (0.107)		−0.187 (0.156)
T2		0.366*** (0.110)		0.510*** (0.121)		0.532** (0.171)
T3		−0.139 (0.091)		−0.190 (0.101)		−0.106 (0.145)
T4		−0.181 (0.110)		−0.224 (0.123)		−0.724*** (0.178)
Length		0.001** (0.000)		0.001*** (0.000)		0.002*** (0.000)
lnFans		0.269*** (0.012)		0.204*** (0.014)		0.356*** (0.021)
Level		0.086** (0.033)		0.073* (0.037)		−0.300*** (0.044)
_cons	3.994*** (0.114)	2.009*** (0.156)	2.486*** (0.117)	0.925*** (0.171)	0.372* (0.174)	−0.879*** (0.241)
lnalpha						
_cons	0.216*** (0.040)	−0.130** (0.041)	0.267*** (0.041)	0.045 (0.043)	1.073*** (0.047)	0.725*** (0.051)
N	981.000	981.000	981.000	981.000	981.000	981.000
Pseudo R^2	0.0235	0.0574	0.0227	0.0520	0.0342	0.0845
Log likelihood	−6172.3564	−5958.2005	−4451.7925	−4318.5444	−3068.4735	−2908.7308

注：*表示 p<0.05，**表示 p<0.01，***表示 p<0.001。

由模型（1）和模型（2）可知，T1 和 T2 类帖子（情感鼓励、减脂经历和方法）点赞数显著多于减脂运动记录类帖子。帖子文本长度与帖子点赞数呈显著正相关，但相关系数较小。发帖人粉丝数和用户等级均对帖子的点赞数有显著正向影响。

由模型（3）和模型（4）可知，T1 和 T2 类帖子（情感鼓励、减脂经历和方法）评论数显著多于减脂运动记录类帖子。帖子文本长度与帖子评论数呈显著正相关，但相关系数较小。发帖人粉丝数和用户等级均对帖子的评论数有显著正向影响。

由模型（5）和模型（6）可知，T2 类帖子（减脂经历和方法）收藏数显著多于减脂运动记录类，而 T4 类帖子（其他生活话题）收藏数显著少于减脂运动记录类。发帖人粉丝数对帖子的收藏数有显著正向影响，发帖人用户等级对帖子的收藏数有显著负向影响。

5.4.5 结论与建议

就主题类型而言，减脂经历和方法类帖子的点赞数、评论数和收藏数均显著多于减脂运动记录类帖子，说明在 Keep 减脂交流圈中减脂经验和方法类帖子的流行度显著高于减脂运动记录，人们更关注实用性较高的信息，希望从 Keep 交流圈中获得有用的健康管理方法和经验。情感鼓励类帖子的点赞数与评论数显著高于减脂运动记录类帖子，这表明 Keep 用户比较关注减脂历程中的情感陪伴与支持，渴望交流减脂心得，用户还会对他人在减肥过程中的感受产生共鸣，鼓励彼此继续坚持健康管理。其他生活话题类帖子的收藏数显著少于减脂运动记录类帖子，说明与减脂运动无关的其他话题类帖子不太会被用户认为是信息价值高的内容，被用户收藏的可能性较低。综上，假设 H1 得到验证。

就帖子文本长度而言，在本文选取的样本中，文本长度与帖子点赞数、评论数和收藏数均呈现显著正向影响关系，帖子文本中文长度越长，其内容流行度越高。在特定文本长度区间内，用户发帖内容越长，其表达的信息可能越丰富、具体、生动，与无实质内容的灌水帖差距较大，其他用户浏览时更易被吸引并参与互动。综上，假设 H2 得到验证。

就用户粉丝数而言，用户粉丝数与帖子点赞数、评论数和收藏数均呈现显著正向影响，发帖人粉丝数越多，代表此用户的影响力越大，则社区内关注该用户发帖的人越多，同时由于 Keep 平台的推荐算法，高知名度用户的曝光度会高很多，则其生成内容的流行度也越高。高影响力用户带动社区其他用户参与线上互动，为维持 Keep 交流圈子的活跃度做出了贡献。综上，假设

H3 得到验证。

就用户等级而言，实证结果表明，用户等级越高，其帖子的点赞数和评论数越多。但用户等级与其帖子的收藏数之间的正向关系没有得到证实。用户等级在一定程度上代表了该成员在 Keep 平台的活跃度和日常运动强度，活跃用户的帖子内容流行度理应更高。但是本文对 3 级以下等级的用户发帖内容的收藏数与高级别用户帖子收藏数均值进行对比，发现明显高于 4 级与 5 级用户。例如，名为“郝强 Fit”的达人用户发布的帖子收藏数很高，其属于专家达人类用户，但用户等级和运动时长记录均为 0。这表明在 Keep 社区中存在部分以传播知识与经验为目的的用户，他们发布与减脂运动和方法相关的帖子，甚至是相关动作指导视频，但他们并不依赖 Keep 平台进行社交互动和运动记录。综上，假设 H4 得到部分验证。所有假设验证的情况请见表 5-12。

表 5-12 假设检验

序号	假设内容	是否得到验证
H1	不同主题类型的帖子，其内容流行度有差异	是
H2	帖子文本长度越长，其内容流行度越高	是
H3	用户粉丝数越多，其内容流行度越高	是
H4	用户等级越高，其内容流行度越高	部分

另外，本文还注意到 Keep 减脂交流圈中讨论度较高的帖子大部分是由核心成员生成的，而圈子内其他成员的发帖频率和被回复率较低，参与线上交流也少，这符合文献综述中总结的在线虚拟社区成员交流互动的一般规律。

基于实证研究，本文对 Keep 平台的建议有：根据减脂圈用户生成内容的流行度研究结果，Keep 可以专门开辟一个经验分享区，更加精准地满足用户的需求，为有强烈获取相关经验需求的用户缩短搜索时间，同时对于与健康话题不相干且无实质性内容的帖子进行屏蔽处理，提升圈子帖子质量，提高用户使用满意度，促进用户持续使用 Keep 平台。本文对 Keep 社区用户的建议有：用户可通过积极在线社交互动、给予他人情感支持和分享减脂经验等提升参与感，用户不应只做信息的获取者，更需要做他人情感和信息的支持者，真正达到在线社交的目的。

5.4.6 总结、不足与展望

本文采用了 LDA 模型、内容分析法和负二项回归分析等方法，从帖子文本特征和发帖人特征两个维度对帖子内容流行度的影响因素进行了研究。本文发现，经验分享主题内容流行度更高，符合在线健康社区用户对健康类信息需求的预期；在特定区间内，帖子内容长度对流行度存在显著正向影响；发帖人的影响力越大，内容流行度也越高。值得关注的是，在 Keep 交流社区中，存在部分等级较低的专业达人用户，他们致力于分享健康管理类方法与经验，虽然可以吸引到较多粉丝，但他们对平台的依赖度较低。这也是在 Keep 交流圈中，低等级用户的发帖内容仍可以获得较高支持与认可的原因。

从理论角度出发，本文将信号理论较好地应用到了在线健康社区领域，丰富了内容流行度的相关研究。从实际角度出发，本文针对 Keep 平台提出了优化用户生成内容推荐算法的建议，并指导了用户在线交互行为。

本文仍存在以下不足：其一，由于爬虫技术的限制，抓取的有效帖子样本量只有 981 条，样本数量较少；且研究对象为 Keep 减脂圈的数据，未关注其他交流圈的内容，数据来源较为单一。其二，LDA 主题模型对于 Keep 圈子内话题较为集中的帖子分类效果不佳，仍需要后续人工分类调整。其三，本文对帖子文本特征没有进行深度挖掘，忽略了其他文本影响因素，如内容有趣性和情感分析等；对于非文本因素，本文忽略了帖子中图片和视频的影响。

未来可以扩大对 Keep 交流圈子的研究范围，不局限于“减脂总动员”圈子，对其他类型圈子（如马拉松、瑜伽等）的帖子内容进行横向比较，探究用户生成内容的差异和流行度的对比。同时，未来可以针对帖子文本特征维度中的其他因素进行深入挖掘，完善基于 Keep 数据的在线健康社区用户生成内容流行度影响因素的研究。

5.4.7 参考文献

[1] Chen, L., Baird, A. and Straub, D. (2020). A linguistic signaling model of social support exchange in online health communities. Decision Support Systems, 130, 113233.

[2] Rodgers, S. and Chen, Q. (2005). Internet community group participation: Psychosocial benefits for women with breast cancer. Journal of Computer-Mediated Communication, 10 (4), JCMC1047.

[3] Spence, M. (1973). Job Market Signaling. The Quarterly Journal of Economics, 87 (3), 355-374.

[4] Van Mierlo, T. (2014). The 1% rule in four digital health social networks:

An observational study. Journal of Medical Internet Research, 16 (2), e2966.

［5］艾擎，张凤荔，陈学勤，邓一娇．在线社交网络信息流行度预测综述［J］．计算机应用研究，2020（S1）：1-5.

［6］董伟，李建红，陶金虎．在线健康社区活跃用户识别及其交互类型分析［J］．文献与数据学报，2020（1）：89-101.

［7］董伟，陶金虎．基于主题偏好的在线健康社区用户兴趣群体识别研究——以医享网为例［J］．情报科学，2021（3）：88-93，119.

［8］范昊，张玉晨，吴川徽．网络健康社区中健康信息传播网络及主题特征研究［J］．情报科学，2021（1）：4-12，34.

［9］韩冬梅，王涛．基于信号理论的折扣信息帖流行度影响因素研究［J］．情报科学，2021（4）：68-74，84.

［10］胡长军，许文文，胡颖，方明哲，刘峰．在线社交网络信息传播研究综述［J］．电子与信息学报，2017（4）：794-804.

［11］胡颖，胡长军，傅树深，黄建一．流行度演化分析与预测综述［J］．电子与信息学报，2017（4）：805-816.

［12］季璐，柯青．基于眼动证据的在线健康社区用户信息浏览行为及影响因素研究［J］．情报理论与实践，2021（2）：136-146.

［13］李瑾颉，吴联仁，齐佳音，孙启明．微博话题流行度统计分析及其影响因素研究［J］．情报科学，2017（7）：138-141，148.

［14］李旭光，李珊珊，刘一凡，肖思琪．综合型社交平台上的在线医疗健康社区中知识互动和情感交互的关系研究［J］．情报理论与实践，2021（8）：103-111.

［15］李重阳，翟姗姗，郑路．网络健康社区信息需求特征测度——基于时间和主题视角的实证分析［J］．数字图书馆论坛，2016（9）：34-42.

［16］刘瑛，孙阳．弱势群体网络虚拟社区的社会支持研究——以乙肝论坛“肝胆相照”为例［J］．新闻与传播研究，2011（2）：76-88，111-112.

［17］齐云飞，赵宇翔，刘周颖，孙晓宁，朱庆华．免费与付费在线问答社区用户参与行为的比较研究［J］．图书情报工作，2020（2）：105-115.

［18］唐晓波，李津．在线健康社区信息需求主题分析［J］．数字图书馆论坛，2019（2）：12-17.

［19］王琳，梁孟华．基于知识发布的网络社区用户行为规律研究——以Keep 健康社区为例［J］．情报探索，2022（1）：1-9.

［20］王新乐，杨文峰，廖华明，王永庆，刘悦，俞晓明，程学旗．基于多维度特征的主题标签流行度预测［J］．山东大学学报（理学版），2020（1）：94-101.

［21］王玉洁，戚桂杰，王凯平，徐宏祯．基于信号理论的开放式创新平台创意认可度研究［J］．信息资源管理学报，2022（1）：101-115.

［22］吴江，侯绍新，靳萌萌，等．基于LDA模型特征选择的在线医疗社区文本分类及用户聚类研究［J］．情报学报，2017，36（11）：1183-1191.

［23］翟羽佳，张鑫，王芳．在线健康社区中的用户参与行为——以“百度戒烟吧”为例［J］．图书情报工作，2017（7）：75-82.

［24］翟志倬．UGC社区用户信息发布行为影响因素研究——以Keep为例［J］．情报探索，2022（3）：33-39.

［25］张瑞，姚童，黄炜，杨艳妮．基于信号理论的弹幕用户信息表达实证研究［J］．情报，2022（1）：192-199.

［26］张薇薇，蒋雪．在线健康社区用户参与行为的影响因素研究综述［J］．图书情报工作，2020（4）：136-145.

［27］张鑫．在线健康社区用户参与行为的类型及偏好研究［J］．情报资料工作，2019（5）：84-91.

［28］赵栋祥．国内在线健康社区研究现状综述［J］．图书情报工作，2018（9）：134-142.

［29］赵蓉英，曾宪琴．微博信息传播的影响因素研究分析［J］．情报理论与实践，2014（3）：58-63.

［30］周军杰．用户在线参与的行为类型——基于在线健康社区的质性分析［J］．管理案例研究与评论，2016（2）：173-184.

参考文献

［1］Adams，J. S.（1963）Toward an understanding of inequity. Journal of Abnormal and Social Psychology，67，422-436.

［2］Ahituv，N.，Riley，H. N. and Neumann，S.（1982）. Principles of information systems for management.

［3］Ajzen，I.（1985）. From intentions to actions：A theory of planned behavior. Springer Berlin Heidelberg.

[4] Bandura, A. (1977). Self-efficacy: Toward a unifying theory of behavioral change. Advances in Behaviour Research & Therapy, 1 (4), 139-161.

[5] Barnes, C., Harvey, R., Wilde, A., Hadzi-Pavlovic, D., Wilhelm, K. and Mitchell, P. (2009). Review of the quality of information on bipolar disorder on the internet. Australian & Amp; New Zealand Journal of Psychiatry, 43 (10), 934-945.

[6] Buhi, E., Daley, E., Oberne, A., Smith, S., Schneider, T. and Fuhrmann, H. (2010). Quality and accuracy of sexual health information web sites visited by young people. Journal of Adolescent Health, 47 (2), 206-208.

[7] Burnett, G. and Jaeger, P. T. (2010). Information worlds: Social context, technology, and information behavior in the age of the internet.

[8] Byrne, D. E. (1971). The attraction paradigm. Academic Press.

[9] Castillo, C., Mendoza, M. and Poblete, B. (2011). Information credibility on twitter. In processing of the 20th international conference on world wide web. 675-684.

[10] Charnock, D. (1998). The discern handbook: Quality criteria for consumer health information on treatment choices.

[11] Cline, R. J. and Haynes, K. M. (2001). Consumer health information seeking on the Internet: The state of the art. Health Education Research, 16 (6), 671-92.

[12] Cohen, S. and Wills, T. A. (1985). Stress, social support, and the buffering hypothesis. Psychological Bulletin, 98 (2), 310-357.

[13] Eysenbach, G., Powell, J., Kuss, O. and Sa, E. (2002). Empirical studies assessing the quality of health information for consumers on the world wide web. JAMA, 287 (20), 2691-2700.

[14] Fernandez-Luque, L., Karlsen, R. and Melton, G. B. (2012). Healthtrust: A social network approach for retrieving online health videos. Journal of Medical Internet Research, 14 (1), e22.

[15] Fishbein, M. and Ajzen, I. (1975). Belief, attitude, intention and behaviour: An introduction to theory and research (0201020890 ed.). Reading, MA: Addison-Wesley.

[16] Foster, J. and Clough, P. D. (2018). Embedded, added, cocreated: Revisiting the value of information in an age of data. Journal of the Association for Information Science and Technology, 69 (5), 744-748.

[17] Han, J., Shah, D., Kim, E., Namkoong, K., Lee, S. and Moon, T. et al. (2011). Empathic exchanges in online cancer support groups: Distinguishing message expression and reception effects. Health Communication, 26 (2), 185-197.

[18] Hatzimoysis, A. (2003). Sentimental value. Philosophical Quarterly, 53 (212), 373-379.

[19] Hendrick, P., Ahmed, O., Bankier, S., Chan, T., Crawford, S. and Ryder, C. et al. (2012). Acute low back pain information online: An evaluation of quality, content accuracy and readability of related websites. Manual Therapy, 17 (4), 318-324.

[20] Holt, E. B. (1933). Animal drive and the learning process : An essay toward radical empiricism. Journal of Nervous and Mental Disease, 78, 554.

[21] Hu, Z., Zhang, Z., Yang, H., Chen, Q., Zhu, R. and Zuo, D. (2018). Predicting the quality of online health expert question-answering services with temporal features in a deep learning framework. Neurocomputing, 275, 2769-2782.

[22] Khazaal, Y., Chatton, A., Cochand, S., Coquard, O., Fernandez, S., Khan, R. and Zullino, D. (2010). Quality of web-based information on alcohol dependence. Drugs: Education, Prevention And Policy, 1-13.

[23] Kim, D., Ferrin, D. and Rao, H. R. (2008). A trust-based consumer decision-making model in electronic commerce: The role of trust, perceived risk, and their antecedents. Decis. Support Syst., 44, 544-564.

[24] Kim, P., Eng, T., Deering, M. and Maxfield, A. (1999). Published criteria for evaluating health related web sites: Review. BMJ, 318 (7184), 647-649.

[25] Kim, S., Oh, J. S. and Oh, S. (2007). Best-answer selection criteria in a social Q&A site from the user-oriented relevance perspective. ASIST.

[26] Lederman, R. M., Fan, H., Smith, S. P. and Chang, S. (2014). Who can you trust? Credibility assessment in online health forums. Health Policy and Technology, 3, 13-25.

[27] Lin, C. Y., Wu, Y. -H. and Chen, A. L. P. (2021). Selecting the most helpful answers in online health question answering communities. Journal of Intelligent Information Systems, 57 (2), 271-293.

[28] Metzger, M. J. (2007). Making sense of credibility on the Web: Models for evaluating online information and recommendations for future research. J. Assoc. Inf. Sci. Technol., 58, 2078-2091.

[29] Miller, N. E. and Dollard, J. (1941). Social learning and imitation. Yale University Press.

[30] Miyamori, H., Akamine, S., Kato, Y., Kaneiwa, K., Sumi, K., Inui, K. and Kurohashi, S. (2008). Evaluation data and prototype system WISDOM for information credibility analysis. Internet Res., 18, 155-164.

[31] Mo, P. and Coulson, N. (2010). Empowering processes in online support groups among people living with HIV/AIDS: A comparative analysis of lurkers and posters. Computers In Human Behavior, 26 (5), 1183-1193.

[32] Monge, P. R. and Contractor, N. S. (2003). Theories of Communication Networks. Oxford University Press.

[33] Petty, R. E. and Cacioppo, J. T. (1988). Communication and Persuasion: Central and Peripheral Routes to Persuasion.

[34] Priya, N. (2011). Information seeking and social support in online health communities: Impact on patients' perceived empathy. J Am Med Inform Assoc (3), 298-304.

[35] Rains, S. and Karmikel, C. (2009). Health information-seeking and perceptions of website credibility: Examining Web-use orientation, message characteristics, and structural features of websites. Computers in Human Behavior, 25 (2), 544-553.

[36] Silberg, W. M., Lundberg, G. D. and Musacchio, R. A. (1997). Assessing, controlling, and assuring the quality of medical information on the Internet: Caveant lector et viewor—Let the reader and viewer beware. JAMA, 277 (15), 1244-1245.

[37] Sillence, E., Briggs, P., Harris, P. R. and Fishwick, L. (2007). How do patients evaluate and make use of online health information? Social Science & Medicine, 64, 9, 1853-1862 .

[38] Simmel, G. (1989). Philosophie des Geldes. Suhrkamp Verlag.

[39] Tavare, A., Alsafi, A. and Hamady, M. (2012). Analysis of the quality of information obtained about uterine artery embolization from the internet. Cardiovascular And Interventional Radiology, 35 (6), 1355–1362.

[40] Tseng, S. and Fogg, B. J. (1999). Credibility and computing technology. Communications of the Acm, 42 (5), 39–44.

[41] Turner, J. C., Hogg, M. A., Oakes, P. J., Reicher, S. D. and Wetherell, M. S. (1987). Rediscovering the social group: A self-categorization theory. Basil Blackwell.

[42] Turner, J. W., Robinson, J. D., Tian, Y., Neustadtl, A., Angelus, P. A., Russell, M., Mun, S. K. and Levine, B. A. (2013). Can messages make a difference? The association between E-Mail messages and health outcomes in diabetes patients. Human Communication Research, 39, 252–268.

[43] Tversky, K. A. (1979). Prospect theory: An analysis of decision under risk. Econometrica, 47 (2), 263–291.

[44] Uden-Kraan, C., Drossaert, C., Taal, E., Seydel, E. R. and M. A. F. J. van de Laar. (2009). Participation in online patient support groups endorses patients' empowerment. Patient Education & Counseling, 74 (1), 61–69.

[45] Watts, S. and Siegal, W. S. (2003). Informational Influence in Organizations: An Integrated Approach to Knowledge Adoption. Inf. Syst. Res., 14, 47–65.

[46] West, M. D. (1994). Validating a scale for the measurement of credibility: A covariance structure modeling approach. Journalism & Mass Communication Quarterly, 71, 159 – 168.

[47] Wilson, P. (2002). How to find the good and avoid the bad or ugly: A short guide to tools for rating quality of health information on the internet Commentary: On the way to quality. BMJ, 324 (7337), 598–602.

[48] Yang, H. and Gao, H. (2021). User recommendation in online health communities using adapted matrix factorization. Internet Research, 31 (6), 2190–2218.

[49] Zhao, Y., Da, J. and Yan, J. (2021). Detecting health misinformation in online health communities: Incorporating behavioral features into machine learning based approaches. Information Processing & Management, 58 (1), 102390.

[50] Zhou, T. (2022). Understanding online health community users' information adoption intention: An elaboration likelihood model perspective. Online Information Review, 46 (1), 134-146.

[51] 邓胜利，管弦．基于问答平台的用户健康信息获取意愿影响因素研究［J］．情报科学，2016（11）：53-59.

[52] 邓胜利，赵海平．用户视角下网络健康信息质量评价标准框架构建研究［J］．图书情报工作，2017，61（21）：30-39.

[53] 龚主杰，赵文军，熊曙初．虚拟社区成员知识共享感知价值维度研究［J］．情报科学，2014，32（2）：140-145.

[54] 郭凤仪，纪雪梅．突发公共卫生事件下在线健康社区突发话题与情感的共现关联分析［J］．情报理论与实践，2022（4）：190-198.

[55] 侯筱蓉，付扬，陈娟．基于微信平台的健康信息用户感知和效用研究［J］．现代情报，2016（10）：89-93.

[56] 黄希庭，林崇德，杨治良．心理学大辞典（上下）（精）［M］．上海：上海教育出版社，2003.

[57] 金帅岐，李贺，沈旺，等．用户健康信息搜寻行为的影响因素研究——基于社会认知理论三元交互模型［J］．情报科学，2020，38（6）：53-61，75.

[58] 李月琳，张秀，王姗姗．社交媒体健康信息质量研究：基于真伪健康信息特征的分析［J］．情报学报，2018（3）：294-304.

[59] 李月琳，张秀．大学生社交媒体健康信息甄别能力研究［J］．图书情报知识，2018（1）：66-77，43.

[60] 刘跃文，陈华平，魏国基，许佳龙．荟萃分析：信用评价能促进网上拍卖吗［J］．信息系统学报，2007，1（1）：16-33.

[61] 陆泉，岳雪琪，刘婷，李易时，陈静．基于多维特征的网络健康信息可信度评估研究［J］．信息资源管理学报，2021，11（3）：121-131.

[62] 钱明辉，徐志轩，连漪．在线健康咨询平台信息质量评价及其品牌化启示［J］．情报资料工作，2018（3）：57-63.

[63] 钱明辉，徐志轩，王珊．基于用户参与的在线健康平台信息服务质量研究［J］．情报学报，2019，38（2）：132-142.

[64] 秦琴，柯青，谢雨杉，汪传雷．所见、所感与所知：用户的注意力、主观感受和在线健康信息质量评价关系探究［J］．情报学报，2022（2）：

176-187.

［65］宋士杰，赵宇翔，宋小康，朱庆华．互联网环境下失真健康信息可信度判断的影响因素研究［J］．中国图书馆学报，2019（4）：72-85.

［66］宋士杰，赵宇翔，宋小康，朱庆华．信息源对数字原住民健康信息可信度判断的启发式实验研究［J］．情报学报，2020（4）：399-408.

［67］孙晓宁，杨雪．社交与协同信息搜寻平台 E-USC 信息价值影响因素理论框架构建［J］．情报理论与实践，2020（9）：53-62.

［68］王文韬，张行萍，罗琴凤，张震，张晨．“数字土著”在线健康信息搜寻与线下就医行为关联的量化实证［J］．情报理论与实践，2021（7）：86-93.

［69］吴江，周露莎．网络健康信息服务用户购买决策的影响因素研究［J］．情报学报，2017（10）：1058-1065.

［70］徐孝婷，张亭亭，朱庆华．在线健康社区中信息框架对 HPV 疫苗接种的影响研究——以信息可信度为中介变量［J］．图书与情报，2020（5）：39-47.

［71］曾宇颖，郭道猛．基于信任视角的在线健康社区患者择医行为研究——以好大夫在线为例［J］．情报理论与实践，2018（9）：96-101，113.

［72］张敏，刘雪瑞，张艳．在线健康社区用户诊疗信息求助行为——外部因素、个体动机与形成路径［J］．现代情报，2018（11）：18-24，38.

［73］张星，夏火松，陈星，侯德林．在线健康社区中信息可信性的影响因素研究［J］．图书情报工作，2015（22）：88-96，104.

［74］张志平．情感的本质与意义：舍勒的情感现象学概论［M］．上海：上海人民出版社，2006.